医技科室管理规范与操作常规系列丛书

消毒供应中心管理规范与操作常规

主　编　沙丽艳
副主编　冯永莉
编　者　王　跃　王　颖　冯永莉　伊　静
刘　洋　何　洋　张　彤　张晓霞
杨　丽　沙丽艳　赵永娟　郝爱丽
郭　琳　郭中献　郭玉心　高晓明
董建俐

中国协和医科大学出版社

图书在版编目（CIP）数据

消毒供应中心管理规范与操作常规／沙丽艳主编. —北京：中国协和医科大学出版社，2018. 1

（医技科室管理规范与操作常规系列丛书）

ISBN 978-7-5679-0761-4

Ⅰ. ①消…　Ⅱ. ①沙…　Ⅲ. ①医院-消毒-技术规范　Ⅳ. ①R187-65

中国版本图书馆 CIP 数据核字（2017）第 152574 号

医技科室管理规范与操作常规系列丛书

消毒供应中心管理规范与操作常规

主　　编：沙丽艳

责任编辑：吴桂梅

出版发行：中国协和医科大学出版社

（北京市东城区东单三条 9 号　邮编 100730　电话 010-65260431）

网　　址：www. pumcp. com

经　　销：新华书店总店北京发行所

印　　刷：涿州汇美亿浓印刷有限公司

开　　本：710×1000　1/16 开

印　　张：17. 5

字　　数：280 千字

版　　次：2018 年 1 月第 1 版

印　　次：2023 年 9 月第 4 次印刷

定　　价：45. 00 元

ISBN 978-7-5679-0761-4

前　言

医院消毒供应中心（CSSD）是医院预防和监测感染、提高医疗质量和确保医疗安全的核心部门，它承担着医院所有重复使用诊疗器械、器具和物品的清洗消毒以及无菌物品供应的灭菌工作，在医院感染（医源性感染）的预防与控制中发挥着不可替代的作用，是现代化医院建设不可缺少的重要组成部分。

近年来，临床医学发展迅速，医疗分工越来越细化，诊疗手段日新月异，各种介入性诊断、治疗方法广泛开展，微创手术、移植或置换等诊疗技术普遍应用，这些发展进步在提高医疗水平的同时也增加了医院感染（医源性感染）的发生率。为适应专业发展的需求，2009 年 4 月，卫生部颁布了《医院消毒供应中心第 1 部分：管理规范》《医院消毒供应中心第 2 部分：清洗消毒及灭菌技术操作规范》《医院消毒供应中心第 3 部分：清洗消毒及灭菌效果监测标准》3 项强制性卫生行业标准，对 CSSD 工作提出了更高的要求。因此，消毒供应中心的管理工作应更加标准化、程序化、规范化、科学化、专业化。这不但对消毒供应中心提出更大的挑战，也对消毒供应中心的从业人员提出了更高的专业素质要求。

本书依据行业标准，立足于临床工作实践，系统地介绍了消毒供应中心的功能与作用，建筑要求与设备设施，管理制度，岗位职责，应急预案，去污区操作常规，检查、包装及灭菌区操作常规，无菌物品存放区操作常规，质量检查标准及质量监测等内容，具有很强的实用性和指导意义。

本书直观易懂，适用于医院消毒供应中心工作的各级人员及临床工作的医护人员参考使用，尤其对从事消毒供应专业人士有较高的指导价值。

由于编者水平有限，加之时间仓促，书中难免有不妥和疏漏之处，敬请广大读者批评指正。

编者

2017 年 10 月

目　录

第一章

消毒供应中心的功能与作用

医院消毒供应中心（CSSD）是医院内承担各科室所有重复使用的诊疗器械、器具和物品清洗消毒、灭菌以及无菌物品供应的部门。医院 CSSD 的工作质量直接反映了全院无菌物品的质量，关系到医疗护理安全，是预防与控制医院感染的重要部门。

第一节　消毒供应中心的功能

医院各科室使用的诊疗器械、器具及物品不同，尤其是手术器械、呼吸机管道、腔镜等材质特性不同。所以，CSSD 的主要功能就是满足不同科室需要，对手术器械、诊疗护理器械、器具及物品进行正确的处理，并根据临床诊疗技术的发展和所用器械、器具与物品的变化，不断提高 CSSD 的管理和技术水平，以适应医院感染预防与控制不断面临的新挑战，保证在处理重复使用的物品中的每个工作环节，达到清洁、消毒和灭菌的质量标准。

第二节　消毒供应中心的作用

1. CSSD 中的“消毒”

CSSD 中的“消毒”	CSSD 中的“消毒”是广义概念，包括清洗、消毒及灭菌的全过程，即从污到洁，最后达到无菌水平的全过程

续流程

CSSD 中的“消毒”

- 当中涉及可影响灭菌质量的所有环节如清洗技术，包括清洗使用的水、清洗工具、清洗剂、清洗设备、清洗方法及清洗质量评价及标准。消毒技术包括选择正确的消毒方法、消毒效果评价；灭菌技术包括选择正确的灭菌方法、灭菌程序、灭菌过程；包装技术包括包装材料、包装方法。这一系列的环节都是“消毒”在 CSSD 中的广义含义
- 要确保“消毒”质量，CSSD 工作人员需掌握基础医学理论、医院感染预防与控制、消毒隔离、消毒灭菌等消毒供应行业的相关基本知识，并将其融入于工作过程的每个环节中，以保证 CSSD 发挥应有的作用

2. CSSD 中的“供应”

CSSD 中的“供应”

- CSSD 中的“供应”是一个广义的概念，指 CSSD 是一个良好的物流中心
- CSSD 通过对全院重复使用的诊疗护理器械、器具和物品的回收、清洗消毒、灭菌及下送等环节，完成医院整个消毒及无菌物品物流系统的转运过程
- 理想的物流系统应按照科室需要，及时提供消毒或无菌物品，最大化地减少过期物品，提高每件器械的使用率和周转率，通过选择最优化的回收污染物品和下送无菌物品的时机与方法；正确的成本核算；物质及资源合理分配；最大限度地提高无菌器械、设备设施使用率，形成高质高效的生产、配送系统，并对其运行成本进行有效控制
- 卫生部在 1988 年下发的《医院消毒供应室验收标准》中，已强调 CSSD 在医院的地位与作用，明确了 CSSD 是医院感染管理的重点科室，是保障患者安全的基础

第二章

消毒供应中心的建筑要求与设备设施

第一节　建筑要求

建筑要求

- 医院 CSSD 建筑设施涉及医院感染建筑知识、设备设施及气流物流等各个相关专业的知识
- CSSD 建筑和平面布局的质量反映了医院建设理念和基础的建筑条件，也是医院感染和消毒供应专业水平的具体体现
- 由于医院建筑条件限制和 CSSD 承担工作任务的差异性，CSSD 建筑、布局和设备具有不同的特点
- 应经充分论证，达到中华人民共和国卫生部于 2009 年 4 月 1 日颁布、2009 年 12 月 1 日正式实施的行业标准 WS 310.1 中对 CSSD 建筑布局、设施要求与设备选型的标准要求

一、消毒供应中心建筑基本原则

1. CSSD 的新建、扩建和改建

CSSD 的新建、扩建和改建

- 应遵循医院感染预防与控制的原则，遵守国家法律法规，对医院建筑和职业防护的相关要求进行充分论证
- 如果 CSSD 建筑布局不符合医院感染的基本原则，修改较为困难，且易造成浪费，甚至无法改变
- 在新建、扩建和改建医院 CSSD 时，组织有经验的专家进行认真地论证十分必要

续流程

CSSD的新建、扩建和改建

- 专家成员应包括CSSD、医院感染、护理管理、总务基建、设备管理部门、设备厂家等部门的工程师和设计师
- 论证时，重点考虑CSSD建筑与平面布局的流程是否遵循医院感染预防与控制的原则，按照CSSD工作区域人流、物流和气流污洁分明，区域内设备设施配置污洁分明的原则，并能满足医院工作需要
- 对去污区污染源和包装区的清洁度有良好的控制作用
- 符合国家相关法律、法规对医院建筑和职业防护的相关标准和要求

2. CSSD不宜建在地下室或半地下室

CSSD不宜建在地下室或半地下室

- CSSD应尽可能保持良好的通风与自然光，易达到满足清洁及灭菌物品存放条件
- 对于建在地下室或半地下室的CSSD，设计时应对机械通风设备的技术参数和通风管路进行认真审核，充分考虑区域面积、地下整体空气环境等因素
- 建筑布局的设计能确保良好的新风和换气，使CSSD的空气温湿度、换气次数及新风量达到标准

3. CSSD的位置宜接近手术室

CSSD的位置宜接近手术室

- CSSD的位置宜接近手术室，与手术室建立直接通道
- 处理手术器械是医院CSSD承担的主要任务，随着外科手术技术日益发展，器械种类和数量明显增加，无论是使用后的污染器械，还是无菌器械，要求及时回收下送，提高使用率及周转率
- CSSD与手术室建立直接或专用通道有利于迅速地回收手术器械，减少运输成本和多个交接环节
- 术中需要无菌物品时，可通过直接通道将无菌物品送达手术室

4. 相对独立的工作区

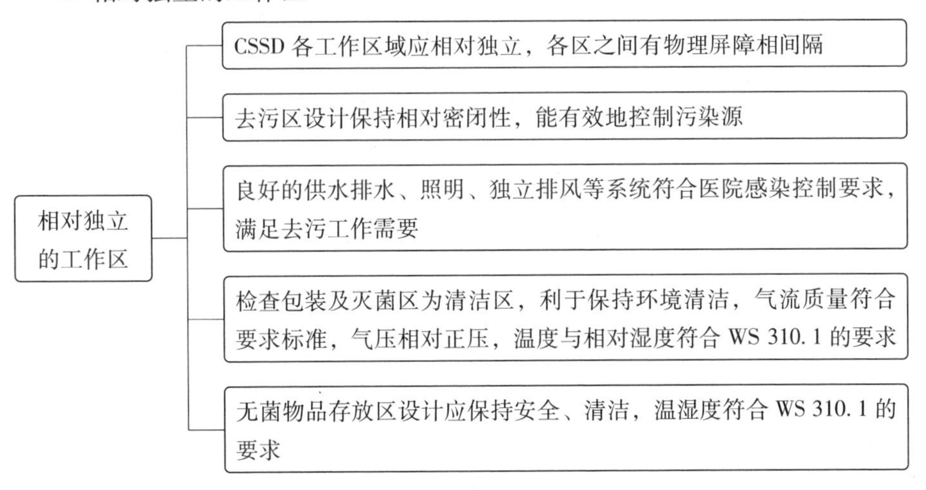

5. 兼顾未来发展

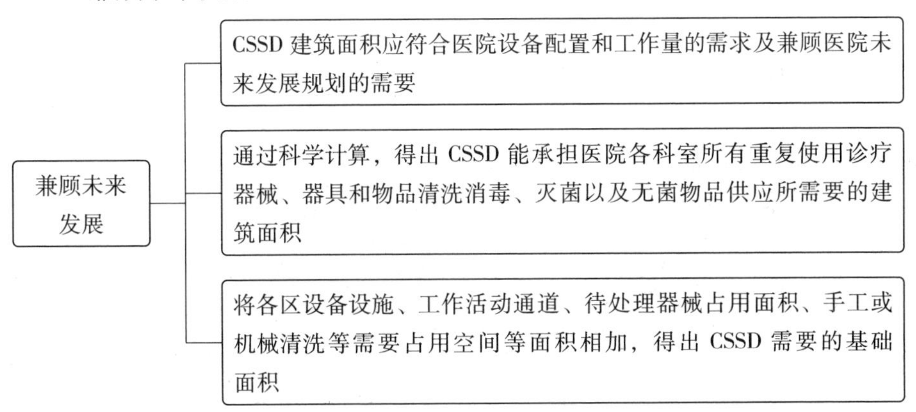

二、建筑分区与布局

1. CSSD 分区的基本原则

（1）CSSD 区域的物品由污到洁，不交叉、不逆流。各区之间的设备设施、人员相对独立，去污区的人员及物品离开该区时，应达到清洁标准方可进入清洁区。检查包装及灭菌区是清洁区，清洁度要求高于其他清洁区域。

（2）各区域内的空气流向由洁到污：去污区有良好的排风系统，保持相对负压，检查包装及灭菌区、无菌物品存放区可通过加大通风量或换气次数保持相对正压。区间的温度、相对湿度、机械通风的换气次数（表 2-1-1）和照明要求（表 2-1-2）可以参照 WS 310 推荐的标准。

表 2-1-1 工作区域温度、相对湿度及机械通风换气次数

工作区域	温度（℃）	相对湿度（%）	换气次数（次/小时）
去污区	16~21	30~60	10
检查包装及灭菌区	20~23	30~60	10
无菌物品存放区	24	70	4~10

表 2-1-2 工作区域照明要求（lux）

工作面（功能）	最低照度	平均照度	最高照度
普通检查	500	750	1000
精细检查	1000	1500	2000
清洗池	500	750	1000
普通工作区	200	300	500
无菌物品存放区	200	300	500

2. CSSD 区域的划分

根据 CSSD 内部功能划分为辅助区域和工作区域两大分区。

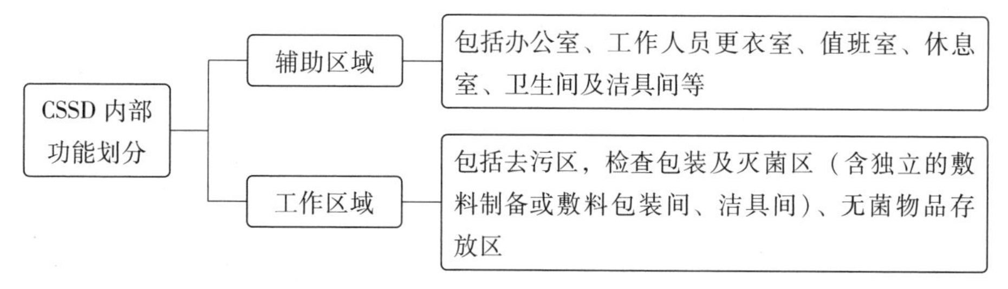

3. 工作区域功能及平面布局

（1）去污区

去污区是集中处置所有污染物品的工作区，主要功能是对回收的可重复使用物品进行回收分类、清洗、消毒、干燥。通过去污使污染物品达到清洁水平。

去污区设水处理间、回收车存放清洗间、人员进出缓冲间。去污区内平面布局根据由污到洁的原则，设置污物接收分类区、手工常规器械清洗区、精密腔镜器械清洗区、全自动清洗机机洗区、清洁物品传递窗、工作人员洗手设施和洗眼装置。

- 去污区
  - 水处理间：面积能满足设备放置要求，方便工作人员每日观察水压及电导率等工作
  - 回收车存放清洗间：回收车的存放与清洗应分开放置。洗车间设清洗和消毒的水管或专用设施。应注意地面排水通畅，保持通风，清洁干燥
  - 卫生洁具用品可放置在水处理间或洗车间
  - 缓冲间：工作人员穿防护装的区域。内设防护服、专用工作鞋及洗手设施等
  - 污物回收、分类区：回收后物品交接、分类的区域。面积大小应能容纳回收车或回收箱卸载放置的需要。此区设接收台、器械容器和器械分类的辅助架、清洁手套、物品表面清洁消毒剂等用物。是污染程度较高的区域，清点完器械后接收台面应及时进行清洁消毒
  - 清洗区：去污区是工作人员完成手工冲洗、洗涤、漂洗和终末漂洗等步骤的主要工作场所。此区需要设置清洗工作池、清洗工具、高压水枪、高压气枪、超声清洗机、热水、软水或纯化水、使用中防护面罩、手套等用品放置设施，利于工作人员完成清洗工作，不发生职业暴露。设立工作人员洗手设施及洗眼装置
  - 消毒区：清洗后的器械、器具和物品应进行消毒处理，首选机械热力消毒、煮沸消毒，也可采用75%酒精、酸性氧化电位水或取得国务院卫生行政部门卫生许可批准的消毒器械进行消毒
  - 干燥：可自选干燥设备干燥，无干燥设备时对不耐热器械、器具和物品可采用消毒的低纤维絮擦布进行干燥处理。穿刺针、手术吸引头等管腔类器械使用压力气枪或95%酒精进行干燥处理，禁止使用自然干燥方法进行干燥
  - 器械检查与保养：采用目测或使用带光源放大镜对干燥后的每件器械、器具和物品进行检查，器械表面及其关节、齿牙处应光洁、无血渍、污渍、水垢等残留物质和锈斑，功能完好、无损毁，带电源器械应进行绝缘性能及安全性检查，使用水溶性润滑剂保养
  - 清洁物品传递窗：最好选择双门互锁，单门应注意保持常闭状态

（2）检查包装及灭菌区：检查包装及灭菌区是对去污后的诊疗器械、器具、物品进行检查、装配、包装及灭菌（包括敷料制备等）的区域。此区域是工作人员对所有器械进行清洁质量、功能完好等方面的检查、装配等工作，确认合格后进行正确包装等一系列的灭菌前准备工作的场所。此区包括敷料制备间、检查包装间、灭菌装载区（高温灭菌区和低温灭菌区）、人员进出缓冲间等。

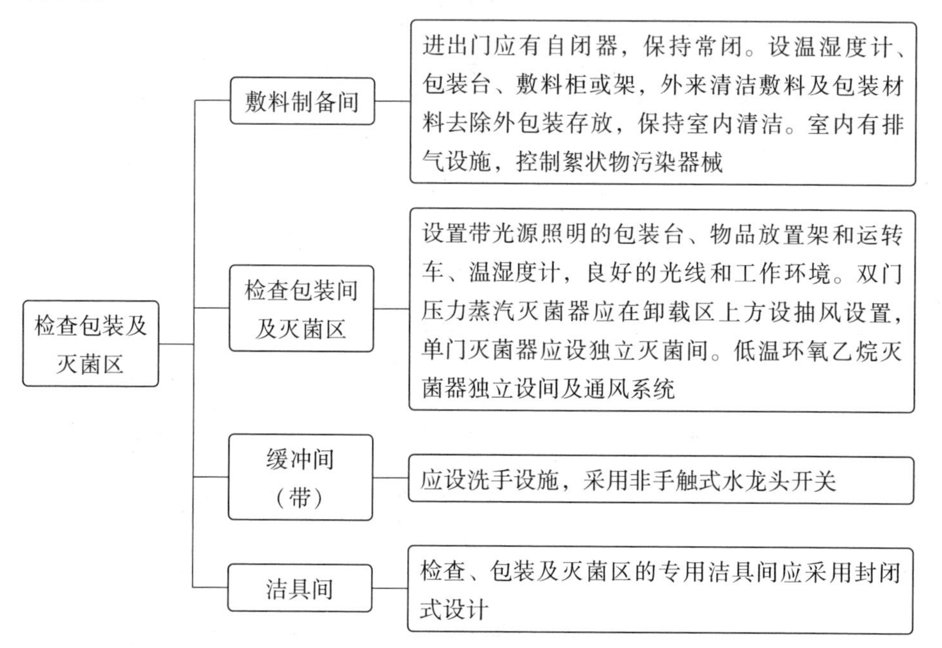

（3）无菌物品存放区：无菌物品存放区是对无菌物品进行保管、存放和供应的区域。包括无菌物品存放间、无菌物品发放区和洁车存放区。

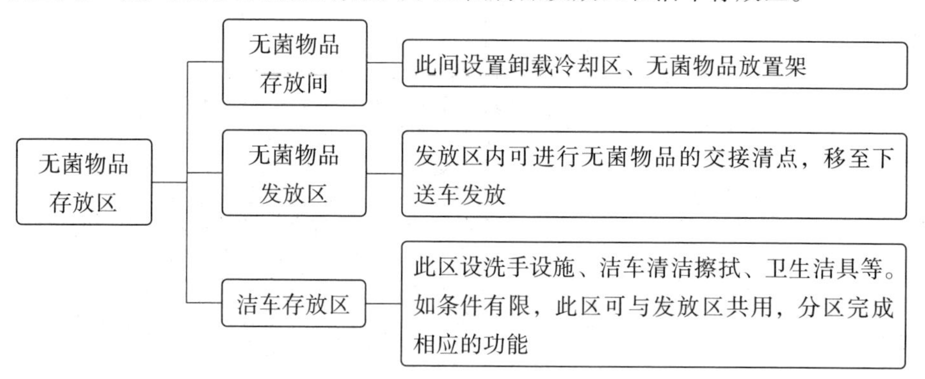

4. CSSD 的物理屏障与缓冲设置

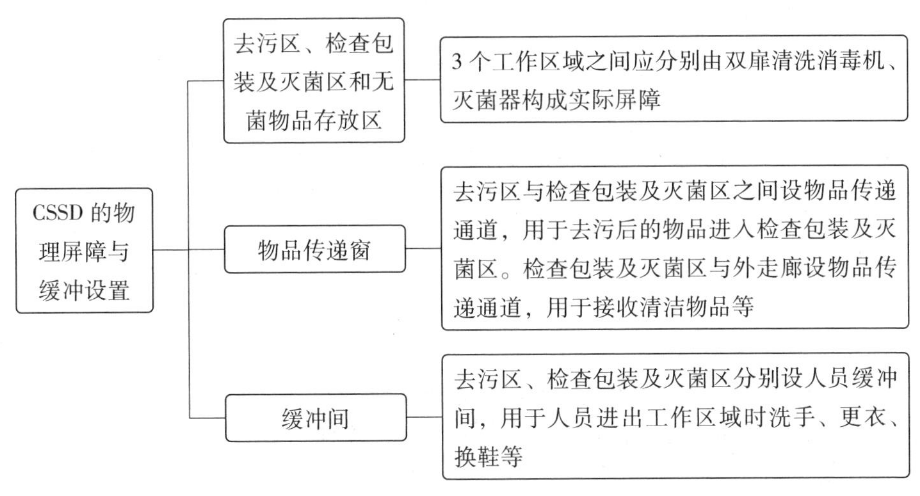

5. CSSD 建筑、装饰材料选择

CSSD 建筑、装饰材料选择

- 应严格遵守医院建筑相关要求，即不产尘、不吸尘，便于清洗、消毒、防潮、防滑、耐磨、耐腐蚀以及防火的原则。墙壁、天花板应选择光滑无缝易清洗、耐碰撞的材料。墙面下部踢脚线应与墙面平齐或凹于墙面。墙角宜采用弧形设计减少死角，转体处为圆角
- 地面装修应选用防滑、耐磨、耐腐蚀、易清洗的材料，地面要求平整没有缝隙，并且便于污水排放。去污区、洗车间、洁具间、卫生间等均需设有地漏，地漏必须采用防溢返式。污水排放管道内径应大于入水管道内径并与医院污水处理系统相连接。二楼及以上楼层应符合设备重量的承重要求。地面设防水层，以防水渗漏
- 墙面砖应选择表面光滑、易清洁、缝隙少、隔音隔热、防碰撞的材质如彩钢板等；洗车间墙面便于清洁及防水；脉动预真空灭菌器及全自动清洗消毒器应采用不锈钢板等为隔断，加保温层，预留检修门；墙的阴阳角全部圆弧度；门柱和墙的阳角应有防撞设施；门、接收及发放间的墙面应设防撞条
- 吊顶装修方案兼顾缝隙少、表面光滑、防发霉、厚度小、隔音隔热的条件
- 门窗宜结构简单，表面光滑易于擦洗，密封性能好；门的开启方向应朝向洁净度高的一侧，可加装不锈钢防撞带，门应安装自闭器或自动门。各工作区域内可开窗，以增加自然光线，保持良好的工作环境。物品传递窗的位置应方便物品传递和符合人员的流体力学

6. CSSD 分区标识

CSSD 各区名称应符合 WS 310.1 的要求，即去污区、检查包装及灭菌区、无菌物品发放区。各工作区域标识明显，区域内物品放置标识，根据工作需要设置温馨提示，工作功能区域划分标识。人流、物流通道畅通无阻，防火装置齐全、完备。并有明显的标识和逃生路线指引图。

第二节 设备设施

CSSD 的设备设施包括各种灭菌器、医用热封机、干燥柜、超声清洗机和清洗消毒器等设备以及高压水枪、高压气枪、各种工具容器和清洗池和工作操作台等设施。

一、配置设备的基本原则

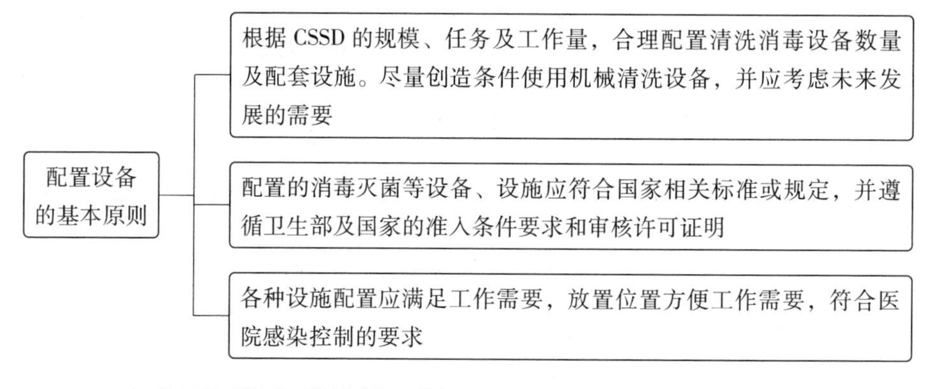

二、工作区域设备设施的配置

1. 去污区设备设施

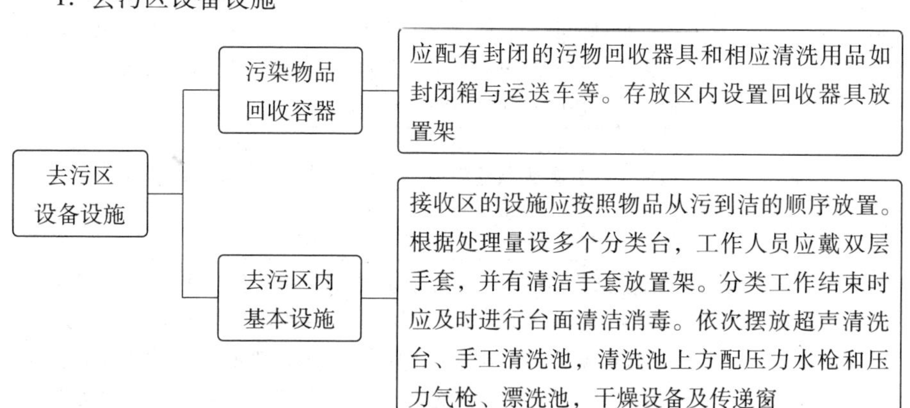

续流程

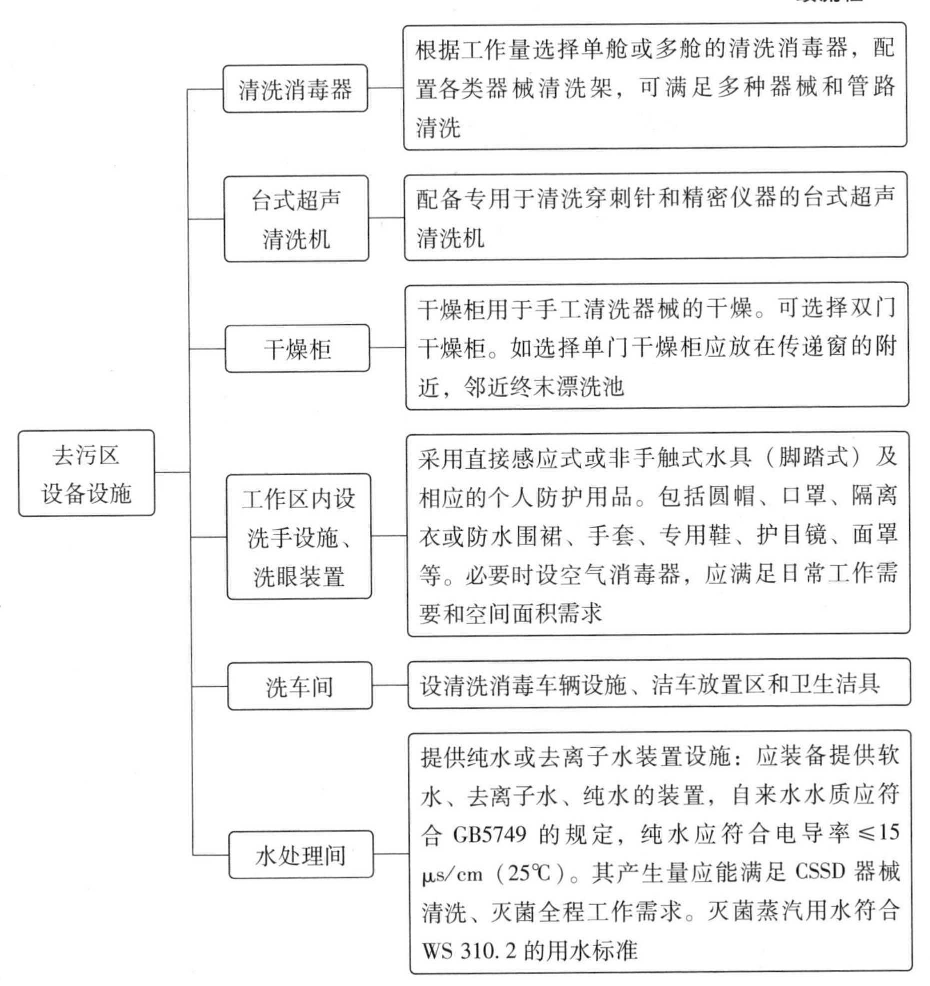

2. 检查包装及灭菌区设备设施

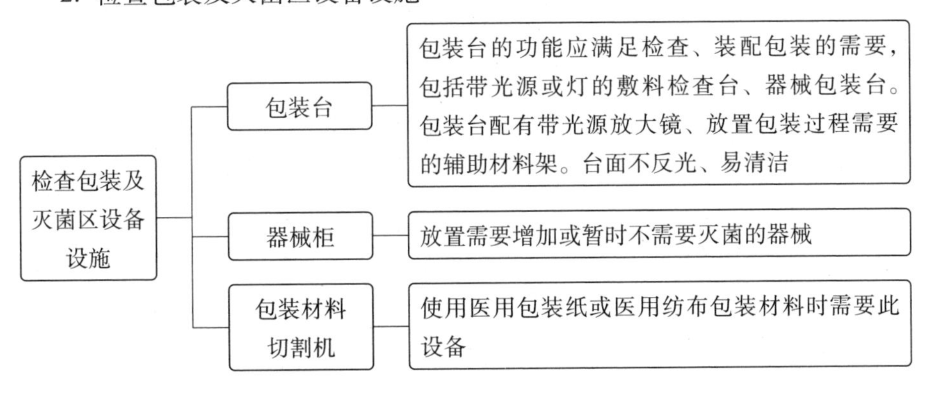

续流程

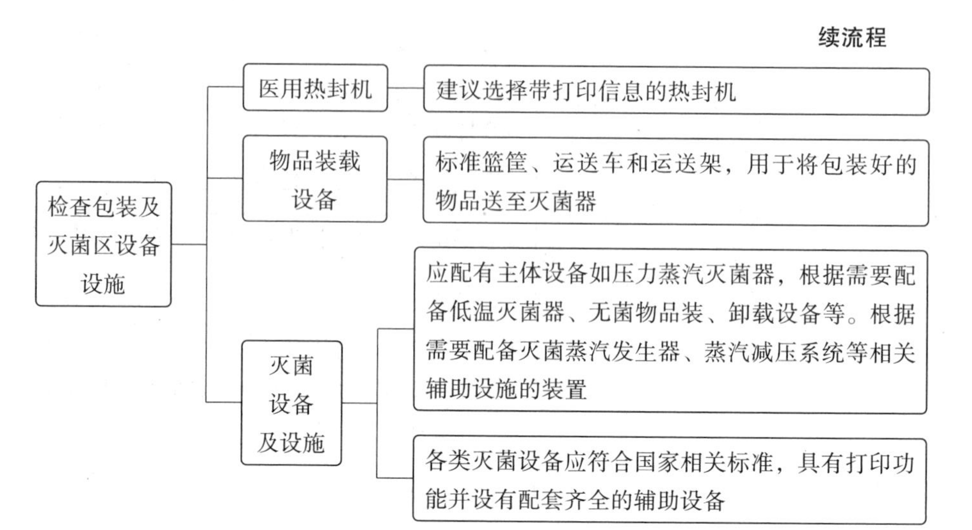

3. 无菌物品发放区储存、发放设施

应配备足够的无菌物品存放架和运送器具如封闭箱、运输车等。可设相应的生物监测仪器和相关设施。

第三章

消毒供应中心的管理制度

第一节　行政管理制度

一、核心工作制度

核心工作制度：

- 工作人员必须熟悉各类器械与物品的性能和用途，掌握其清洗、消毒、保养、包装和灭菌方法，严格执行各类物品的处理流程，保证各类器材及物品完整、性能良好
- 各区人员相对固定，以严肃认真的态度遵守标准防护原则，认真执行规章制度和技术操作流程，有效防范工作缺陷及安全事故的发生
- 分工明确，相互协作，共同完成各项任务，做好相关统计工作
- 严格控制人员进出，非本科室人员不得随意进入工作区域，各区人员不得随意相互跨区
- 根据各科室的工作需要提供无菌物品，交接记录完整，科室借用物品应登记签名，并及时归还
- 负责全院各科室可重复使用器械、物品的清洗、消毒、包装、灭菌和收送工作
- 爱护科室环境和物品，勤俭节约，严格按照器械、物品破损报废规定处理流程处理
- 以临床为中心，以质量为核心，提供高效、安全无菌物品
- 加强与服务对象沟通，定期收集意见、建议，不断改进工作
- 树立职业防护意识，做好个人防护，确保职业安全

二、会议制度

CSSD会议根据会议主题和解决问题的重点不同，可分为科务会、质量分析会和业务培训会，这些会议有利于工作人员及时掌握科室的工作管理状态，促进科室各项工作的协调与发展。

1. 科务会

由护士长（科主任）负责组织和主持，全科工作人员参加，每月1～2次。

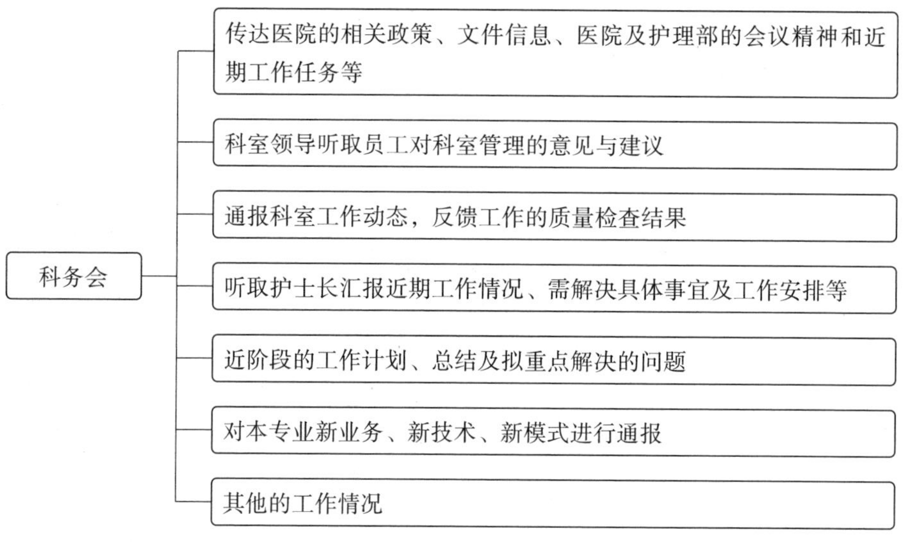

2. 质量分析会

由护士长、组长或质检员组织和主持，参加人员包括本组或全科室或相关人员。

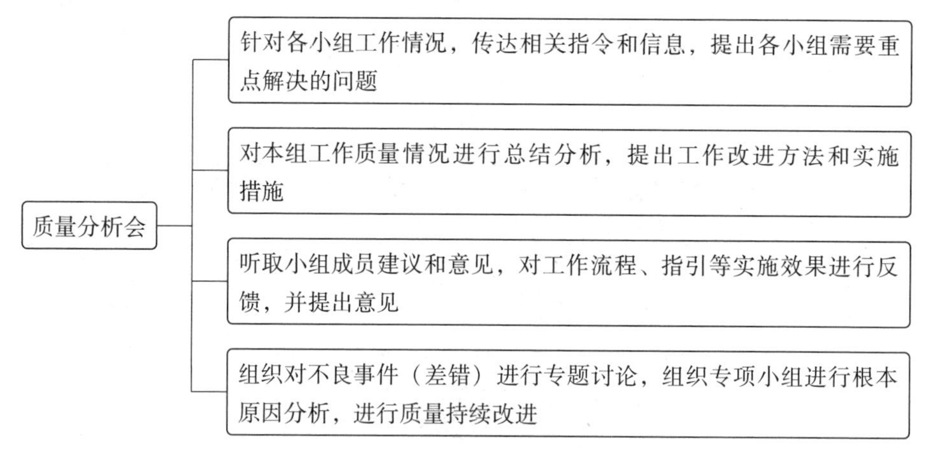

3. 业务培训会

定期举办业务学习，由护士长或组长负责。根据学习的主题和目标不同，通知相关人员参加。

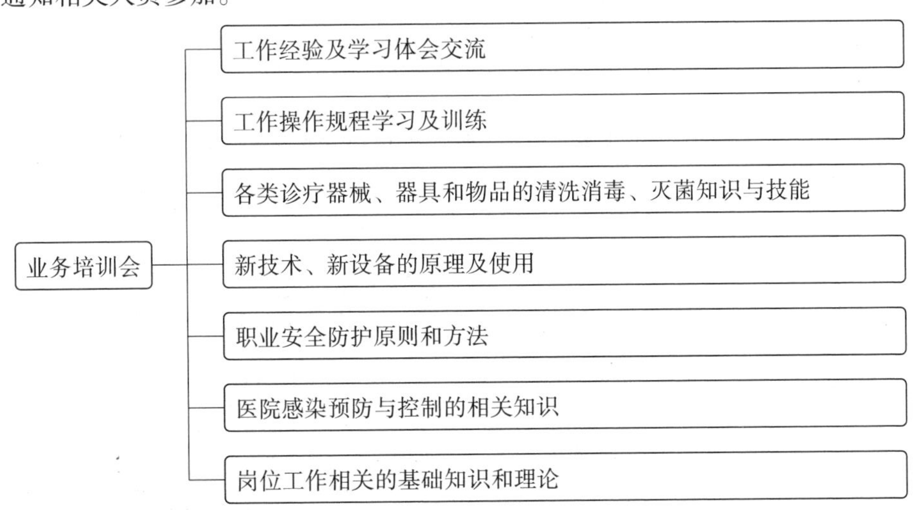

三、请示报告制度

根据层级岗位，落实请示报告的责任，目的是落实岗位责任制，及时准确地发现和解决问题，避免发生严重的安全事件，确保消毒供应工作得到合理安排并顺利完成，对下列情况应及时请示报告。

1. 护士长请示报告

出现下列情况应报告主管部门及相关主管职责科室。

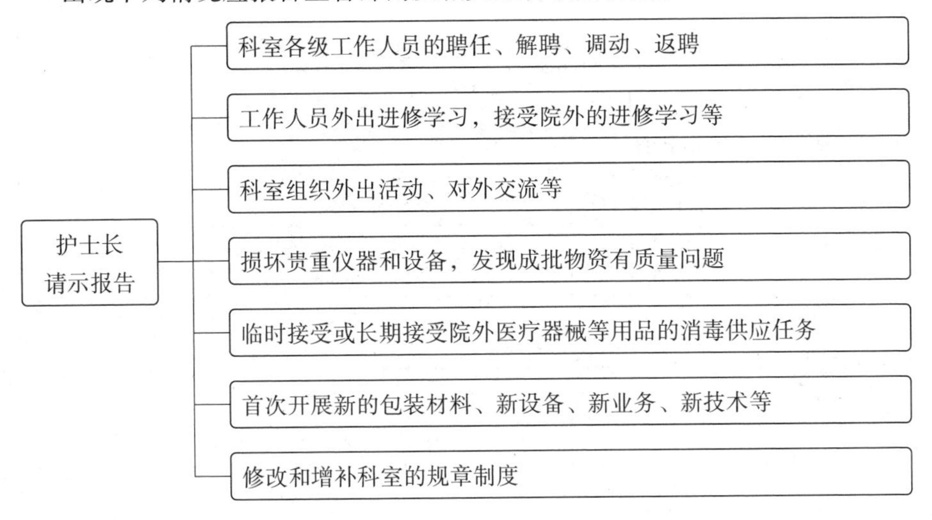

续流程

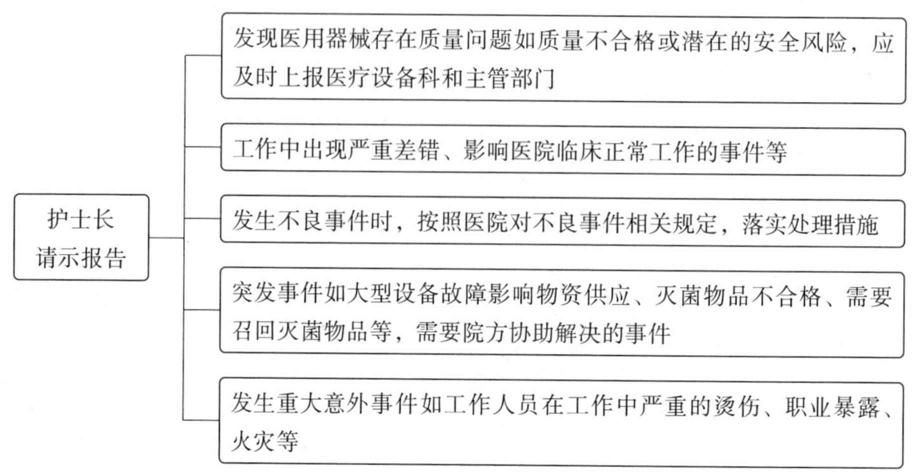

2. 组长的请示报告

出现下列情况报告科室负责人。

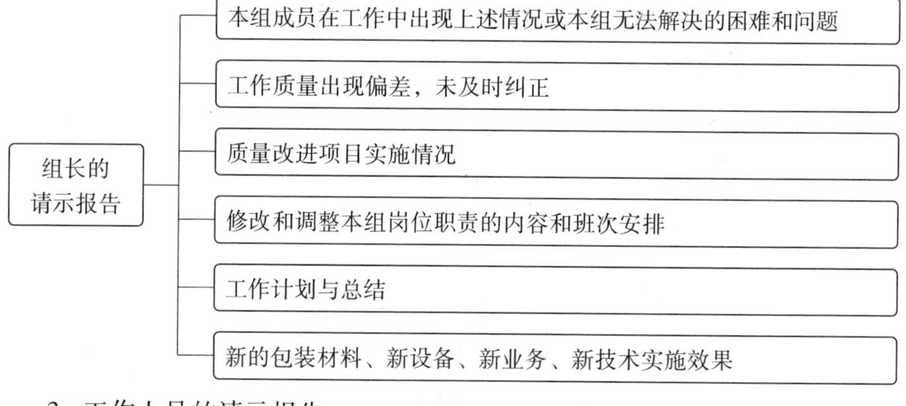

3. 工作人员的请示报告

出现下列情况报告组长。

工作人员的请示报告：

- 不能履行本工作岗位职责或没有落实
- 对岗位工作的技术与业务知识不熟悉或没有掌握
- 工作中出现差错与不足
- 发现不良事件或安全隐患
- 对工作的建议和意见

四、临床科室联系制度

CSSD应主动与临床科室沟通和交流，及时掌握临床科室对无菌物品的需求，了解CSSD的服务质量和征求意见，对科室的意见及建议及时反馈。

临床科室联系制度

- 由护士长分管并组织实施，落实手术室、外科、急诊、口腔等临床科室的联络负责人
- 建立定期到临床一线巡访的制度，由组长定期了解科室无菌物品使用的情况，对复杂的手术器械可采取跟台的方法，掌握第一手资料
- 根据各科室专业特点，掌握专用器械种类、结构、材质特点和处理要点。针对提供的物品种类、特点建立规范的工作流程，并及时告知临床科室使用或更改的相关信息，持续改进服务质量
- 重视临床科室的意见，征求意见制度化，可通过多种形式建立沟通方式如口头、电话、书面或现场直接沟通。定期到病房征求意见，护士长不定期听取产品使用及服务情况，有问题及时与科室现场解决
- 建立满意度调查表、不合格物品报告表、使用调查表和投诉调查表等。相应表格内容详细清晰，项目具体，体现持续改进

五、交接班管理制度

1. 交班

交班

- 每周一早8:00全体人员进行交班；每天早上7:30夜班人员与当班人员进行当面交接班，接班人员应查看夜班记录，其他时间的交班当班人员负责并与接班人员按照程序认真交接
- 交班前，当班人员应整理好各种物品，做好各种记录，检查各项工作完成情况，防止错误或遗漏
- 交班内容之去污区：回收器械的数量、质量、回收登记单及清洗机，水、电、计算机等运行情况
- 交班内容之检查、包装区：装配、包装、包包物品、预支敷料、计算机及各种登记等情况。条码系统各种耗材

续流程

- 交班
  - 交班内容之灭菌区：灭菌设备（高温、低温）的运行及B-D、批量监测、生物监测的情况，水、电、汽的各种记录等
  - 交班内容之无菌物品存放区：各种物品的基数、失效期、借条、欠条、计算机、手持机及各种记录等
  - 节假日值班负责带班人员、值夜班人员应在交班本上详细记录当时值班所完成的工作量、人员到岗情况、设备运行情况。下班时对卫生、门、窗、水、电、汽的检查情况、各组人员下班离科情况、值班中出现的异常情况及上级或相关科室通知（电话通知）等。对值班中出现的情况次日应向当班人员及护士长当面交班

2. 接班

- 接班
  - 接班人员作好接班前准备：着装整齐、仪表端庄、精神饱满
  - 参加交班，精力集中，认真听取交班人员所交的各项情况。对交接内容有疑问的应主动提出，以明确情况
  - 当面查对、清点应交的物品、器材，进行登记签名
  - 交接班要认真仔细，接班人员接班后要对职责范围内的一切工作问题负责

六、参观接待制度

- 参观接待制度
  - 任何来访同行均需在护理部或其他部门备案，得到明确接待指示后方可接待
  - 所有来访参观人员应登记其单位、姓名、职务和联系方式
  - 参观人员由科室专人接待，其他科室人员不得私自私下接待任何来访人员
  - 所有参观人员均需遵守CSSD的三区出入流程和防护标准。进入时需更换鞋、戴帽子、穿隔离衣，具体路线：辅助区→检查包装灭菌区→无菌物品储存发放区→污染区

续流程

参观接待制度	
	接待人员在接待过程中应遵守医院和科室相关制度，不能准确回答的问题应及时向上级反馈，做到热情接待，耐心解释
	在参观过程中，如参观人员提出超越预定接待项目的，应向上级请示后再做出决定
	对参观人员在参观过程中提出的建议、意见均应做出耐心解释，并做好相关记录
	如参观人员提出需要相关资料，工作人员不得私自提供，必要时请示上级部门

七、沟通协调制度

沟通协调制度	
	建立定期与临床各科室沟通协调的制度，增强质量意识和服务意识，规范服务行为
	满足各临床科室供应物品数量、质量的需求，每月定时发放意见征求表，对提出的意见、建议及时讨论分析，制定改进措施并注意反馈信息的收集，随时对临床反馈的信息及时处理并整改落实
	有计划地申报物资采购计划，急需物品与设备科相关部门妥善解决
	做好设备、器材的保养和维修记录，随时与设备部门保持联系
	根据各专科特点，针对提供物品种类、特点建立规范的工作流程，及时告知临床科室使用，定期对所存在的问题汇总、分析、整改

八、护理人员考勤制度

1. 常规考勤制度

常规考勤制度	
	科室考勤按《综合目标管理规定》执行，设专人负责考勤
	根据医院有关规章制度，对护理人员实事求是地做好考勤记录，对因各种原因不能出勤者，要查明情况，按规定进行处理

续流程

常规考勤制度
- 考勤月报表按当月出勤实际情况，逐项填写清楚，于下月5日前交院成本核算办公室，病假者将诊断书交护理部和人力资源办公室
- 凡执行考勤制度不认真，报表不按规定填写，虚报、漏报者，扣除当月护士长奖金，严重者给予纪律处分
- 调出人员、辞职人员必须持人力资源办、护理部通知方可离开科室，擅自不上班者，按旷工处理
- 护士各种假期应按有关规定执行，未按规定办理请假手续擅自不上班、离岗者，按旷工处理

2. 请假、休假、排班制度

请假、休假、排班制度
- 护士长根据工作需要做好科学分工，周五排班，工作忙时适当增配人员
- 各种班次上班时间相对固定，特殊情况需调整班次应报护理部批准
- 正常情况下，保证每位护士每周法定休息时间，累积公休不超过3天，并在年内休完，不得跨年度。欠休天数在排班表上注明
- 护士妊娠满7个月可不上夜班。哺乳期1年内不上夜班，每天哺乳时间为1小时，不可累积使用
- 排班表上应写工作人员全名，标注护士长的班次，工作分工不要用符号表示，每周六上午下班前交下一周的排班表一式两份到护理部备查
- 护士长必须严格遵守护理排班制度，不得擅行其事，除公差外，凡排班表注明的班次，包括学习例会等都要到岗兑现。员工不准自行更改排班和私自调班，否则按旷工处理。若遇特殊情况应经护士长同意后方可更换
- 有班次特殊需求者，需于周四前在“排班需求本”上注明
- 休假严格按医院人力资源办规定执行。休假应先向护士长请示，在科室人员安排许可的情况下由护士长安排休假

续流程

请假、休假、排班制度

- 病假须由院保健科出示诊断证明及休息建议，经护士长批准后方可休息
- 休息时间安排：上班 1 天不享受双休；上班 1.5 天享受休息半天；上班 2 天半至 4 天半享受休息 1 天；上班 5 天享受休息2 天

九、继续教育与岗位培训制度

继续教育及岗位培训制度

- 工作人员应积极参加医院及护理部举办的全院性业务学习及各类护理学术活动
- 根据专科特点，每月安排 1 次业务学习
- 根据 CSSD 新技术、新进展的情况，每年初拟定全科工作人员的业务培训计划并跟踪落实，根据培训内容定期进行相应考核
- 每年择优推荐不同层次的工作人员参加专业学习培训、会议
- 鼓励工作人员参加各类继续教育学习，提高员工整体素质
- 妥善整理保管各层次人员的培训及考核资料，各种培训考核结果作为员工聘用、晋升、薪酬、表彰等的依据

第二节　工作管理制度

一、消毒隔离管理制度

消毒隔离管理制度

- 消毒供应中心布局应按去污区、检查包装灭菌区、无菌物品储存发放区、办公生活区进行严格划分，符合物品由污到洁，不交叉、不逆流，空气流向由洁到污，去污区保持相对负压，检查、包装及灭菌区保持相对正压，各区域设有缓冲间，各区域人员相对固定
- 工作人员必须按各区要求着装，规范洗手，换鞋入室，必要时着防护服，戴手套、口罩，严格遵守各区操作规范

续流程

消毒隔离管理制度

- 严格划分去污区、检查包装灭菌区、无菌物品储存发放区，3 区标识醒目，非灭菌物品不得与灭菌物品混放。灭菌物品应存放于灭菌物品存放间的柜内或储物架上
- 分别设置污染、清洁、灭菌物品的通道和发放窗口，不得交叉。回收的污染物品均应经过标准清洗消毒流程后再包装灭菌
- 下送车与下收车应分区放置、分开使用。每天下送/下收完毕回科室后，应对车辆进行消毒处理。清洗用具按区分开专用，不得交叉使用，不得污染环境和工作人员，工具应每天消毒后干燥待用
- 去污区所有回收人员必须遵循标准防护原则和操作流程。被朊病毒体、不明病原体、气性坏疽污染的诊疗器械按特殊感染流程处理
- 按要求保持清洁区及无菌物品储存发放区空气中的细菌菌落总数 $\leq 4cfu/m^3$（5 分钟，直径 9cm 平皿）
- 去污区及敷料室、检查包装灭菌区、无菌物品储存发放区应每日空气消毒 2 次；桌面、地面、台面用消毒液每日擦拭、消毒 2 次
- 使用中的酶液、润滑液、消毒液应保证在有效浓度内
- 医疗废物按国家要求规范处理
- 无菌物品发放前，应严格检查灭菌效果、有效时间、包装是否符合要求，合格后方可发放
- 各区组长及质控护士应认真履行职责，做好每月各项监测工作

二、质量管理制度

CSSD 的质量管理制度是无菌物品质量安全的核心。质量管理包括质量组织管理、质量管理方法、质量管理控制和质量持续改进。参阅第 6 章质量控制与持续改进内容。

1. 建立质量管理专业小组

建立质量管理专业小组

- 由中心主任或护士长、质管员及各区组长组成，定期召开质量管理会议，组织制定各工作区域技术操作质量标准及考核体系
- 由质量管理专业小组负责，组织制定各工作区域技术操作质量标准及考核体系
- 岗位工作人员应对自己的工作质量承担责任，明确质量标准和要求，对工作质量未达到标准的原因进行分析，并提出改进建议
- 组长每日应对本区的工作质量随时检查，对员工进行及时指导，对存在的问题及时纠正并有记录，对出现的问题应重新审视工作制度、岗位培训等是否符合岗位需要。问题、改进措施和效果应及时记录，并定期进行总结与分析。记录的内容包括出现问题的时间、发生问题经过、相关人员、原因分析、改进措施及效果等
- 中心主任或护士长做好过程质量控制，对各组的工作质量及时给予指导和帮助。参照科室各区域工作质量标准进行质量检查。发生质量不达标事件时，及时组织相关人员针对存在的问题进行分析、讨论，提出改进措施并评价实施效果

2. 各区要完善各项工作的质量标准

建立各区域的工作质量控制重点。

各区要完善各项工作的质量标准

- 去污区的质量管理目标：不断提高器械清洗质量，特别是手术器械、腔镜器械、骨科器械和外来器械等。对结构复杂、清洗要求高的器械应由经过培训的人员操作，科室要制订详细的工作操作手册、清洗效果评价标准等
- 组合检查包装区的质量重点：保证灭菌物品及器械数量、功能、清洁度、包内器械摆放方法符合质量标准，建立每项灭菌包的包装质量标准、操作方法及各种器械识别和功能测定等的操作规程
- 灭菌过程质量管理：建立灭菌员的岗位职责制。有完善的灭菌前准备、灭菌物品装载、灭菌过程物理监测、灭菌物品卸载及化学及生物监测操作规程。灭菌员在灭菌器工作过程中不得离岗，及时发现灭菌过程出现的异常
- 建立双人复核制度：关键岗位和关键环节，如进入包装区内器械清洁度检查、手术器械包装前检查、无菌物品发放前的检查等由组长或具有资质的专业人员进行复核

3. 做好终末质量及质量反馈

根据各工作区域质量控制重点，对工作存在的问题每月召开质量分析研讨会，质量改进的效果可作为考核护士长、质管员、组长及员工的依据，也是自查自纠过程，体现质量持续改进。

4. 质量追溯管理制度

质量追溯是对影响清洗、消毒、灭菌结果的关键要素进行记录，保存备查，便于查找和追寻相关的原因和责任，达到工作质量的持续改进。

质量追溯管理制度

- 对每个环节质量控制结果的逆行性的认证或追查：对每一个质量控制环节建立规范的工作流程，记录和保存历史工作状态和质量监测的客观证据。通过对这些记录和客观证据的回查，反映每一个质量控制环节的责任人是否遵循了规范的操作流程且达到了质量控制的指标
- 做好物品的回收、清点、科室数量、种类、时间及回收人员等相关信息的记录
- 装配包装、复核人员对包装质量确认相关记录，可通过器械清单、标识等对包装器械的数量、功能及清洁度等相关资料有记录，对存在质量问题的处理等资料，并可查询
- 对灭菌过程的物理监测、化学及生物监测等信息资料，建立每炉号、炉次的记录，确认结果、责任人及复核者签名
- 清洗、消毒、灭菌操作的过程及质量结果均应记录存档：存储发放各个环节都有记录，记录要具有可追溯性，清洗、消毒监测资料和记录的保存期为6个月以上，灭菌质量监测资料和记录的保留期为3年以上
- 建立清洗消毒的日常监测和定期监测制度：清洗消毒灭菌设备的运行状况（留存设备打印记录）包括每次运行参数及信息（日期、锅号、锅次、装载的主要物品、程序号、数量、操作员签名等）、清洗消毒灭菌质量的监测结果
- 建立持续质量改进制度及措施，发现问题及时处理：物理监测不合格的灭菌物品不得发放，应分析原因进行改进，直至监测结果符合要求；包外化学监测不合格的灭菌物品不得发放，包内化学监测不合格的灭菌物品不得使用，并应分析原因进行改进，直至监测结果符合要求
- 完善的召回制度：生物监测不合格时，应尽快通知使用部门停止使用，并召回上次生物监测合格以来所有尚未使用的灭菌物品，应分析不合格的原因，重新处理生物监测连续3次合格后方能使用

三、持续质量改进制度

加强医院管理内涵建设，提升服务品质，保障供应工作的连续性、规范性、安全性，保证医疗安全，保证无菌物品的质量，以一流的清洗质量、包装质量、灭菌质量打造一流供应无菌物品物流中心。

持续质量改进制度

- 全科工作人员加强对法律法规、规章制度、岗位职责、操作规范的学习，设科内质量控制管理小组，按区负责，职责明确
- 优化工作流程，规范操作，工作中严格遵守规章制度，自律，尊重患者的权利，体现“以患者为中心”、“便捷专递”的服务宗旨
- 完善各区监测质量管理，确保患者安全和达到质量要求
- 自觉并有效落实各项规章制度如消毒隔离制度、查对制度、职业防护制度、质量追溯制度和临床信息交流沟通制度、外来器械管理制度及物品召回制度、高压灭菌器故障应急预案，掌握各区质量标准，保证医疗质量安全
- 持续质量改进按改进程序进行：意识问题的存在、界定问题的原因、指定改进的方案、作业组长参与评估方案、沟通并实行改进、通告全体人员、严格执行、追踪监测，检查监测标准质量，应用科学工具进行分析整改
- 常规进行工作检查，通过岗位自查、组长和质检员巡查、护士长日常工作督导、定期工作检查，建立完善的消毒灭菌质量监测体系
- 进一步加强在职继续教育，建立质量管理的长效机制，巩固完善“三基、三严”培训学习制度
- 善于创造良好的管理环境与氛围，为工作人员创造参与管理的工作机会，共享处理一定级别问题的权限和方式

四、设备管理制度

设备管理制度

- 建立使用管理责任制，制订专人管理制度，严格遵循使用登记制度。认真检查保养，保证仪器设备处于良好状态，并保证账、卡、物相符
- 新进仪器设备在使用前要由专人负责验收、调试、安装。组织有关专业人员进行操作管理、使用培训，使之了解仪器的性能、工作原理、使用方法和维护方法后，方可独立使用。在未熟悉该仪器的操作前，不得连接电源，以防接错电路，造成损坏
- 仪器使用人员要严格按照仪器的技术标准、说明书和操作规程进行操作。使用仪器前，应判断其技术状态确实良好后再使用；使用完毕，应将所有开关、手柄放在规定的位置
- 不准搬动的仪器不得随意挪动。操作过程中操作人员不得擅自离开，发现仪器运转异常时，应立即查找原因，及时排除故障，必要时请医疗设备管理科协助，严禁带故障、超负荷使用和运转仪器。仪器损坏需修理者，可按规定将修理单逐项填写清楚，由修理室专人进行维修
- 贵重仪器原则上不外借，特殊情况须经院长批准，方可借出。收回时，经保管科室检查无误，方可收管
- 仪器经过验收合格并发给使用科室后，要根据仪器的具体情况规定使用率。仪器属公共资产，应专管公用，任何人不得以任何借口作为私有财产垄断使用
- 仪器使用完毕，应由专人管理检查、关机、放置
- 仪器设备一定要保持完整无缺。（主机、附件、说明书）各种仪器的说明书、线路图等资料按要求建立档案
- 科室使用的医疗器械发生故障时，未经批准不得将仪器带往外地修理
- 每年对仪器设备和固定资产进行全面核查一次

五、器械管理制度

医院 CSSD 的器械管理主要是指临床常用的诊疗器械，其特点是数量大，涉及科室多、低值易耗及使用率高。

器械管理制度

- 设专人管理。建立器械进出数据库，掌握器械使用的基本情况，建立各科器械的基数与周转数，合理库存，库存的数量与周转数定期盘点，做到账物相符。负责器械申领和报废工作
- 建立 CSSD 器械发放使用的管理。管理人员要根据器械周转需要进行补充发放，对器械的折旧和消耗定期进行分析，控制在合理使用范围
- 完善器械维护制度。根据不同器械的维护特点，采用正确维护方法，如正确使用器械润滑，保持器械功能完整性，减少生锈腐蚀等。由专业人员进行培训，建立操作规程或图示，正确拆卸、维护保养和组装。延长器械使用寿命，降低医院器械的购置成本
- 器械放置有序，容器符合要求。使用后器械应放置在正确的容器内避免碰撞，及时回收处理。每日对科室使用器械进行清点核实，发现数目不相符时应及时查找原因
- 规范器械申领、日常维护和报废制度。对不符合质量要求的器械予以报废。CSSD 应建立各种器械不合格的质量标准，并报医院感染办公室，确保不合格的器械不能发到临床科室

六、植入器械管理制度

植入器械管理制度

- 需次日上午 8:00 以后使用的植入器械，要求使用前一天中午 12:00以前送到消毒供应中心去污间污染器械回收处。污染外来器械（无植入物）可于当天下午 15:00 以前送到消毒供应中心
- 所有外来器械和植入器械均由供应中心集中回收、交接、清点、清洗消毒、包装、灭菌及供应
- 由器械商提供每个包品名的标签一并交到 CSSD 去污区。标签上的内容有器械名称、厂家，并具有小孔（1cm）作为清洗标识

续流程

植入器械管理制度

- 经医院审核的器械供应商需提供器械包名称和器械样数并附清单，清单上需注明厂家、器械名称、型号、数量、灭菌方式、灭菌参数
- 植入器械包附清单需注明器械包名称、厂家、规格、数量及灭菌参数
- 清单一式两份，一份交给去污区，另一份交给包装区，清单上需注明当天时间
- 植入器械由护士按生物监测结果（阴性）履行双签名，合格后才能放行
- 植入器械收费按医院规定进行
- 器械包回收时按要求进行重量评估，不符合要求的予以退回
- 外来厂家必须在设备科备案，由设备科验收植入器械质量
- 使用后的器械必须送回 CSSD 清洗消毒后才能离开医院，有相关记录

七、外来器械管理制度

外来器械管理制度

- 医院建立外来器械规范管理制度，外来器械应进行质量审核，确保手术安全。医院对所有外来器械公司进行备案，公司或厂家的资质要符合卫生部及国家相关管理规定，由设备管理、医疗管理、护理管理、医院感染、手术室及 CSSD 等人员组成质量审核小组，定期评价外来器械管理制度实施效果
- 经医院审核准入的外来器械公司由医院相关职能管理部门提供器械公司名称并通知 CSSD 和手术室
- 所有外来器械和植入型器械均由医院 CSSD 集中回收、交接、清点、清洗消毒、包装、灭菌及供应。器械供应公司应提供每套及每类器械的数量、清洗、包装的文字及图示指引，并对特殊器械提供相应的灭菌方法与参数，承担培训指导的责任。使用后的外来器械进行清点、清洗消毒或灭菌后，方可带离医院
- CSSD 灭菌后植入器械应确认生物监测结果合格后方可放行。紧急放行程序执行 WS 310.3 相关标准

八、外来植入物提前放行制度

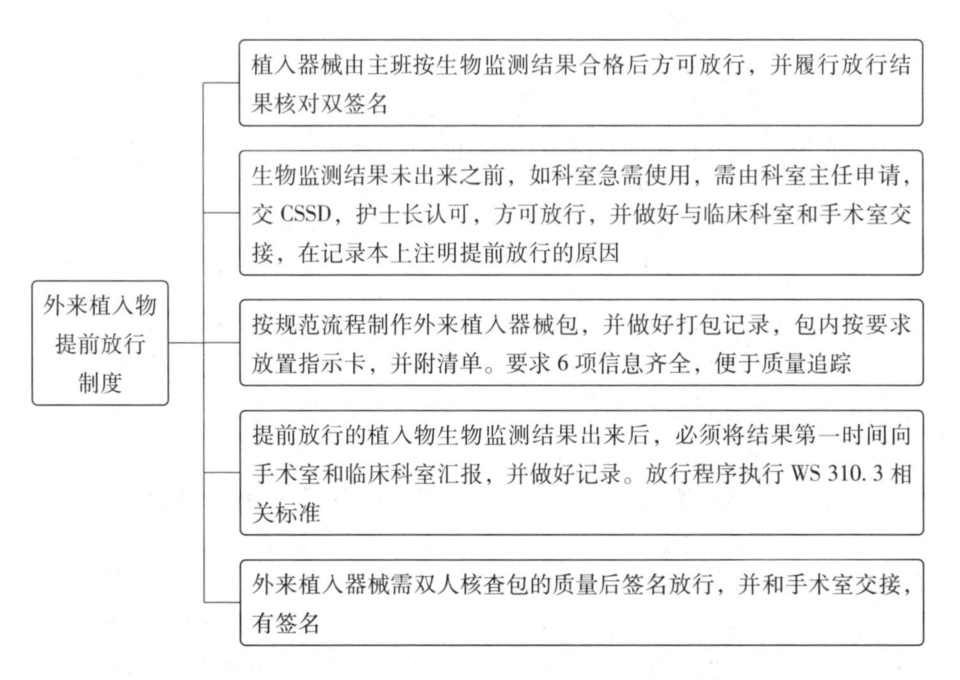

九、耗材管理制度

医院CSSD的耗材是指医用清洁剂、包装材料、清洁敷料、润滑剂、消毒剂和监测材料。

1. 医院CSSD的耗材管理制度

应由医院采购领导小组组织论证和审核。CSSD首次购入和更换耗材种类、生产厂家等，应依据国家《医疗器械监督管理条例》等相关管理法律法规，规范医用耗材的采供、使用及管理。

2. 合理确定耗材库存数量与品种

CSSD明确各类耗材库存最高量和最低出库量，保证在有效期内使用和满足临床各科室的需要。

3. CSSD落实对常用耗材入库发放的质量管理

建立各类耗材的质量标准和工作指引，库存耗材的有效期和包装完整性，发放记录登记。使用的耗材出现问题时，要进行初步评估，怀疑产品质量有问题时，应及时向医院相关职能部门报告，并联系生产厂家确认原因和评估产生的危害。

CSSD落实对常用耗材入库发放的质量管理

- 清洁剂包括碱性清洁剂、中性清洁剂、酸性清洁剂、酶清洁剂、除锈及润滑剂等。清洁剂应符合国家相关标准和规定。根据器械的材质、污染物种类，选择适宜的清洁剂。入库时检查清洁剂的包装完整性、说明书及有效期。存放环境和条件符合产品的要求
- 消毒灭菌监测材料包括包外化学指示物、包内化学指示物、生物监测指示剂及B-D测试监测包（纸）等，应有卫生部消毒产品卫生许可批件，在有效期内使用。存放环境与条件符合产品要求。自制测试标准包应符合《消毒技术规范》有关要求
- 清洁敷料包括各种类型纱布、棉球、棉垫。建立清洁敷料的入库检查制度。检查或抽查每批次的清洁敷料的质量。对清洁度、色泽、纱支数、大小规格等建立评价标准

4. 包装材料

包括一次性医用皱纹纸、无纺布、纸纺织品、塑纸（袋）、纸袋、硬质容器等，包装材料应符合GB/T 19633的总体要求，其中医用皱纹纸、无纺布、纸纺织品应符合YY/T 0698-2的要求；纸袋应符合YY/T 0698-4的要求；塑纸（袋）应符合YY/T 0698-5的要求；硬质容器应符合YY/T 0698-8的要求。首次购入一次性包装材料应与医院感染办公室共同对生产商资质及质量参数进行确认。

包装材料

- 生产厂家必须提供符合GB19633基本原则的产品，包括微生物屏障、毒理学特性、物理和化学特性、与材料预期所用的灭菌过程的适应性、与成型和密封过程的适应性、包装材料灭菌前和灭菌后的贮存寿命限度等特性
- 生产厂家提供产品研发相关验收报告数据，如微生物屏障、毒理学特性等。符合GB19633或YY/T0698或ISO11607，同时提供厂家生产环境的评估报告
- CSSD与临床科室进行试用，如悬垂性等
- 每批次进库时，厂家需提供生产检验报告，其物理参数应符合YY/T0698的要求
- CSSD列出本科室使用的各类包装材料入库质量检查的参数，明确棉布的包装材料的质量要求
- 医用纸袋质量检查的基本项目要求包括纸袋的结构质量、封底结构、被封结构、过程指示物、密封条、标识。制造商应向医院提供推荐的密封条的数据，数据包括温度范围、压力和时间等信息

十、安全管理制度

安全管理制度

- 各区工作人员操作各类清洗机、水处理机、灭菌器等机电设备时，均应严格遵守操作规程，认真阅读仪器说明书，做好日常保养维护，并定期检修，严防事故的发生
- 加强 CSSD 全体工作人员安全消防事故的教育，树立“安全第一”的意识，掌握防火、防爆知识，能正确使用灭火器材。各班下班前必须关闭水、电、气和设备开关
- 接触污染的物品、尖锐的器械及刺激性的气、液体，必须做好职业防护如隔离衣、口罩、手套、护目镜等。处理锐利器械切忌徒手处理，以防刺伤
- 植入器械每锅次做生物监测，双人核查，监测结果合格后放行，提前放行的植入器械应做好相应记录
- 压力蒸汽灭菌器必须设专人负责，持证上岗，按时对灭菌器进行年检
- 器械清洗质量合格，无污迹、无锈迹、无残留血迹、无水垢
- 发放的无菌物品必须在有效期内，严禁将过期包和物品发向临床，保证物品无菌合格率 100%
- 搬运物品时，合理借助各种工具，防止上下坡时摔伤，保持正确的姿势
- 工作人员应严格遵守工作程序和各区质量标准
- 工作场所内禁止会客、吸烟、使用明火，有消防疏散标识，并保持消防通道通畅
- 下送物品车辆出科下坡时，必须双人共同清理通道后运送
- 备有急救物品，每日有固定急救物品基数，保证随时供应

十一、物资管理制度

物资管理制度

- CSSD作为医院特殊物资供应部门，做好物资成本核算是控制医疗成本、降低医疗费用的重要环节
- 各科室根据实际需要，统一配备所需物品基数和周转数量计划，CSSD根据物品周转期确定储存量，及时调整基数和包内用物
- 加强成本核算，建立物资清点制度，根据工作量大小设置专（兼）职物资管理员，每天统计各种包的清洗、包装、灭菌及设备使用率等，加强材料、一次性医疗用品、清洗、包装、灭菌等费用的成本核算
- 可重复使用的物品由CSSD实施统一管理，各临床科室只有使用权，以便提高设备使用率
- 所有物资、库房建立入库、出库登记记录，每月大清点1次，核对账目，做到日清月结，使账账相符、账物相符

十二、无菌物品存放区工作制度

无菌物品存放区工作制度

- 无菌物品存放区工作人员相对固定，由专人管理，其他无关人员不得入内，且保持工作环境清洁整齐
- 灭菌物品存放的有效期：①棉布类包装的灭菌包有效期为14天，未达到环境标准时，有效期定为7天；②一次性纸塑袋、医用无纺布和皱纹纸、硬质容器包装的灭菌包有效期为6个月；③医用一次性纸袋的无菌物品有效期为1个月
- 无菌物品存放区专放已经灭菌的物品，严禁一切未灭菌的物品进入该区，凡发出的灭菌包即使未使用过，也一律不得再放回该区
- 认真执行灭菌物品卸载、存放的操作流程及标准
- 各类常规物品和抢救物品应保持一定基数，认真清点，及时补充，保证灭菌物品的数量和质量，保证随时供应
- 工作人员进入该区必须戴圆帽、着专用服装和鞋子，注意手部卫生
- 从库房领取的一次性无菌物品均需先拆除外包装后方可进入无菌物品存放区

十三、检查包装灭菌区工作制度

检查包装灭菌区工作制度

- 工作人员严格执行器械、物品检查与包装灭菌操作流程，认真落实查对制度，确保工作准确无误
- 严禁一切与工作无关的物品进入该区，非该区使用车辆不得随意出入，必须进入时，需经处理后方可进入，保持该区清洁整齐
- 工作人员进入检查包装灭菌区应洗手、换鞋、戴帽，着装整齐，必要时戴口罩
- 灭菌员需要经过专门培训，持证上岗，认真履行岗位职责
- 敷料间是制作各类敷料的区域，非操作人员不得入内
- 根据敷料使用情况，合理准备储存量，保证供应，避免浪费
- 工作结束后，做好登记，整理环境和安全检查

十四、去污区工作制度

去污区工作制度

- 严格遵守 CSSD 医院感染管理制度
- 穿戴防护用品进入去污区，不得随意到其他区域走动，落实职业安全防护措施
- 做好回收器械的清点、核对、登记、交接工作
- 严格按照物品种类分类，认真执行器械、物品清洗操作流程
- 每日工作前对软化水进行检测，按常规对水处理系统进行维护
- 盛装清洗后物品的容器及传递车辆应专用，严禁与污染容器及车辆混装，该区车辆、分装箱等用物必须专用，不得随意出入该区
- 工作结束后做好记录、整理、消毒、交班工作
- 离开去污区应洗手、更衣、换鞋，下班前做好安全检查

十五、下收/下送工作制度

下收/下送工作制度

- 遵守消毒隔离制度，认真执行下收及下送的各项操作规程。灭菌物品与污染物品分别使用专用密闭车辆和篮筐。特殊感染物品应装入防止污染扩散的装置内，由临床科室标明感染类型，交供应室回收人员
- 严格执行查对制度，认真完成交接记录，做到账物相符
- 满足临床物资需要，及时供应各类诊疗器械和物品
- 下收/下送工作结束后，车辆分别擦拭消毒，分区固定放置
- 工作人员着装整洁，佩戴胸牌，态度热情、认真，使用文明用语
- 保证一次性医疗用品的储备
- 负责各区物品质量信息反馈
- 负责区域内物品记账
- 下收/下送途中车辆行驶应注意安全，避免造成人员伤害

第三节　监测制度

一、监测的原则

监测的原则

- 负责灭菌器消毒灭菌效果监测。植入物每锅应进行生物监测，按规范做好相应记录，双人查对后放行
- 使用中的消毒液浓度实行每日定时监测和记录，每天至少1次
- 各病房出现的一次性使用无菌物品质量问题，应配合科室查找原因并向设备科、院感科、护理部汇报，同时做好物品替代方案和相关记录
- 每一批号进货的一次性使用的无菌物品应要求厂家提供相应的产品合格检查报告单
- 认真遵守各项监测技术操作流程，以实事求是的科学态度对待工作，各种监测结果应认真登记，妥善保管3年以上。发现问题应采取措施，立即改进，以保证质量符合要求
- 使用纯水应每天监测电导率≤15μs/cm(25℃)
- 每季度协助院感科对检查包装灭菌区、无菌物品储存发放区进行空气、物表、手表监测

二、灭菌效果监测制度

灭菌效果监测制度

- 每次灭菌过程均应进行工艺监测，并有关键参数记录
- 每个灭菌包进行化学监测
- 预真空压力蒸汽灭菌器每天第一锅次进行 B-D 试验，合格后方可进行灭菌
- 定期对所使用的消毒剂、灭菌剂及其他化学制剂进行监测
- 配合院感科对医疗器械进行灭菌效果的监测
- 做好植入物每锅次的生物监测，双人查对合格后方可放行
- 每周对灭菌器进行生物监测。新灭菌器使用前及包装容器材料、摆放方式、排气方式等改变时，均必须先进行生物监测，合格后才能采用
- 凡是监测不合格的，应立即停用灭菌器，查找原因。大修、移机、新安装的灭菌器需行 3 次空锅生物监测、3 次空锅 B-D 监测合格后才能用

三、清洗、消毒监测制度

清洗、消毒监测制度

- 每天纯水电导率测定并记录
- 对使用中的消毒液浓度实行定时监测，测定合格后方可使用，符合规范要求
- 每次清洗、消毒过程均有记录，并有清洗质量检查记录
- 每年对清洗机进行清洗质量监测，合格后方可使用
- 机械清洗器所用各项参数符合规范要求
- 各种清洗、消毒效果记录规范、客观真实，妥善保存 6 个月以上

第四节 消毒供应物品的召回与缺陷管理制度

一、物品召回制度

CSSD 的灭菌物品种类、数量应有去向登记，发现生物监测不合格时应尽快通知使用部门停止使用，并召回自上次生物监测合格以来所有尚未使用的灭菌物品，重新处理。分析不合格的原因，进行改进，灭菌器生物监测连续 3 次合格后方能使用。CSSD 应逐步实现质量控制过程中的信息化管理。

物品召回制度
- 将上次生物监测合格以来所有尚未使用的灭菌物品重新处理，同时应书面报告医院相关管理部门，说明召回原因
- 检查灭菌过程各个环节（灭菌器、装载情况和包装技术等），找出灭菌失败的可能原因
- 重新复核生物监测结果。标准生物检测包置于灭菌器排气口的上方或生产厂家建议的灭菌器内最难灭菌的部位，并设阳性对照和阴性对照
- 该灭菌器未通过生物监测之前不得使用
- 必须考虑生物指示剂本身是否符合质量要求
- 若临床使用同一时间处理的灭菌物品出现多个感染病例，应立即召回自上次生物监测合格以来的所有灭菌物品，查找原因，重新处理，再次进行相应的监测
- 一次性无菌物品在临床使用过程中发现有质量问题，应立即通知各临床科室停止使用该批号物品，同时通知相关主管部门和医院感染办公室协同处理

二、一次性使用无菌医疗用品管理制度

一次性使用无菌医疗用品管理制度
- 使用的一次性医疗无菌用品必须由医院统一采购，使用科室不得自行购入，CSSD 应设专人管理
- 使用一次性医疗无菌用品必须具备省级以上卫生或药监部门颁发的《医疗器械生产企业许可证》《工业产品生产许可证》《医疗器械产品注册证》《医疗器械经营企业许可证》等，进口产品还要有国务院（卫生部）监督管理部门颁发的《医疗器械产品注册证》

续流程

一次性使用无菌医疗用品管理制度

- 一次性医疗无菌用品入库时，去除外包装，应检查每批产品外包装是否严密清洁，有无破损、污渍、霉变、潮湿。检查每箱产品的产品标识、灭菌日期和失效日期，并建账登记。每批产品附有质量检测报告
- 物品存放标准：距地面高度 20～25cm，离墙 5～10cm，距天花板 50cm
- 环境管理：室内保持洁净、阴凉、干燥、通风，每日空气消毒 1 次，温度为 18～24℃，相对湿度 40%～60%。每日紫外线照射 2 小时≥1.5W/m^3，灯管每日用 95%酒精擦拭 1 次
- CSSD 主班人员负责一次性无菌物品的保管、发放，做好相关记录，不得将不合格的产品下发
- 建立质量信息反馈系统。使用过程中发生不良事件或质量问题时，应立即停止使用，详细登记时间、物品种类、生产批号，召回相关物品，及时向相关部门及领导汇报。及时封存并取样送检，不得擅自处理
- 储存于专用库房内的物品，储存量不宜过大，量出为入。定期检查一次性无菌物品的有效期和质量
- 每月核对出入数量与库存量，做到出量、库存量与入量相符

三、一次性耗材不合格品召回制度

一次性无菌器材应建立入库日期、名称、规格、数量、生产企业、生产批号、灭菌日期、失效日期、发出日期、发放科室、发放数量等可追踪的发放记录。

一次性耗材不合格品召回制度

- 发放前查对，一次性无菌器材发放前应查对配送单位的合格检验报告或医院感染科定期抽检的合格检验报告，方可放行
- 发放后，出现漏气、漏液、霉变、包装破裂、针尖脱落、颜色变化等问题时，应立即向器械处、器械库报告，追踪是否是批次问题，核实后立即召回该批次产品，更换合格品，并如实向相关部门汇报召回范围及数量、发生经过和处理过程
- 质量监测员随时随地收集内部、外部的产品不良信息，对反映的问题应立即进行追查核实，证实后应立即纠正，并向科室领导汇报

四、缺陷管理制度

缺陷管理制度

- CSSD 工作人员必须有高度的责任感，遵守医院各项规章制度，认真履行岗位职责，严格遵守各项规章制度和技术操作规范流程
- 制订并落实各种缺陷应急预案，护士长、组长和质量监测员应严格把好环节质量关，加强质量监控，做好质量检查督促和信息反馈工作
- 制订相应缺陷处理办法和应急预案，对薄弱环节和关键岗位重点监控，及时沟通，妥善处理
- 出现缺陷问题，当事人应及时报告并采取有效替代方案补救
- 定期对缺陷问题进行分析、讨论、评价，明确责任，及时整改，促进质量持续改进

第五节　各种查对管理制度

各种查对管理制度

- 回收器械时，应认真查对用物的名称、数量、规格、性能是否符合要求，确保准确无误做好登记，有疑问时需与相关科室沟通
- 配制各种消毒液、酶液、润滑液、除锈剂、除垢剂时，应认真查对原液名称、规格、有效浓度、配制方法、配制的浓度和注意事项
- 包装器械包时，必须双人核对包内器材和敷料的名称、规格、数量、性能、清洁度以及包装材料的清洁度、完整性；指示胶带信息标记是否完整、正确；包的体积、重量、严密性是否符合要求。双人查对共同签字后方可封包
- 发放无菌物品包时，认真查对包的名称、数量、灭菌有效期、失效期、化学指示胶带变色情况以及包装容器的清洁度、完整性、严密性是否达到标准要求，确认无误后方可发放并登记
- 物资入库必须查对，查对厂家批号、物品名称、规格、数量、质量、灭菌日期、失效日期和相应检验报告单并登记
- 消毒灭菌员和主班共同查对，装载物品前：查物品数量、查物品规格、查装载方法、查灭菌方式。装锅后：查压力、查温度、查时间。下载时：查有无湿包、破损包，查化学指示胶带变色情况，查标准包中的指示卡变色情况是否达标，查对无菌包胶带信息是否准确，在灭菌记录本上双签名
- 发放外来植入器械包时，双人核对生物监测结果，签字后放行，对提前放行者应有记录

第六节　感染的防控制度

一、检查包装灭菌区感染控制制度

检查包装灭菌区感染控制制度

- 严格遵守 CSSD 消毒隔离制度
- 按检查包装区职业防护要求规范着装，工作期间不得以任何理由跨区活动
- 每日用动态紫外线消毒机对区域内进行 2 次空气消毒；空调及消毒机滤网每月第一周清洗，有记录
- 每天用 400~700mg/L 有效氯的含氯消毒液对区域内地面、桌面、装载架进行擦拭消毒。器械包装操作前应评估台面清洁度，未达到清洁标准的物品不得放置或接触包装物品
- 工作人员对器械进行装配操作时应戴清洁手套
- 装配人员对器械清洗质量进行检测，合格后方可装配，经双人核查后再封包
- 器械包装和敷料包装必须分室进行
- 装配时，不符合清洗质量的器械，经传递窗退回去污区重新处置
- 每周一对本区域内所有抽屉用 75%酒精擦拭消毒
- 外来植入器械按要求制作，记录打包件数，放置配包标签
- 各项操作按规程进行，注意手部卫生
- 专人负责督促卫生员工作
- 按规范书写交班报告

二、无菌物品储存发放区感染控制制度

无菌物品储存发放区感染控制制度

- 工作人员进入该区必须更换鞋，必要时戴口罩，注意手部卫生
- 每日用500mg/L有效氯制剂擦拭柜内、物面、地面、墙面。做好相关记录
- 无菌物品入库按右进左出的原则，检查标识6项信息及质量，符合要求再入柜存放
- 所有无菌包卸载必须在（无冷气条件）自然环境下冷却放置30分钟后再行发放
- 无菌物品按类分柜放置，固定基数。严禁一切未灭菌的物品进入该区
- 保持环境清洁整齐，每日用动态紫外线进行消毒2次，做好记录，紫外线灯管每日用95%酒精擦拭消毒。空调及消毒机滤网每月第一周清洗，有记录
- 从库房领取的一次性无菌物品均须先拆除外包装后方可进入该区
- 一次性无菌物品按规范要求检查相应质量、检验报告单数据，要求货、单一致，做好入库记录
- 灭菌包一经发出，即使未使用过，一律不得再放回该区
- 该区工作人员相对固定，由专人管理，其他无关人员不得入内

三、清洁帛类的管理制度

清洁帛类的管理制度

- 每日上午10:00~12:00，下午14:00~19:00由包1班负责整理敷料柜内布类，按标识指导规范放置，并保持一定的基数备用
- 洗浆房送清洁帛类，上午要求在11:00以前，下午要求在15:00以前完成
- 每日由敷料室工作人员负责清点洗浆房运送的清洁帛类物品
- 由专人负责检查敷料的清洁度，要求无污渍、无破损、无缝补，并按临床科室要求折叠归类
- 清洁区有不合格帛类退回的记录
- 对不合格的帛类，无条件退回洗浆房重新进行清洗

四、去污区感染控制制度

去污区感染控制制度

- 每天用400~700mg/L有效氯的含氯消毒液（2012年医疗机构消毒技术规范）对去污区内地面、桌面进行擦拭、消毒
- 严格遵守CSSD消毒隔离制度，按去污区职业防护要求规范着装。工作期间不得以任何理由跨区活动
- 工作人员在操作时应落实标准防护措施，防止职业暴露；必须戴双层防护手套，禁止裸手接触器械
- 使用后的清洗工具每日必须用消毒液浸泡处理后干燥放置
- 每日对清洗剂、消毒剂进行监测，符合要求方可使用，浸泡消毒容器必须密闭。各种洗涤剂、酶剂、除锈剂、酒精均有开瓶日期
- 接收分类时，被朊病毒体、气性坏疽及突发原因不明的传染病原体污染的器械应单独处理，严格遵循WS 310.2标准及卫生行政部门的相关要求并做好记录
- 每日用动态紫外线消毒机对本区域进行2次空气消毒；空调及消毒机滤网每月第一周清洗，有记录
- 每日做好纯水机、清洗机、干燥柜的维护保养工作并做好记录
- 定时开启传递窗紫外线进行消毒，做好监测记录
- 各个浸泡槽用后及时清理、消毒、干燥
- 各项操作按规程进行，注意手部卫生，离开此区需洗手、更衣、换鞋
- 对自己使用的防护面罩、专用防护鞋每日进行消毒处理
- 工作期间随手关门窗
- 专人负责督促卫生员工作

五、职业安全防护制度

1. 消毒供应中心个人防护要求

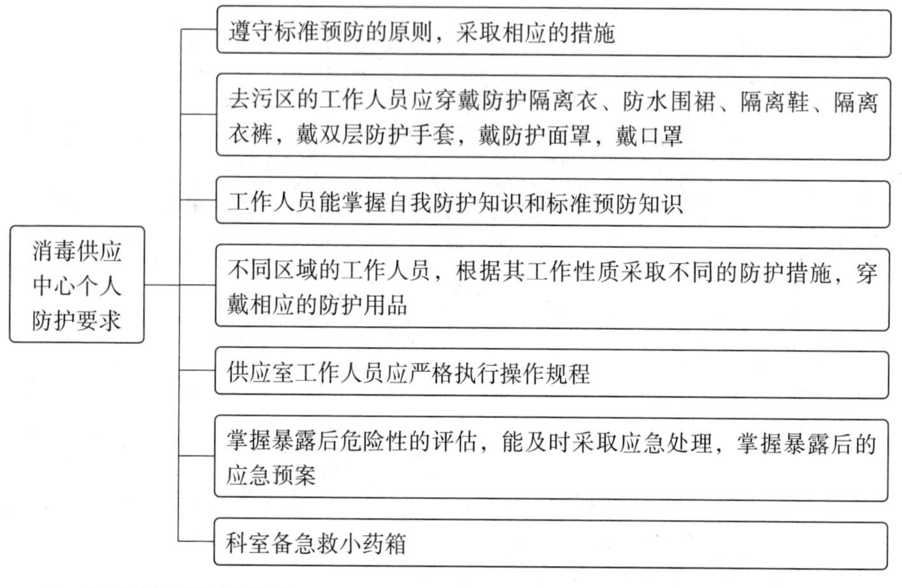

2. 职业暴露防护措施

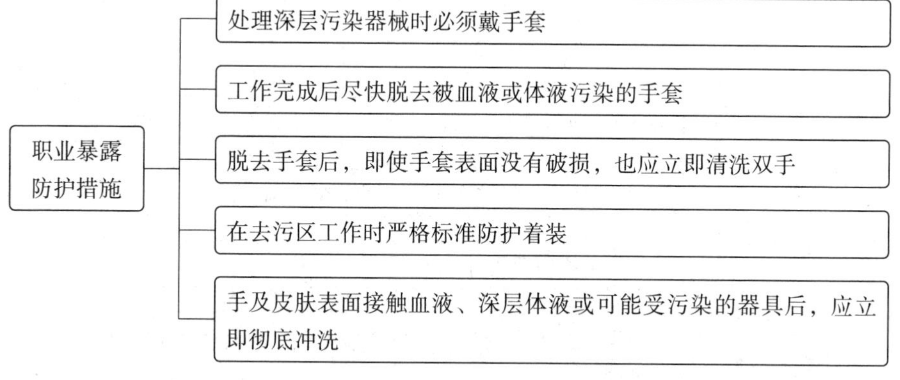

3. 职业暴露防护的基本方法

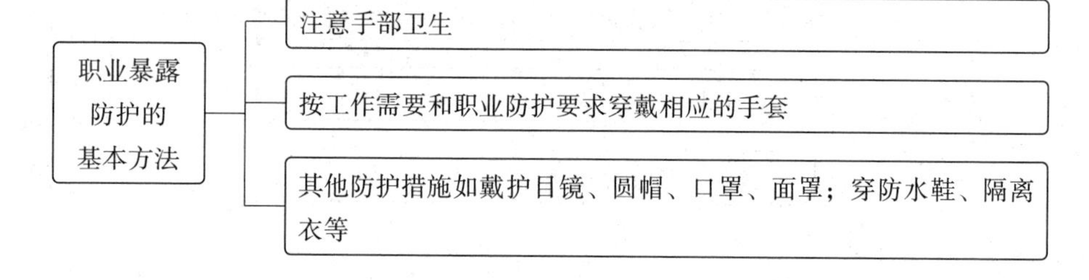

4. 职业暴露后的处理

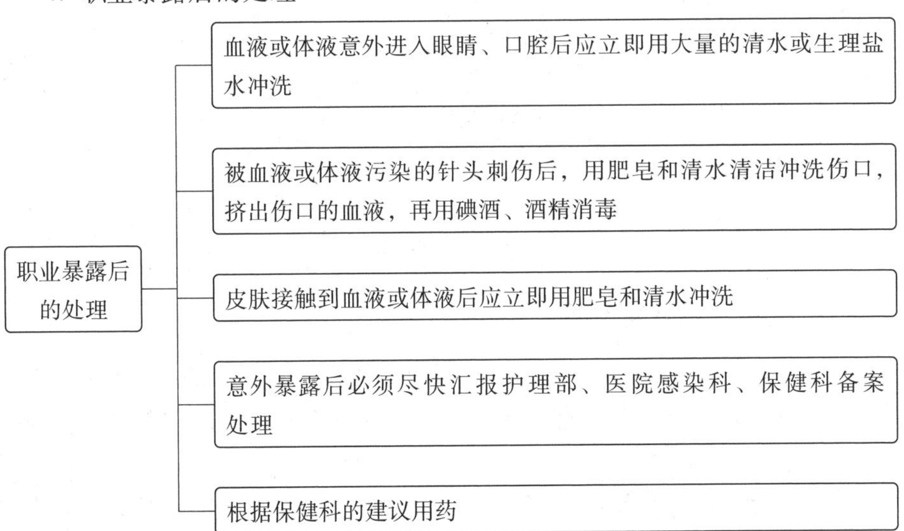

第七节　报告与记录文书管理制度

一、报告管理制度

发生各类工作问题时，当班或值班人员应及时向护士长及组长如实报告，护士长及组长要对发生的问题进行分析，及时进行沟通，根据不同问题积极处理。

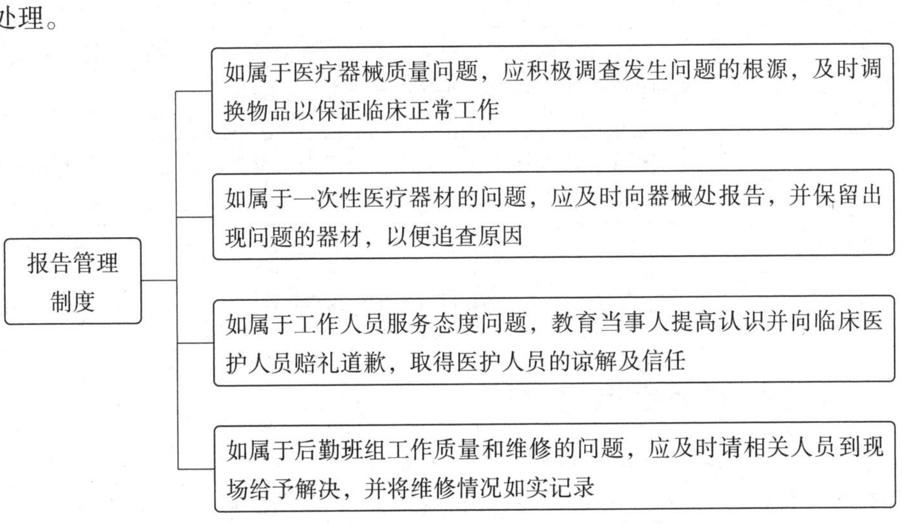

续流程

报告管理制度
- 发生差错或事故时，护士长应积极采取补救措施，避免对患者产生不良后果，指导当班人员对问题进行妥善处理，并及时报告上级部门（护理部）领导
- 护理部要及时组织有关人员对发生的问题进行讨论和定性，制订整改措施并提出指导意见，报院领导及有关部门

二、记录文书管理制度

监测资料是 CSSD 的原始记录，是管理、追溯、科研和法律依据，需妥善保管，以备查询，资料要完整、齐全、具有连续性。因此对记录文书必须认真核实。

检测资料包括 B-D 测试记录、工艺监测记录、化学监测记录、生物监测记录、一次性无菌物品验收记录、其他质量追溯记录等，保存期限为 3 年，清洗监测资料保存 6 个月。

记录文书管理制度
- 检测资料以书面文书记录，由当班人员在规定的时间内完成，正楷字体书写，应做到“四要”，即书写要完整、字迹要清楚、记录要及时、要运用专科术语
- 各种记录内容要求客观、真实、准确、及时、完整，不能涂改，签名处要签全名，每个月底将各种记录文书整理交护士长检查后集中保存
- 护理部定期对科室各种文书进行检查，护士长定期对各工作岗位的相关文书记录进行抽查并与个人考评挂钩
- 文书按要求保存在规定地点，由专人负责管理，超过保存期限销毁时应有销毁记录

第八节　医疗废物的管理

一、医疗废物的分类

在医疗、预防、保健、科研、教学及其他相关活动中产生的具有直接或间接传染性、毒性及其他危害性的废物具体分为如下几类。

医疗废物的分类

- 一次性纸用品：包括一次性使用的标本盒、口杯、纸巾、尿布、检查垫、尸体单、妇科用品、一次性使用的口腔治疗盘等
- 一次性塑料和橡胶用品：包括一次性使用的注射器、输液器、扩阴器、输液管、引流管、引流袋、血袋、胃管、鼻饲管、吸氧管、吸痰管、肛管、试管、尿杯、手套、指套及其他体外循环血液透析用品等
- 手术污物：包括各种手术中产生的人肢体及组织残物、脓性分泌物、污血、沾污床垫和布单等
- 废弃的实验动物标本和人体病理标本：包括在医学研究与实验过程中产生的实验动物尸体和器官以及病理科产生的废弃人体病理标本
- 化验室废物：包括培养基、溶剂、酸碱、药液、检验样品等化验室废物
- 敷料：包括在门诊、病房、实验室、化验室产生的废棉签、绷带、纱布、垫料等
- 不可燃废物：包括玻璃、金属、搪瓷制品等
- 过期废药品：包括药库和药房过期或失效的西药片剂、针剂、粉剂、油膏等
- 其他：包括污水及污泥

二、医疗废物的分类收集

医疗废物的分类收集

- 医疗废物产生地点应当标有医疗废物分类收集方法示意图或文字说明
- 根据医疗废物的类别，将医疗废物分置于符合《医疗废物专用包装物、容器的标准和警示标示的规定》的包装物或者容器内
- 盛装医疗废物前，应当对医疗废物包装物或者容器进行认真检查，确保无破损、渗漏和其他缺陷。盛装的医疗废物达到包装物或者容器的3/4时，使用紧实、严密的封口方式进行封口

续流程

医疗废物的分类收集

- 医疗废物中病原体的培养基、标本和菌种、毒种保存液高危险性废物，应当实行压力蒸汽灭菌或化学消毒处理，然后按感染性废物收集处理
- 感染性废物、病理性废物、损伤性废物、药物性废物及化学性废物不能混合收集。少量的药物性废物可以混入感染性废物，但应当在标签上注明
- 隔离的传染病患者或者疑似传染病患者产生的医疗废物应当用双层包装物包装并及时密封
- 隔离的传染病患者或者疑似传染病患者产生的具有传染性的排泄物由传染科的工作人员进行严格消毒，达到国家规定的排放标准后方可排入污水处理系统
- 已放入包装物或者容器内的感染性废物、病理性废物、损伤性废物不得取出
- 药物性废物由药剂科统一回收，集中处理

三、医疗废物的运送与交接

医疗废物的运送与交接

- 运送人员每天从医疗废物产生地点将分类包装的医疗废物按照规定时间和路线运送至指定的暂时贮存地点
- 运送医疗废物需使用防渗漏、防遗撒、无锐利边角、易于装卸和清洁的专用运送工具。每天运送工作结束后，需及时对运送工具进行清洁和消毒
- 禁止本院工作人员转让、买卖医疗废物，不得在非收集、非暂时贮存地点倾倒、堆放医疗废物，禁止将医疗废物混入生活垃圾和其他废物中
- 医护人员和运送人员在医疗废物产生地共同清点废弃物种类、数量，由运送人员统一记录包括日期在内的相关内容，交接人员分别签名
- 从事医疗废物收集、运送、贮存和处置的工作人员需配备必要的防护用品

四、医疗废物的暂存与登记

医疗废物的暂存与登记

- 医疗废物暂存地应有专人负责，不得露天存放，医疗废物暂时贮存时间不得超过 2 天
- 暂存地点设有明显的医疗废物警示标识和“禁止吸烟、饮食”的警示标识
- 暂存地点远离医疗、食品加工、人员活动区，防鼠、防蚊蝇、防蟑螂、防渗漏，易于清洁和消毒
- 产生和运送医疗废物的部门，对医疗废物的来源、种类、重量或数量、交接时间、最终去向以及经办人签名进行登记。登记资料至少保存 3 年

五、医疗废物污染应急预案

医疗废物污染应急预案

- 确定流失、泄漏、扩散医疗废物的类别、数量，事故发生时间、影响范围及严重程度，及时报告相关部门
- 对被医疗废物污染的区域进行处理时，应当尽可能减少对患者、医务人员、其他现场人员及环境的影响
- 组织有关人员对发生医疗废物泄漏、扩散的现场进行处理
- 采取适当的安全处置措施，对泄漏物及受污染的区域、物品进行消毒或其他无害化处理，必要时封锁污染区域，以防扩大污染
- 对感染性废物污染区域进行消毒时，消毒工作应从污染最轻的区域向污染最严重的区域进行，对可能被污染的所有使用过的工具也应当进行消毒
- 处理现场的工作人员应当做好卫生安全防护后再进行工作

续流程

医疗废物污染应急预案
- 处理工作结束后，应对事件的起因进行调查，并采取有效的防范措施预防类似事件再次发生
- 加强医护人员对防范医疗废弃物在医院感染中重要性的认识，掌握医疗废物处理流程以及意外事故的紧急处理措施

六、医疗废物的处理

医疗废物应进行分类处理，具体见表 3-8-1。

表 3-8-1 医疗废物分类处理

分类	容器颜色	标识	废弃物范围	备注
医疗废物	黄色	医疗废物	（1）一次性塑料和橡胶用品，包括各种引流管、排空的引流袋、输液器（剪下的部分）、废弃的输血袋 （2）带有保护装置的一次性采血针头、废弃的体外循环及血滤管路 （3）被血液、体液污染的注射器、手套、口罩、帽子、垫巾、纸尿布、一次性床单和治疗巾等 （4）消毒用棉签、纱球、敷料 （5）沾染化疗药物的医疗器械等 （6）各种手术后组织要装入加厚塑料袋内并标识，焚烧处理	（1）用于患者的、被血液体液污染或工作人员医疗护理操作使用的一次性用品以及排空、完整的药品、液体玻璃瓶（锐器除外） （2）引产的胎儿按遗体处理后送太平间，不属于医疗废物
医疗锐器	黄色	医疗锐器	各类裸露的针头、刀片、破碎安瓿等	不包括完整的药品玻璃瓶锐器
可回收废弃物	蓝色	可回收性废弃物	（1）塑料制品如液体袋、输液器、注射器等 （2）玻璃制品如输液瓶	（1）未用于患者（如配液用注射器或未被血液体液污染的塑料制品） （2）排空的（残留液体小于原容量 3%）完整药品玻璃瓶、液体玻璃瓶等

续 表

分类	容器颜色	标识	废弃物范围	备注
放射性废弃物	红色	放射性废弃物	具有放射性污染的废弃物	放入专用铅制垃圾桶内，收送到放射性废物库集中处理
生活废弃物	黑色	生活性废弃物	（1）日常生活产生的废弃物 （2）各种外包装袋 （3）未沾染病原体的口罩、帽子、纸尿布、手套、一次性床单和治疗巾	除可回收医疗废弃物、放射性废弃物、医疗锐器以外的废弃物

第四章

消毒供应中心的岗位职责

一、工作岗位调协要求和岗位设置

1. 工作岗位设置要求

工作岗位设置要求

- 根据医院 CSSD 规模和承担的工作任务，科学合理地设置工作岗位
- CSSD 岗位分管理质控岗位、专业技术操作岗位和工勤人员岗位
- 管理质控岗位指具备医院感染及护理专业的基础和消毒供应专业的工作经历，承担领导职责和质控任务的工作岗位。符合 CSSD 管理工作需要，逐步推进管理职业化进程
- 专业技术操作岗位指从事专业技术操作工作，具有相关专业技术水平和能力要求的工作岗位，设置要符合 CSSD 工作和人才成长的规律特点，适应学科发展需要
- 工勤人员岗位指承担技能操作和维护、后勤保障、服务等职责的工作岗位，设置以保障单位日常工作运行为目的
- 合理配置护士、技术人员和工人，能体现层级岗位和专业技术岗位要求
- 制订各岗位职责和任职资格说明，明确职责和责任

2. 人员岗位设置

医院 CSSD 工作岗位由护士、灭菌员和其他工作人员担任。根据医院规模、CSSD 工作内容等建议设如下岗位。

人员岗位设置
- 质检岗位根据工作量及需要可设区域组长或科室质控员
- 无菌物品存放区设下收岗位、下送岗位
- 检查包装及灭菌区设检查岗位、包装岗位、敷料包装岗位、包装复核岗位、高温灭菌岗位、低温灭菌岗位
- 去污区设回收岗位、临床清洗岗位、手术器械清洗岗位、厂家器械清洗岗位、腔镜清洗岗位
- 库房设耗材管理岗位、一次性无菌物品库房管理岗位

二、主任（科护士长）岗位职责

主任（科护士长）岗位职责
- 在医务部主任领导和护理部主任指导下，负责 CSSD 业务、教学、科研和管理工作
- 负责本科室年度工作计划和质量监测控制方案的制定、实施、检查和总结。负责本科室护理人员排班
- 负责组织医疗器材的重复使用和敷料的制备、消毒、灭菌、供应及保管工作。定期检查高压灭菌器的效能和各种消毒液的浓度，并检查消毒、灭菌效果，发现异常，及时处理
- 组织本科室人员深入临床科室，实行下收下送，检查所供应器材、敷料的使用情况，征求意见，改进工作
- 负责医疗器材、敷料、洗涤消毒药品的请领和报废工作
- 督促检查本科室人员认真执行消毒、灭菌制度和技术操作常规，严防医院内感染和差错、事故
- 负责组织业务学习和技术考核，安排进修、实习护士的培训工作。组织开展新业务、新技术和科研工作，总结经验，撰写学术论文
- 掌握本科室人员思想、业务能力和工作表现，提出考核、晋升、奖惩和培养使用意见

三、护士长岗位职责

护士长岗位职责

- 根据护理部工作计划及消毒供应中心的工作特点，制订本科室具体工作计划并组织实施
- 科学安排人力资源，体现快速、高效、安全、专业
- 负责组织医疗器材的清洗、消毒、灭菌、保管、供应和管理工作
- 负责指导和监督科室各岗位人员工作职责的履行、规章指导和技术操作规程的落实和执行
- 合理利用医疗资源拓展服务，促进科室的社会效益、经济效益同步增长
- 组织本科工作人员学习专科业务技术，加强业务培训，不断提高科室工作人员的业务水平。不断学习新理论、引进新技术、掌握新技能，总结经验，撰写学术论文
- 负责科室各作业区的质量控制，并完成相关考核工作
- 做好与临床各科室的沟通，征求意见，协调、改进工作，营造良好的工作氛围，以保证工作质量和提高整体工作效率
- 定期检查高压灭菌效果监测和环境学的监测并有记录
- 掌握科室物品领用及消耗情况，做好成本控制
- 负责组织安排本科室的临床教学、实习和参观接待工作

四、护师、护士岗位职责

护师、护士岗位职责

- 在护士长领导和护士长助理指导下进行工作
- 负责医疗器械的回收、清洗、消毒、干燥、检查、包装、灭菌、监测、储存、发放工作。服务热情，周到及时
- 协助护士长进行各种医疗器材的请领、供应、清点及消耗成本统计。经常与临床科室联系，征求意见，改进工作

续流程

护师、护士岗位职责

- 认真执行各项规章制度和技术操作规程、工作流程，积极开展技术革新，不断提高工作质量，严防差错事故发生
- 经常检查医疗器材质量，如有损坏应及时维修并向护士长报告
- 做好无菌物品的每日常规质量监控并登记备案
- 做好岗位卫生工作，协助监督环境清洁及安全
- 负责各组工作区之间的协调与联系
- 协助护士长完成教学任务
- 参与继续教育及业务训练，参与教学、科研工作
- 努力学习业务，不断提高技术水平
- 指导技术工人进行工作

五、质量监测员岗位职责

质量监测员岗位职责

- 遵循医院护理部和大的科室及 CSSD 管理规范要求，树立“以患者为中心，以供应质量为核心”的理念，满足临床需求，保证医疗安全
- 具备 CSSD 专业知识，掌握供应专业所属业务，包括供应室布局；污染区、清洁区、无菌区、下收/下送及一次性医疗物品管理；各种仪器设备的使用及维护；掌握应急预案内容及应急措施；为临床提供专业服务；掌握与 CSSD 相关的法律法规
- 严格执行各项规章制度、操作规程，严防差错事故发生，监督各岗位对各项操作流程的执行是否规范
- 履行对 CSSD 日常工作质量的动态监测，协助并指导物理监测、化学监测、生物监测工作
- 严格执行消毒隔离、无菌技术操作，预防医院感染

续流程

质量监测员岗位职责

- 在护士长的指导下，定期召开质量小组会议，落实检查各项监测工作，发现异常结果应及时汇报并组织相关人员讨论分析，采取相应措施，避免差错事故发生；参加科室管理小组会议并落实质控措施；参与 CSSD 应急预案内容的制定和启动应急预案的落实，防止发生差错事故
- 定期检查各作业区的关键岗位和重点环节，及时给予反馈，并有书面记录；负责分管区域的供应工作，落实查对制度，指导并修订本区域的工作流程、质量控制标准及拟定新流程、新方案；参与质控会议；找出工作中的质量隐患问题并积极指导监督实施，及时进行原因分析，评价效果
- 协助护士长做好区域管理，发现问题，及时解决，把好质量关；积极参与建立质量持续改进的长效机制
- 掌握职业安全与防护，指导工作人员规范进行普遍预防及标准防护；规范手部卫生
- 负责区域仪器设备的正常使用及维护；督促各项记录的书写、检查、整理
- 负责区域的物资计划、请领、保管及报损，负责本区域与临床科室的交流沟通，及时协调解决问题
- 协助指导进修生、实习生的临床带教，完成教学计划，并考核和评价
- 负责临床科室对工作评价信息记录的收集及整理
- 参与建立成本控制的长效机制

六、质控管理组工作职责

质控管理组工作职责

- 遵循医院感染科、护理部和大科室及 CSSD 管理规范要求，树立“以患者为中心，以供应质量为核心”，体现“便捷专递”的理念，满足临床需求，保证医疗安全
- 在科室护士长的领导下，负责 CSSD 质控工作，对各区及监测质量不定期行使检查、指导、考核、监督职责，对 CSSD 工作过程全部质量负责

续流程

质控管理组工作职责

- 负责草拟、制订、修改和完善工作管理质量标准、工作计划、操作流程、各种应急预案以及“三基、三严”计划、人员层次培养计划和考核
- 按CSSD管理规范要求，以工作重点、监测重点、薄弱环节来确定质量检查的重点。负责及时指出存在的问题并立即纠正，拟定整改措施并反馈给每个工作人员，需规范的内容经质控小组讨论后，确定执行
- 严格落实医院感染预防与控制的各项工作制度和措施，正确执行标准防护措施，配合院感部门作好科室的各项监测并做好记录
- 每月召开1次质控会，各质控组成员应严格履行自己的职责，通报各分管面检查情况，对存在的问题提出整改意见，进行1次总结，并进行效果评价
- 负责做好相关质控资料记录、分析和整理
- 坚持与临床沟通制度的落实，征求意见、改进工作，保证供应质量的持续改进
- 落实对重要设备及参数确认等质量控制，定期组织在岗人员的业务学习、讲座，并不断拓展新技术、新业务

七、去污区组长岗位职责

去污区组长岗位职责

- 遵循医院护理部和大科室及CSSD管理规范要求，树立“以患者为中心，以供应质量为核心”的理念，满足临床供应，保证医疗安全
- 协调安排本区各岗位工作，做好人力、物力的协调管理工作
- 检查各项规章制度及操作流程的执行情况并组织相关业务培训，提高工作质量
- 负责督促指导器械的回收及下收工作

续流程

去污区组长岗位职责
- 负责本区各项物资的储备，制订请领计划，做好登记工作
- 每日定时抽查消毒液及清洗液的配置情况及有效浓度，以确保清洗质量，发现问题及时协调解决并进行记录
- 检查各类仪器的维护保养情况并有登记
- 督促指导本区人员做好自我防护，预防交叉感染
- 负责本区工作流程、质量标准的修订工作
- 完成本区实习生及进修生的带教工作

八、检查包装与灭菌区组长岗位职责

检查包装及灭菌区组长岗位职责
- 检查本区人员执行各项规章制度和技术操作规程的情况，组织业务技术培训和考核，提高工作质量
- 完成每月包内器械质量调查反馈情况并提出改进措施，负责公示措施
- 协助、指导和检查本区人员完成高温物品、消毒物品的包装并做好质控检查，发现问题及时解决
- 负责本作业区各项耗材的申报计划和领取工作，以保证工作正常进行
- 完成每月包装区工作量的核对和统计
- 协调处理各种急件包的包装灭菌工作（手术包、植入包、租借器械包、突发公共卫生事件应急包）
- 负责临床科室对本区域工作评价记录的收集及整理
- 负责修订本区工作流程、质量控制标准及拟定新方案，参与质控会议
- 督促各项监测工作的顺利进行

续流程

检查包装及灭菌区组长岗位职责
- 负责各种包装材料质量的检查并记录
- 督促检查包装区的清洁卫生工作以确保空气、物表及工作人员手部符合国家卫生标准
- 建立良好的工作环境，协调各级人员之间的关系，提高工作效率
- 完成实习生及进修生的带教工作，加强继续再教育学习，不断更新知识与技能，更好地适应消毒供应专业的发展要求

九、下收/下送岗位职责

下收/下送岗位职责
- 遵循标准防护，不污染医院科室环境，负责按时下收/下送各种临床用过的器械、物品及科室无菌包
- 熟悉各临床科室器械，正确使用回收容器，负责下收/下送手术室器械包，不发生丢失和损坏事件，及时无误送达各科室，物品种类数量位置准确
- 下收/下送湿化瓶、压脉带、输液网套、负压瓶
- 下送一次性医疗无菌用品，下发一次性物品清单
- 下收/下送车辆的及时清洗消毒工作，有记录
- 负责储备科室所需物资
- 负责每月物品质量信息反馈的调查
- 收集临床科室与供应室之间的沟通信息
- 下收/下送时分别戴不同手套，遵循手部卫生规范

十、物品回收岗位职责

物品回收岗位职责
- 严格执行职业防护和消毒隔离制度，遵循标准防护要求
- 掌握消毒液、清洗液的正确配制方法、有效浓度、浸泡时间及影响因素，确保安全预处理

续流程

物品回收岗位职责

- 熟悉各临床科室的专科器械，正确使用回收容器。回收时做到过期物品、污染物品分类放置
- 负责全院可复用物品的回收清点、分类和登记工作，掌握常规包和专科包器械的名称以及包内物品的数量、规格及性能，不发生丢失和损坏事件
- 负责特殊污染物品的回收登记与消毒处理
- 负责回收台面、器械篮筐、清洗工具的清洗消毒处理工作，预防交叉感染
- 完成对外服务器械的清点和登记规范

十一、物品清洗岗位职责

物品清洗岗位职责

- 根据可复用器械性质及污染程度选择合适的清洗方式和操作流程，检查器械清洗质量，避免器械损坏和确保清洗质量，重点检查专科器械、精密仪器、外来器械等关键器械的清洗质量
- 正确使用清洗设施，正确装载，准确记录清洗运行参数，完成各种清洗仪器的日常维护与保养，保证机器的正常运转，确认者签名
- 掌握消毒液、清洗液、润滑液、除锈剂的正确配制并随时保持其有效浓度
- 负责各类可复用器械、物品的清洗工作，熟悉各类物品的清洗流程，遵守各种清洗消毒机的操作规程及使用注意事项，掌握各种物品清洗合格的标准
- 及时发现物品清洗过程中存在的质量问题，采取相应的改进措施，不断完善清洗流程，提高洗涤质量，及时记录质控情况
- 指导监督回收人员认真做好特殊污染物品的消毒预处理工作

续流程

物品清洗岗位职责
- 严格执行个人防护和消毒隔离制度，防止交叉感染，避免针刺伤
- 按要求规范书写清洗及维护记录，责任人签名
- 严格执行交接班制度，保持去污区清洁、整齐

十二、物品包装岗位职责

物品包装岗位职责
- 严格执行查对制度，掌握各种器械包的用途，掌握包内器械的数目、规格及包装注意事项。按质量标准完成各类常规器械包、专科器械包及手术器械包的包装。器械包必须双人查对后再封包并有双签名。每天计划打包，手术包必须当天完成
- 熟悉专科业务，掌握物品包装技术规范，负责对各类器械功能进行精细检查、核对，确保每件器械的功能达到标准，器械摆放顺序符合灭菌和临床使用要求
- 保证每个灭菌包的包内化学指示卡、包外指示物及包外标识清晰准确，每个灭菌包的密封、闭合符合标准要求，确保包装材料符合质量要求
- 加强质控，对包装过程的质量问题不断改进。保持包装前后器械不再被污染
- 做好各种包的统计工作并书写交班内容。做好各种监测及质控记录
- 负责质量复核，每日抽检1~3个包的质量，有记录
- 检查、配备打包所需用物并使之处于完好备用状态
- 积极参加继续教育学习，不断更新知识与技能，更好地适应消毒供应专业的发展要求。完成实习生及进修生的业务指导
- 保持包装区环境清洁、整齐，各类物品放置规范
- 指导卫生员的保洁工作

十三、物品储存发放岗位职责

物品储存发放岗位职责

- 保证各类常规灭菌包有固定基数，以满足临床需求，保证灭菌物品及时供给。每日负责对灭菌物品基数进行清点，对当日灭菌物品的种类数量进行登记，记录规范
- 负责各类灭菌包的储存、发放与登记工作。严格执行查对制度，严禁发放过期包、湿包、破损包，每日抽检灭菌包1~3个，做好质控记录
- 保证各类灭菌物品存放符合要求，对灭菌物品进行质量确认，合格后方可放进，所有物品存放应保持在离地面20~25cm、离墙5~10cm、离天花板50cm的储物架上，存放架每日擦拭消毒
- 负责一次性使用无菌物品相关证件的验收、整理及规范存放。负责一次性医疗无菌用品的领取发放、计划供应，保证库存合理，能保质、保量供应
- 督促指导灭菌物品的配送。督促消毒灭菌员认真执行仪器操作规程，确保灭菌质量
- 协助医院感染科每季度完成空气、物表、手、灭菌包的微生物采样监测工作。每日对紫外线灯管擦拭1次，每月对紫外线强度监测1次。督促下送人员对发放车辆进行清洁消毒
- 负责协调与临床科室的关系及无菌物品储存、发放质量控制，发现问题及时解决，把好质量关
- 每月做好一次性无菌物品及无菌包工作量的统计工作，微机录入准确。完成每月无菌物品信息调查，及时反馈并提出改进措施
- 定期检查库存物品，账物相符；各类物品明细分类记账，出入有记录；能合理制订物品采购数量计划，库存合理
- 要求注意手部卫生
- 完成实习生、进修生在本区的带教工作

十四、去污区接收分类岗位职责

去污区接收分类岗位职责

- 具备正确识别各临床科室回收的物品、器械名称和数量的能力
- 负责接收清点已回收的污染物品及器械，发现回收物品的数量与功能异常时应及时与科室沟通或报告组长或护士长
- 严格执行个人防护和消毒隔离制度
- 接收器械应根据器械污染程度和清洗方法进行分类放置，把锐器、精细器械、特殊专科器械放入有标识的专用器械篮筐内
- 负责外来器械的清点与登记工作，查看设备清单审核情况并及时归档

十五、消毒灭菌员岗位职责

消毒灭菌员岗位职责

- 严格执行岗位责任制，消毒灭菌时不得擅自离开工作岗位，执行安全操作规程和消毒隔离工作制度，持有效证件上岗
- 在无菌区工作人员的指导下完成灭菌过程的生物、化学及工艺监测，做好灭菌过程中各类监测结果的记录整理，发现问题应及时上报
- 熟练掌握各类物品的消毒灭菌方法，严格按消毒规范操作。熟练掌握各类灭菌器的操作规程、灭菌原理、装载要求、灭菌适用范围及使用注意事项，确保各类灭菌物品的灭菌质量，具备判断灭菌物品是否合格的能力
- 负责完成院内外待灭菌包的装载、灭菌及卸载、上架工作，灭菌完毕，负责检查指示胶带6项信息及变色情况，符合要求后将物品按标识定位上架并评估灭菌效果，不合格的物品不得上架或发放并及时报告组长或护士长
- 能够判断和排出仪器常见故障，如不能及时排除故障，应立即汇报处理并做好维修登记
- 负责各类灭菌器的日常维护和保养
- 掌握灭菌器故障的应急预案
- 协同护士发放无菌包
- 定期进行上岗资格审核

十六、敷料包装岗位职责

敷料包装岗位职责

- 负责对各类敷料进行检查、核对，确保敷料清洗质量达到要求
- 敷料包内各种规格敷料数量要准确，摆放顺序符合灭菌和临床使用要求
- 严格执行各类敷料包装操作规程，每件灭菌包的密封盒闭合达到标准
- 每个灭菌包的包内指示卡、包外指示物及包外标识准确，符合要求
- 保证包装材料符合质量要求，布类包布严禁缝补，保持包装过程环境清洁，敷料不被污染
- 及时评价包装质量，对包装过程中的质量进行监测和不断改进
- 做好各种包的统计工作并书写交班内容。做好各种监测及质控记录
- 负责清洁敷料入库工作
- 负责指导卫生员的保洁工作

十七、低温灭菌岗位职责

低温灭菌岗位职责

- 负责完成低温灭菌物品的包装、装载、灭菌工作
- 完成灭菌过程中的物理、化学和生物监测，发现问题，及时上报
- 熟练掌握过氧化氢等离子灭菌器、环氧乙烷灭菌器的操作规程、灭菌原理、装载要求、灭菌适用范围及注意事项，确保各类灭菌物品的灭菌质量
- 详细记录锅号、锅次、每锅次装载的灭菌物品等内容
- 保持低温灭菌包装台环境清洁、整齐，各类物品放置规范
- 负责过氧化氢等离子灭菌器、环氧乙烷灭菌器的日常清洁、维护和保养
- 能够判断和排除仪器的常见故障，如不能及时排除故障应立即汇报处理，并做好维修登记
- 加强自身业务素质的提高，积极参加继续教育学习，不断更新知识与技能，更好地适应消毒供应专业的发展要求

十八、腔镜处理岗位职责

腔镜处理岗位职责

- 负责完成低温灭菌腔镜的干燥、装载、灭菌工作
- 熟练掌握过氧化氢低温等离子灭菌器、环氧乙烷灭菌器的操作规程、灭菌原理、装载要求、灭菌适用范围及注意事项，确保各类灭菌物品的灭菌质量
- 完成灭菌过程中的生物、化学和工艺监测，做好灭菌过程各类监测结果的登记整理
- 保持腔镜打包台环境清洁、整齐，各类物品放置规范。腔镜干燥前、后认真核对数量，检查腔镜性能是否完好，按规范使用高压气枪、医用烘干机
- 能够判断和排除仪器的常见故障，如不能及时排除故障应立即汇报处理，并做好维修登记
- 加强自身业务素质的提高，积极参加继续教育学习，不断更新知识与技能，更好地适应消毒供应专业的发展要求

十九、各班护士岗位职责

1. 临床包装组组长

临床包装组组长

- 在科护士长的指导下，负责临床包装组的业务、教学和协调管理工作。认真完成护士长交给的工作
- 做好临床包装组的各项准备工作，协助护士长做临时调班，根据临床包装组的工作需要量每周一、四请领耗材
- 督导该区的工作，指导工人做好器械包敷料的制备，认真查对，严防差错及纠纷。书写交接班记录
- 每日在规定时间负责手术室器械的查包工作
- 协调和配合麻醉科的工作
- 负责轮转护士、进修生的带教工作
- 掌握本区工作人员的思想动态、业务能力及工作表现

2. 临床包装组护士1

临床包装组护士1
- 负责更换全院物品查包
- 与临床包装组护士2共同完成其他工作
- 每天按规定时间上班，负责备物，用消毒液擦拭桌面
- 每天工作结束后，整理所有备用物品，保持环境清洁整齐，并用消毒液擦拭桌面

3. 临床包装组护士2

临床包装组护士2
- 每天按规定时间上岗，负责临床科室器械的打包，打印相应标签
- 将清洗机里的器械取出，并把部分未干的器械放入烘干机进行干燥
- 与临床包装组护士1共同完成其他工作
- 每天工作结束后，整理所有备用物品，保持环境清洁整齐并用消毒液擦拭桌面

4. 临床包装组护士3

临床包装组护士3
- 每天按规定时间上岗，负责口腔、耳鼻、眼科、妇产科等专科器械的检查、包装工作
- 协助低温灭菌包的包装工作，用消毒剂擦拭桌面
- 在无临床包装组护士1的情况下负责查包
- 每天工作结束后，整理所有备用物品，保持环境清洁整齐，并用消毒剂擦拭桌面

5. 手术打包组护士1

手术打包组护士1
- 每天按规定时间上岗，负责所在工作台的环境卫生及备用物品的准备工作
- 检查敷料的数目与质量，完整无损后方可使用，并在布类敷料使用次数方格上打钩，以便统计使用次数

续流程

- 手术打包组护士 1
  - 对装配好的器械按照条码标签进行核对，保证符合配置要求，再次检查器械的洁净度及功能
  - 器械检查无误后，按规范方式包装，并贴上标签
  - 每个包的大小和重量应符合灭菌设备要求

6. 手术打包组护士 2

- 手术打包组护士 2
  - 每天按规定时间上岗，负责所在工作台的环境卫生及备用物品的准备工作
  - 检查敷料的数目与质量，完整无损后方可使用，并在布类敷料使用次数方格上打钩，以便统计使用次数
  - 对装配好的器械按照条码标签进行核对，保证符合配置要求，再次检查器械的洁净度及功能
  - 无纺布包装应备好无纺布，每个包的大小和重量应符合灭菌设备要求
  - 器械检查无误后，按规范方式包装，贴上标签
  - 每天工作结束后，整理所有备用物品，保持环境清洁整齐并用消毒剂擦拭桌面

7. 手术打包组护士 3

- 手术打包组护士 3
  - 每天按规定时间上岗，负责所在工作台的环境卫生及备用物品的准备工作
  - 负责手术室器械包的检查，对装配好的器械按照条码标签进行核对，包装材料根据标签的有效期来选择，保证符合配置，再次检查器械的洁净度及功能
  - 检查敷料的数目与质量包装，完整无损后方可封包
  - 器械检查无误后，按规范方式打包并贴上标签
  - 每个包的大小和重量应符合灭菌设备要求
  - 每天工作结束后，将所有备用物品放回橱内，保持环境清洁整齐并用消毒剂擦拭桌面

8. 发放组组长

发放组组长

- 在护士长的指导下，负责发放组的业务、教学和协调管理工作。认真完成护士长交办的工作
- 负责无菌间的发放管理工作，负责发放组人员的调配和工作安排
- 负责无菌间灭菌物品的管理和发放，所有的灭菌包发送时都须刷条形码，电脑确认保存
- 负责灭菌后物品接收和储存，并按无菌物品项目将不同物品按顺序放在架子上，摆放整齐
- 进无菌间之前，必须先穿工作服、工作鞋，戴帽子、口罩
- 进无菌间之前，先开中心层净化设备，达到1万级，保证无菌物品贮存，保持正压，保持新鲜空气的清洁度，温度<24℃，湿度<70%为宜
- 每日清点各类物品数量并进行登记，发现过期的物品及时送到去污区，重新清洗、消毒、包装、灭菌
- 发放物品的名称、数量应与电脑交换单的显示相符，物品应在有效期内发放，并与下送工人查对
- 临床科室如需要特殊物品应及时联系，以便准备。借用物品应详细填写借据，急救物品24小时归还，一般物品3天归还，并详细登记签字，以免发生差错，各类器械包的失效时间为失效日期当日晨零时
- 负责低温灭菌物品条码的打印、消毒物品条码打印与粘贴
- 所有的灭菌包发放时刷条形码并确认保存
- 每日上班前先将传递窗擦拭干净，传递窗两侧门不能同时打开，防止外部空气对室内的污染
- 保持无菌间清洁整齐，物品架用湿巾擦拭时不得有水迹，地面湿拖每日2次

9. 库管员护士 1

库管员护士 1

- 按计划定时领物入库
- 对入库的一次性使用的无菌物品进行质量验收。验收每箱产品的检验合格证、生产日期、消毒或灭菌日期及产品标识和失效期等。进口的一次性使用的无菌物品应具有灭菌日期和失效日期等中文标识。物品外包装清洁，标记清楚，没有污渍、水渍、破损、变形、霉变
- 一次性物品存放于专用库房中，环境清洁、阴凉、干燥、通风良好。温度控制在24℃以下，湿度<70%
- 物品的框架必须离地高20~50cm，离天花板50cm以上，离墙5cm以上处
- 对每批次入库物品的记录项目应详细，包括入库日期、生产厂家、供货单位、产品名称、数量、规格、单价、产品批号、灭菌日期、失效日期、出厂日期、供需双方经办人姓名
- 物品在大库房储存时，以大包装形式存放
- 物品应分类放置，固定摆放位置，并与标识牌相符
- 与其他库管员共同完成其他工作

10. 库管员护士 2

库管员护士 2

- 每日负责科室发送申请的提取、打印、核对、发放、记账
- 每日负责科室返回清单的签名、确认、整理
- 负责一次性物品暂存间物品的补充、摆放
- 每日进一次性物品存放间之前，必须先穿工作服、工作鞋，戴帽子
- 与其他库管员协调完成其他工作

11. 去污区组长职责

去污区组长职责

- 在护士长指导下工作，负责去污区的业务、教学和协调管理工作。认真完成护士长交办的其他工作
- 协助护士长进行临时调班，检查去污区所有设备是否正常运行并做好记录
- 负责回收物品的电脑输入，与物品出入账有误的科室进行协调，与无菌间及时沟通。为临床科室代消毒物品的记录病区、物品名称、数量、规格，注明标识，做好交接班
- 坚持各项检查制度，确保工作安全，做好化学消毒液及水处理电导率的监测，填写各类使用记录
- 督促去污区工作人员认真执行清洗、消毒隔离制度和技术操作常规，严防医院感染和差错、事故发生。督促去污区工作人员做好个人防护
- 负责去污区工作人员的培训工作及实习生带教工作
- 每周对去污区环境进行清洁保养
- 掌握去污区工作人员思想动态、业务能力和工作表现等
- 每周一、四根据需求请领耗材等物品
- 负责组织新业务、新技术学习，总结经验
- 落实职业暴露的报告制度

12. 清洗班护士 1

清洗班护士 1

- 按规定时间上岗，参加早会，交接班后按规定着装。负责物品的清点，负责清洗机内腔、外部表面、滤网及污染区台面、抽屉、水池的清洁卫生，检查清洗机内的多酶清洗液、器械润滑剂的耗用情况，及时添加。配制消毒液及超声波清洗机使用的多酶清洗液并记录签名
- 负责所有污染物品的清点、录入电脑登记并将数量报包装护士，将各组回收的物品进行分类，上机清洗。使用 1 号分类台

续流程

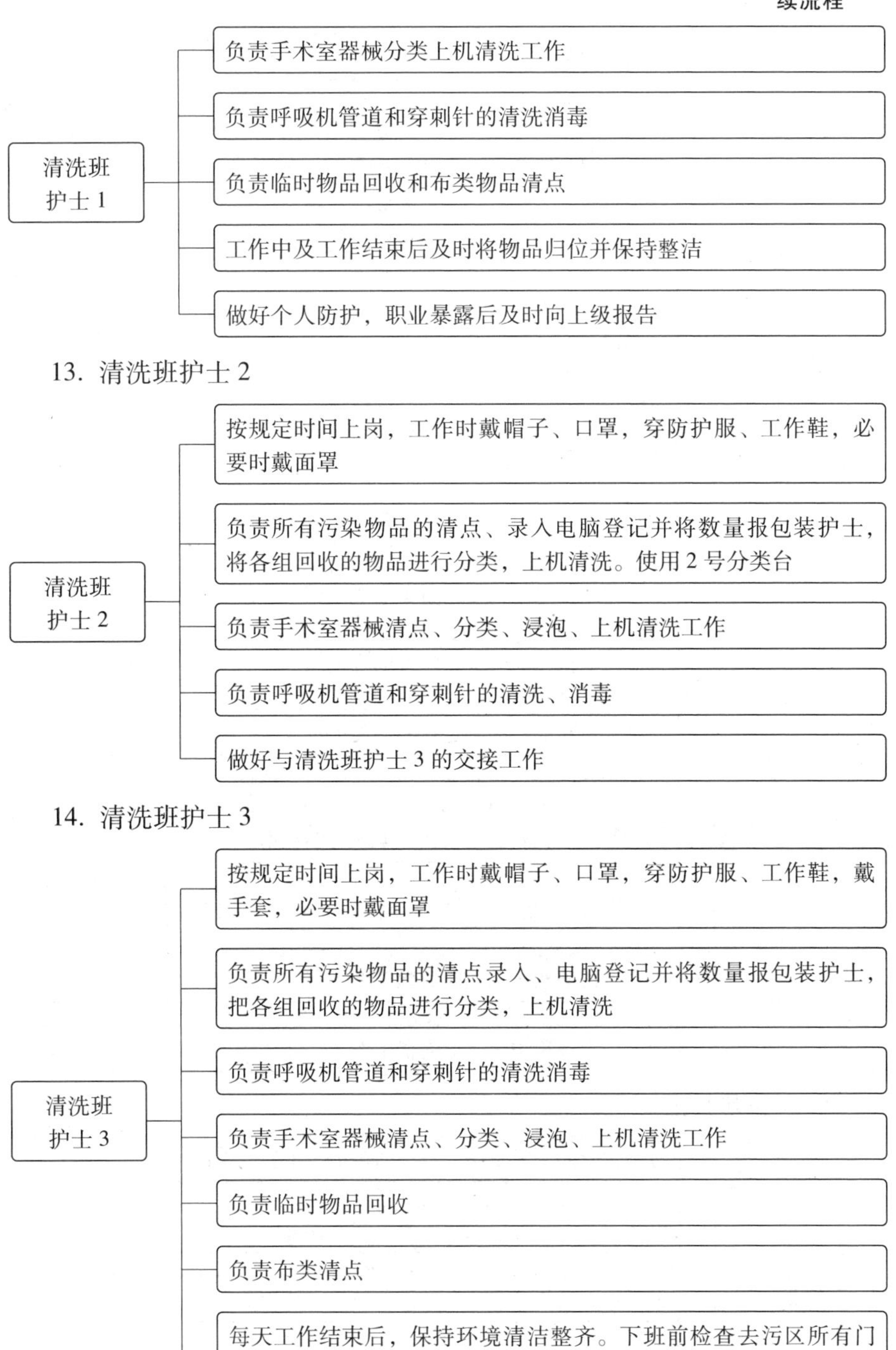

13. 清洗班护士2

14. 清洗班护士3

15．灭菌班护士 1

灭菌班护士 1

- 按规定时间准时上岗，每日擦拭灭菌器及办公桌
- 负责接收代灭菌物品，严禁接收液状石蜡等液体和滑石粉等粉类物品，接收时注意查看物品的名称及时间是否正确，发现错误及时退回重写。接收结束后做好科室物品数量登记
- 使用灭菌器前检查性能是否完好，包括压力表是否处在“零”的位置；记录打印装置是否处在备用状态；柜内壁是否清洁；柜门密封圈是否平整无损；冷凝水排出口是否通畅；电源、水源、蒸汽、压缩空气等运行条件是否符合设备要求
- 每周一对预真空压力蒸汽灭菌器进行生物监测 1 次
- 预真空压力蒸汽灭菌器每日第一锅做 B-D 测试，做好 B-D 测试记录
- 将待灭菌物品按消毒规范要求摆放在灭菌器内
- 做好待灭菌物品名称及数量的登记
- 根据灭菌物品的类别选择不同的灭菌程序
- 灭菌过程中随时观察各项参数（时间、温度、压力），发现问题及时处理。记录每个灭菌周期的关键数据
- 检查指示胶带的变色情况，遇有不合格者，必须查找原因后重新灭菌
- 负责低温等离子的临时灭菌工作
- 做好与灭菌班护士 2 的交接工作

16．灭菌班护士 2

灭菌班护士 2

- 按规定时间准时上岗，与灭菌班护士 1 做好交接工作
- 将待灭菌物品按消毒规范要求摆放在灭菌器内
- 做好待灭菌物品名称及数量的登记、统计工作
- 根据灭菌物品的类别选择不同的灭菌程序

续流程

灭菌班护士2

- 灭菌过程中随时观察各项参数（时间、温度、压力），发现问题及时解决；记录每个灭菌周期的关键数据
- 检查指示胶带的变色情况，遇有不合格者必须查找原因后重新灭菌
- 外来器械每日下午16:00进入延长干燥时间的灭菌器，每锅次进行生物监测，并快速生物培养3小时，发现培养阳性，立即召回，并上报护士长及相关部门
- 过氧化氢低温等离子灭菌过程中做好每个循环周期的观察，发现问题及时解决。每日第一锅生物监测灭菌循环结束后应及时做生物监测，保存好打印记录。低温灭菌器开关切勿关闭，须保持24小时通电
- 从灭菌器卸载取出的物品冷却30分钟后方可搬动，所有的灭菌包发送时都须刷条形码，电脑确认保存
- 灭菌物品用专用无菌电梯送至手术室后，应及时打电话通知手术室护士接包。灭菌好的手术包及低温物品根据第2天手术需要当天准备好送至手术室
- 做好当天仪器使用管理登记，统计当天所有灭菌物品的数量，做好记录
- 关闭灭菌器电源、排风机开关、水处理系统以及空调。下班前应巡视各个工作间的门窗是否关好

二十、各岗位工人岗位职责

1. 保洁工人

保洁工人

- 每日提前到岗，着工作服、工作鞋、工作帽
- 在护士长的领导及护士的指导下进行工作
- 定期对消毒供应中心各区域的门、窗、墙壁、地面、公共设施等进行清洁处理，保持干净整洁

续流程

- 保洁工人
  - 保洁用具、拖把专区专用，用后清洁、悬挂晾干
  - 负责所有擦手巾的清洗、折叠、周转
  - 负责工作人员工作服的清洗、烘干、折叠、归位

2. 回收工人1

- 回收工人1
  - 上午在规定时间与回收工人2共同完成全院临床科室的下收工作，与本组工人共同回收所有污染物品
  - 下午在规定时间与回收工人2共同完成全院临床科室的下收工作，与本组工人共同回收所有污染物品
  - 协助清洗班护士整理清洗机内腔、外表面、滤网清洁卫生及去污区台面、抽屉、水池清洁卫生，将回收密闭盒清洗消毒干净
  - 协助护士做好污染物品的清洗，负责氧气湿化瓶、呼吸螺纹、止血带的清洗消毒
  - 每日清洗消毒回收车2次，每周一下午上油保养，干燥存放
  - 进工作间须着工作服、工作鞋、工作帽、口罩、手套、防护服
  - 做好污染拖鞋的清洗消毒工作
  - 做好个人防护，发生职业暴露及时上报组长

3. 回收工人2

- 回收工人2
  - 上午9:15后与回收工人1共同完成全院临床科室的下收工作，与本组工人共同回收所有污染物品
  - 下午15:15后与回收工人1共同完成全院临床科室的下收工作，与本组工人共同回收所有污染物品
  - 进入工作间须着工作服、工作鞋、工作帽、口罩、手套、防护服
  - 每日送洗污染工作服，取回清洁工作服

续流程

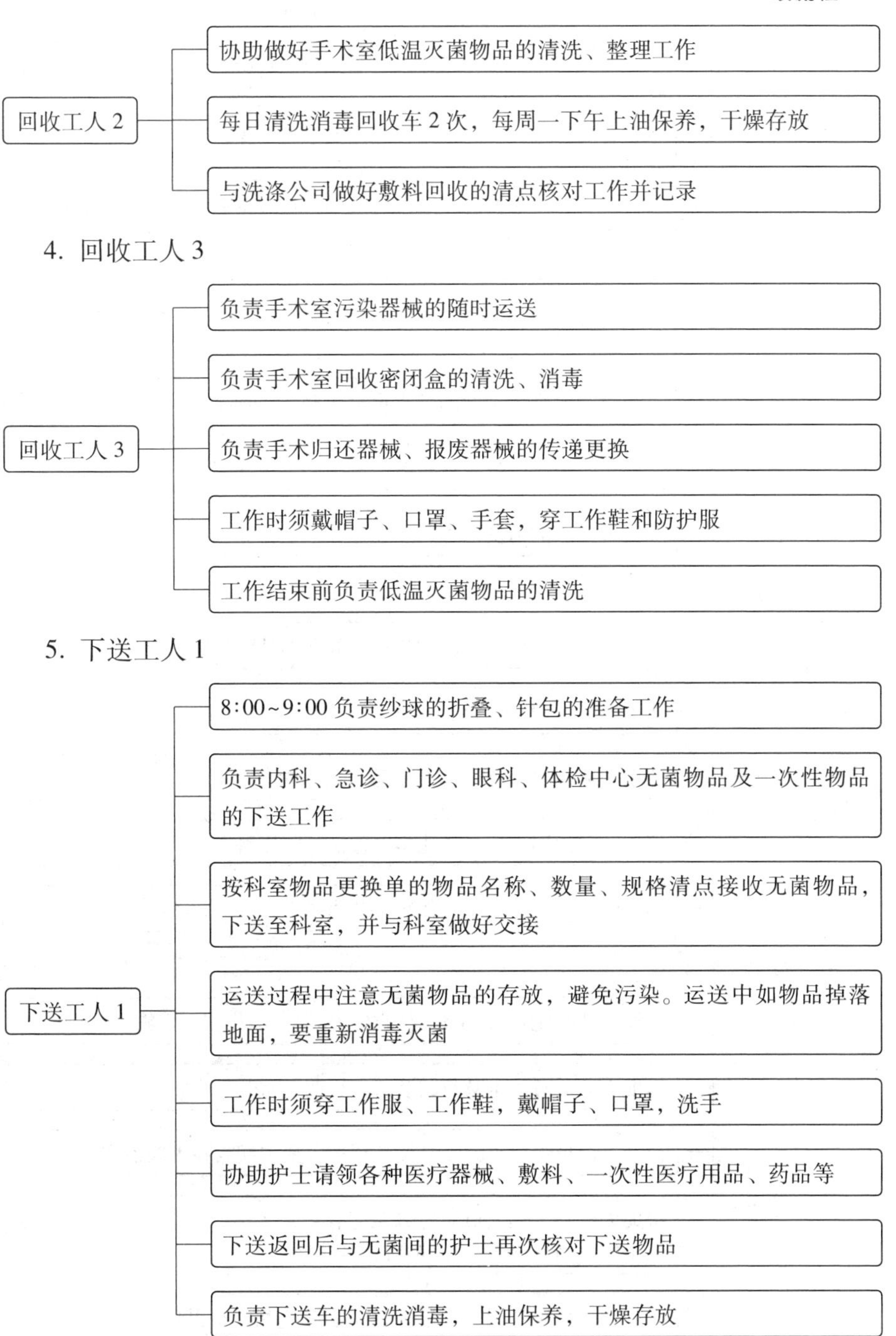
回收工人 2
协助做好手术室低温灭菌物品的清洗、整理工作
每日清洗消毒回收车 2 次，每周一下午上油保养，干燥存放
与洗涤公司做好敷料回收的清点核对工作并记录
4. 回收工人 3
回收工人 3
负责手术室污染器械的随时运送
负责手术室回收密闭盒的清洗、消毒
负责手术归还器械、报废器械的传递更换
工作时须戴帽子、口罩、手套，穿工作鞋和防护服
工作结束前负责低温灭菌物品的清洗
5. 下送工人 1
下送工人 1
8:00~9:00 负责纱球的折叠、针包的准备工作
负责内科、急诊、门诊、眼科、体检中心无菌物品及一次性物品的下送工作
按科室物品更换单的物品名称、数量、规格清点接收无菌物品，下送至科室，并与科室做好交接
运送过程中注意无菌物品的存放，避免污染。运送中如物品掉落地面，要重新消毒灭菌
工作时须穿工作服、工作鞋，戴帽子、口罩，洗手
协助护士请领各种医疗器械、敷料、一次性医疗用品、药品等
下送返回后与无菌间的护士再次核对下送物品
负责下送车的清洗消毒，上油保养，干燥存放

6. 下送工人 2

- 下送工人 2
  - 8:00~9:00 负责纱球的制作和针包的准备
  - 工作时须穿工作服、工作鞋，戴帽子、口罩，洗手
  - 负责外科无菌物品及一次性物品的下送工作
  - 按科室物品更换单的物品名称、数量、规格清点接收无菌物品，下送至科室，并与科室做好交接
  - 运送过程中注意无菌物品的存放，避免污染。运送中如物品掉落地面，要重新消毒灭菌
  - 下送返回后与无菌间的护士再次核对下送物品
  - 协助护士请领各种医疗器械、敷料、一次性医疗用品、药品等
  - 负责下送车的清洗消毒，上油保养，干燥存放

7. 库房工人

- 库房工人
  - 负责每周一、周四一次性物品存放间物品的拆箱上架
  - 协助库管员搬运敷料及发放工作
  - 协助一次性物品到货时的搬运
  - 每周一、周四下午下送化学消毒液到临床科室
  - 工作时须穿工作服、工作鞋，戴帽子

8. 协助灭菌工人

- 协助灭菌工人
  - 9:00~17:00 上岗，工作时须穿工作服、工作鞋，戴帽子
  - 协助灭菌员对手术敷料的装载、灭菌、卸载工作
  - 协助灭菌员将待灭菌物品按消毒规范要求摆放在灭菌器内
  - 协助无菌间工作人员做好卸载工作。进入无菌间卸载，从灭菌器取出的物品，冷却 30 分钟后方可搬动
  - 灭菌物品采用专用无菌电梯送至手术室后，应及时打电话通知手术室护士接包。所有的灭菌包发放时刷条形码并确认保存

9. 敷料工人 1

敷料工人 1

- 上午 8:00，下午 17:00 和敷料工人 2 一同与洗涤公司的人员清点前日所送洗敷料并及时上架、入柜、登记签名，确保数量正确
- 工作时须穿工作服、工作鞋、戴帽子、口罩
- 负责敷料打包间橱柜、台面、车架的卫生，每日擦拭 1~2 次。工作结束后整理岗位卫生，保持清洁
- 负责手术室敷料打包，每个敷料包上有化学指示物、灭菌日期、失效日期、打包人签名
- 负责清点破损敷料，填写好数量交护士长助理，及时报损补充
- 负责敷料的检查折叠，确保无破损
- 负责敷料的制备

10. 敷料工人 2

敷料工人 2

- 上午 8:00，下午 17:00 和敷料工人 1 一同与洗涤公司的人员清点前日所送洗的敷料，并及时上架、入柜、登记签名，确保数量正确
- 工作时须穿工作服、工作鞋、戴帽子、口罩
- 负责敷料打包间橱柜、台面、车架的卫生，每日擦拭 1~2 次。工作结束后整理岗位卫生，保持清洁
- 负责清点破损敷料，将数量填写好交护士长助理，及时报损补充
- 负责手术室敷料的打包，每个敷料包上有化学指示物、灭菌日期、失效日期、打包人签名
- 负责敷料的检查折叠，确保无破损
- 负责敷料的制备

第五章

消毒供应中心应急预案

第一节　特种设备应急预案

一、全自动清洗消毒机故障应急预案

1. 应急预案

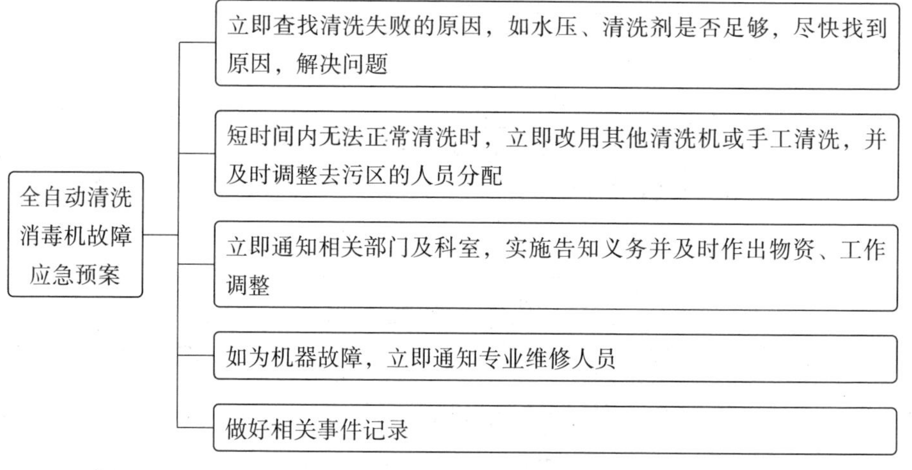

2. 流程

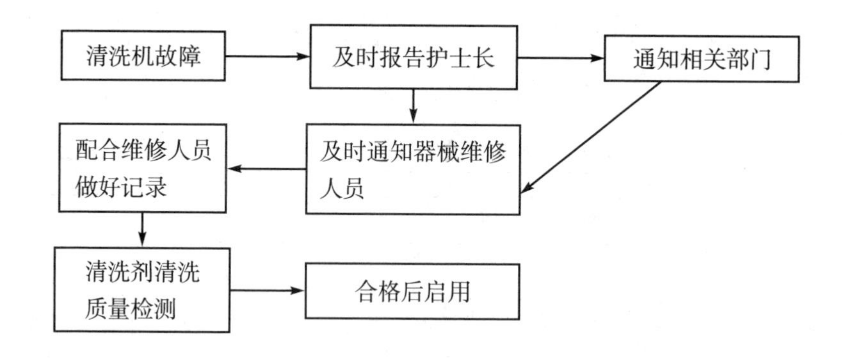

二、环氧乙烷毒气泄漏应急预案

1. 应急预案

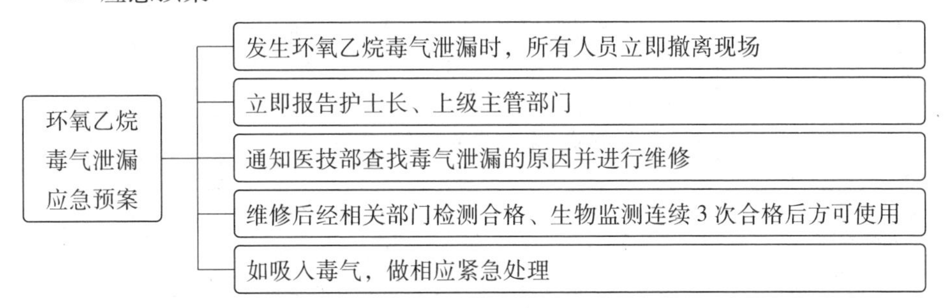

2. 发生泄漏的处理方法（表5-1-1）

表5-1-1 发生泄漏的处理方法

中毒方式	毒害作用	急救方法
急性吸入	呼吸道刺激症状及神经中毒症状	迅速脱离现场至空气新鲜处，保持呼吸道通畅、尽快就医
慢性吸入	可疑致癌、致畸	
消化道接触	对消化道黏膜造成严重损伤	立即通知医师或毒物控制中心，饮水后主动诱发呕吐；神志不清者，不能诱发呕吐或喂入任何东西
眼睛接触	严重的眼部刺激和损伤	立即提起眼睑，用大量流动清水或生理盐水彻底冲洗至少15分钟，尽快就医
皮肤接触	液态环氧乙烷引起皮肤刺激、皮炎和水疱	立即脱去被污染的衣物，用大量流动清水冲洗，至少15分钟，尽快就医

3. 流程

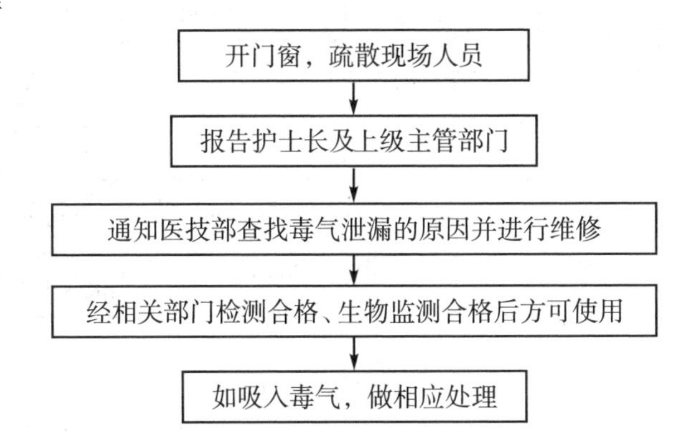

三、压力蒸汽灭菌器故障应急预案

1. 应急预案

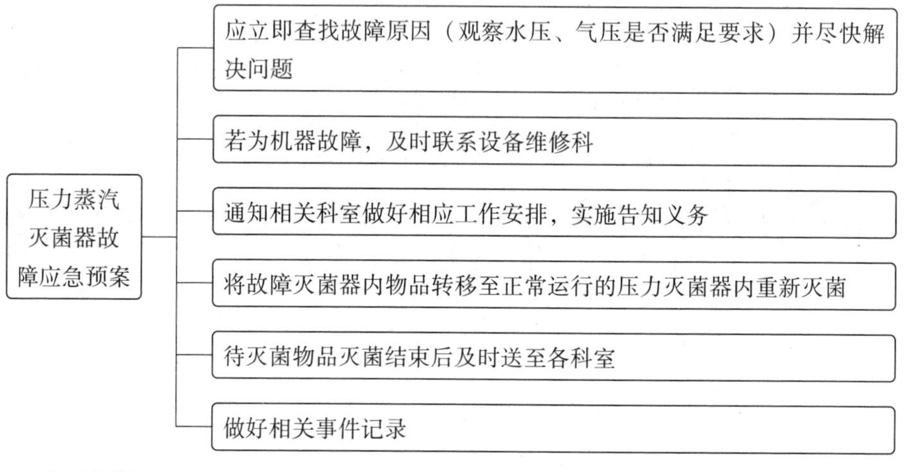

2. 流程

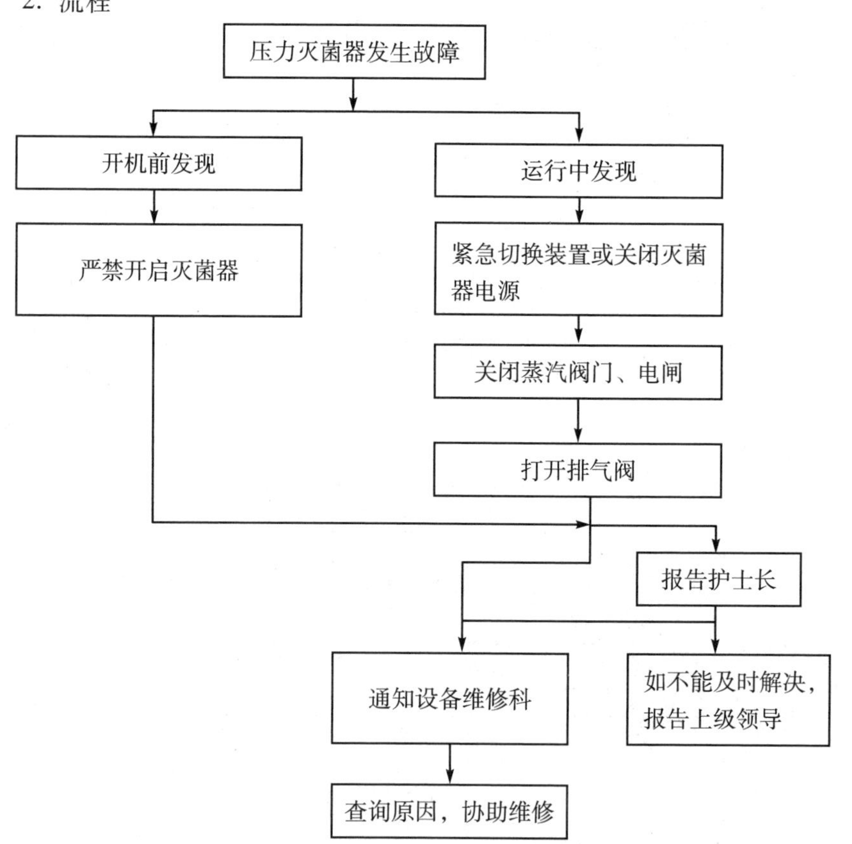

四、压力蒸汽灭菌质量监测风险预案

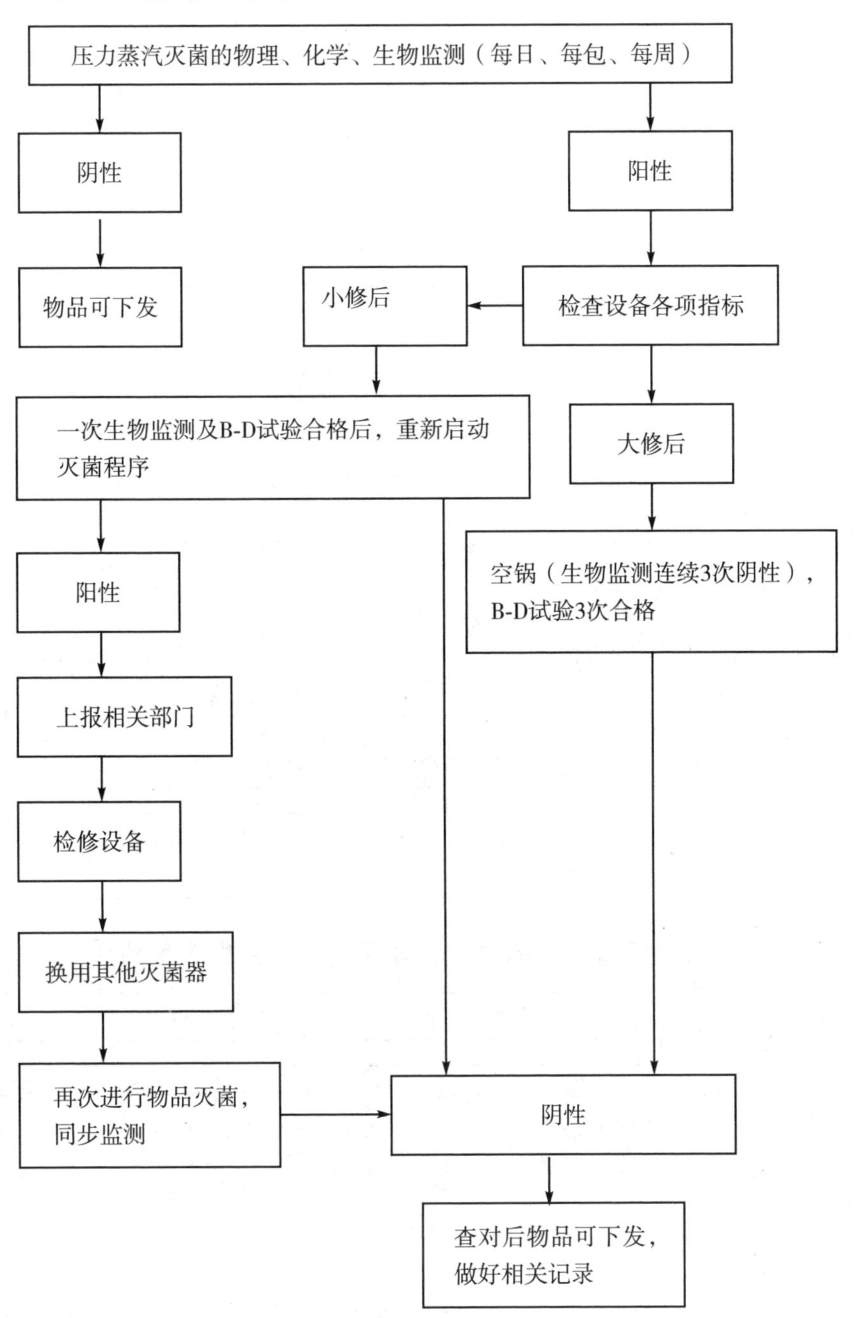

五、灭菌器发生冷气团应急预案

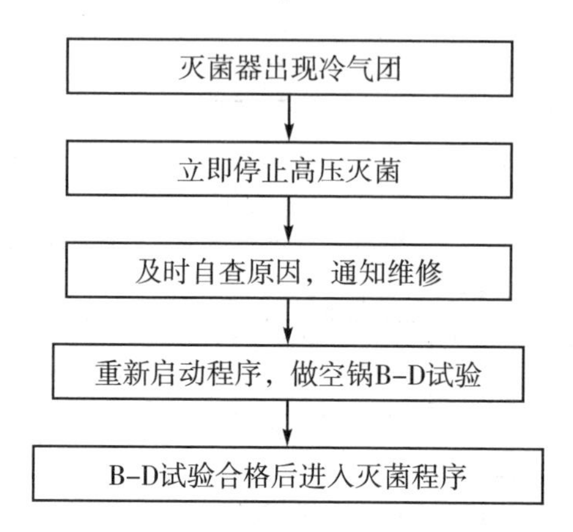

六、污染病原体的器械、器具与物品处理应急预案

被原因不明病原体污染的器械、器具与物品处理应急预案

- 一次性用品使用后应进行双层密闭封装并焚烧处理
- 可重复使用的污染器械、器具及物品应采用1000~2000mg/L含氯制剂浸泡30~45分钟，有明显污染物时应采用5000~10000mg/L含氯消毒剂浸泡60分钟后再进行清洗、灭菌处理
- 使用后的清洁剂、消毒液应每次更换
- 每次处理工作结束后，应立即消毒清洗器具，更换个人防护用品，进行洗手和手消毒

七、污染气性坏疽杆菌的器械、器具与物品处理应急预案

被气性坏疽杆菌污染的器械、器具与物品处理应急预案

- 一次性用品使用后应进行双层密闭封装并焚烧处理
- 可重复使用的污染器械、器具及物品应采用1000~2000mg/L含氯制剂浸泡30~45分钟，有明显污染物时应采用5000~10000mg/L含氯消毒剂浸泡60分钟后再进行清洗、灭菌处理
- 使用后的清洁剂、消毒剂应每次更换
- 每次处理工作结束后应立即消毒清洗器具，更换个人防护用品，进行洗手和手消毒

八、污染朊病毒的器械、器具与物品处理应急预案

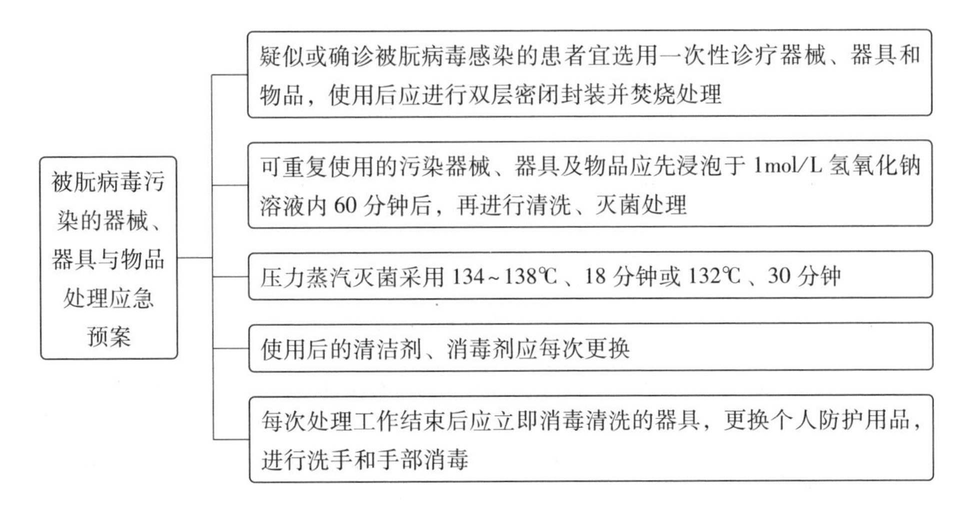

九、灭菌物品紧急召回应急预案

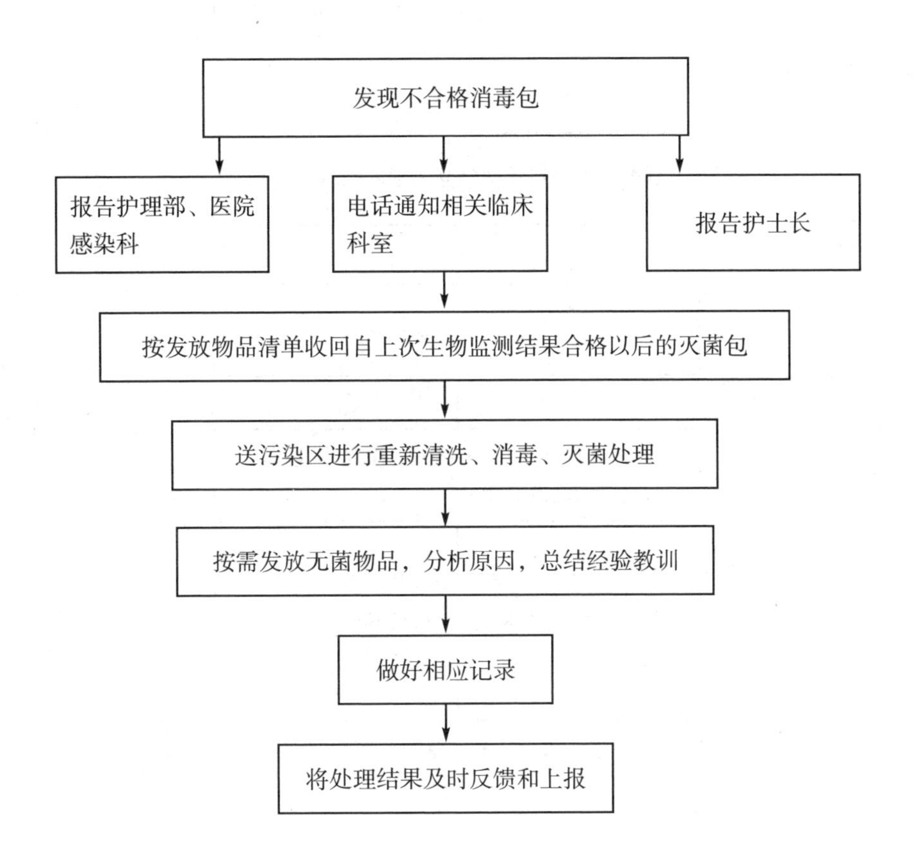

十、灭菌物品质量缺陷应急预案

1. 应急预案

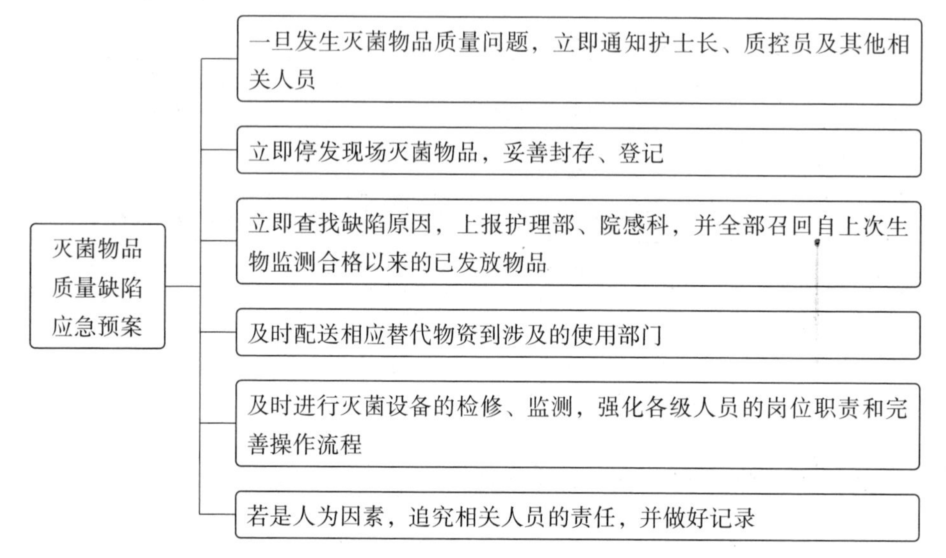

2. 流程

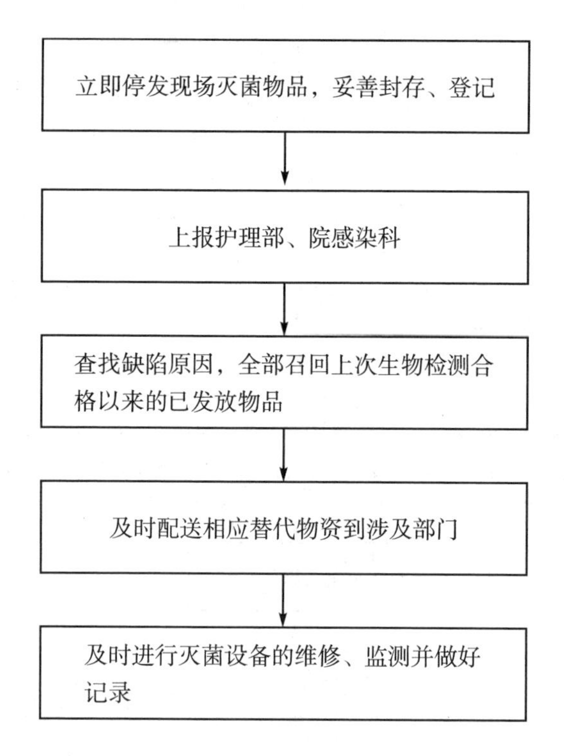

第二节　消防安全应急预案

一、停电应急预案

1. 应急预案

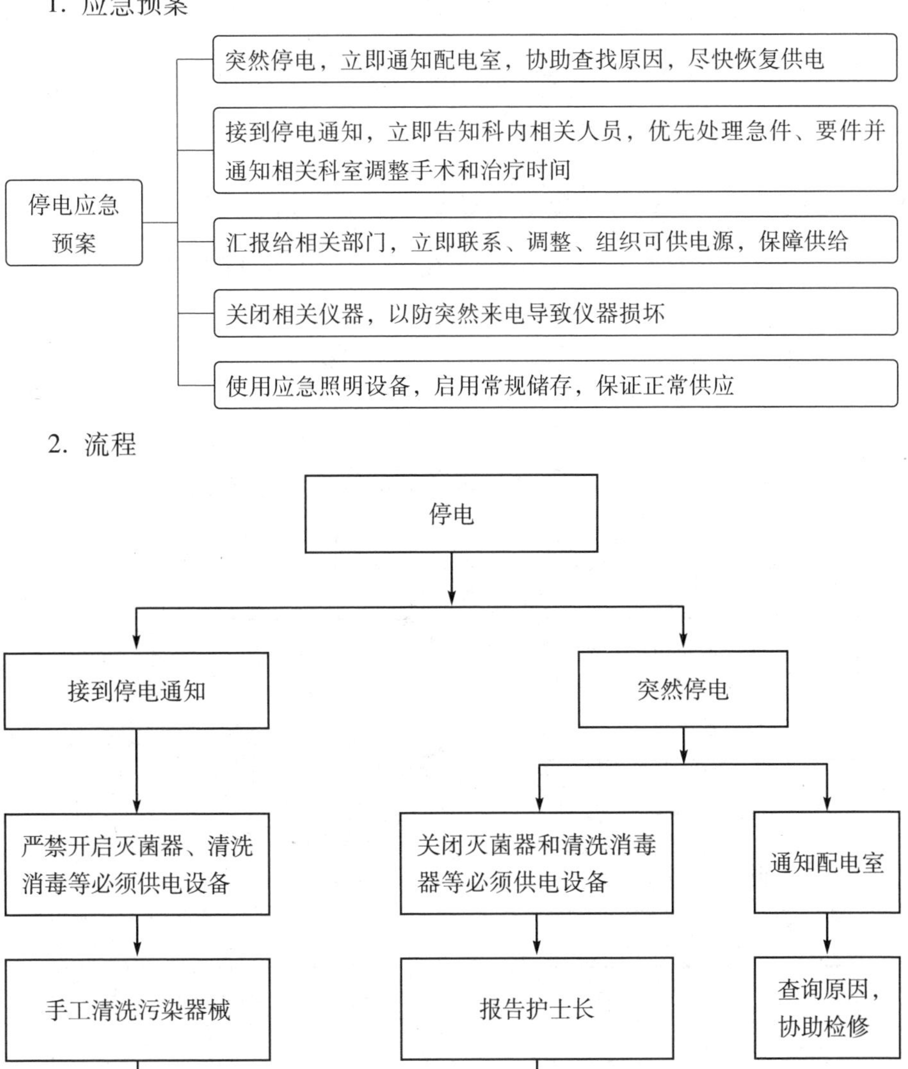

2. 流程

二、停水应急预案

1. 应急预案

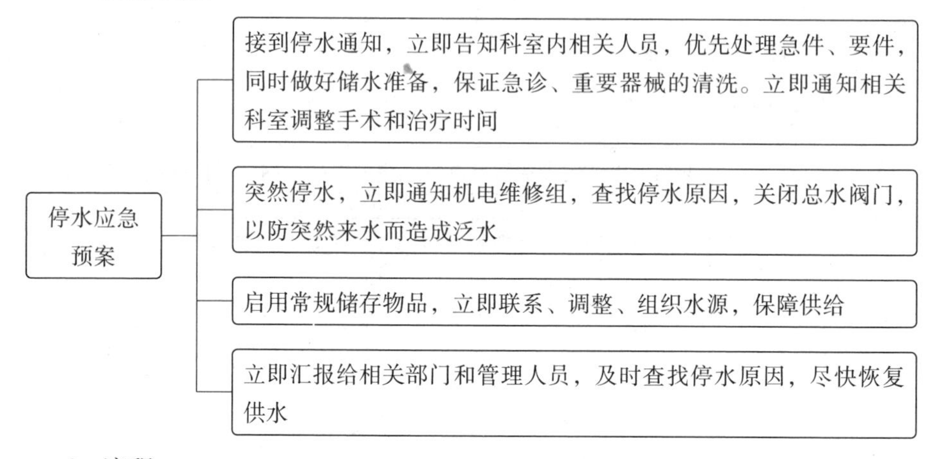

2. 流程

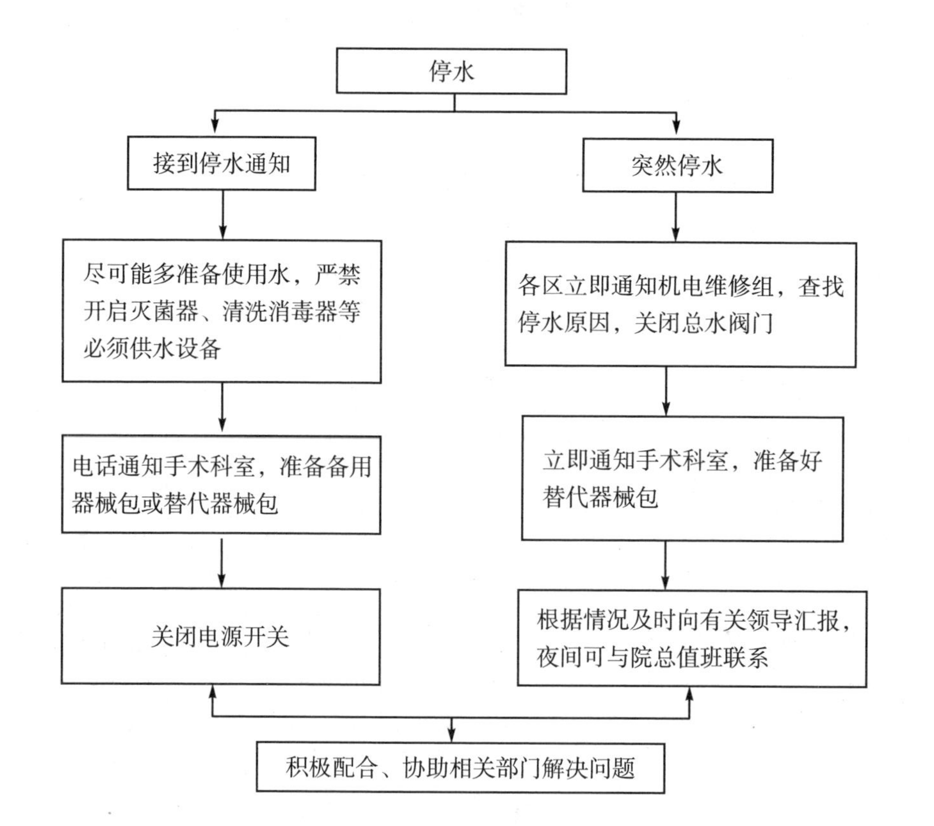

三、停汽应急预案

1. 应急预案

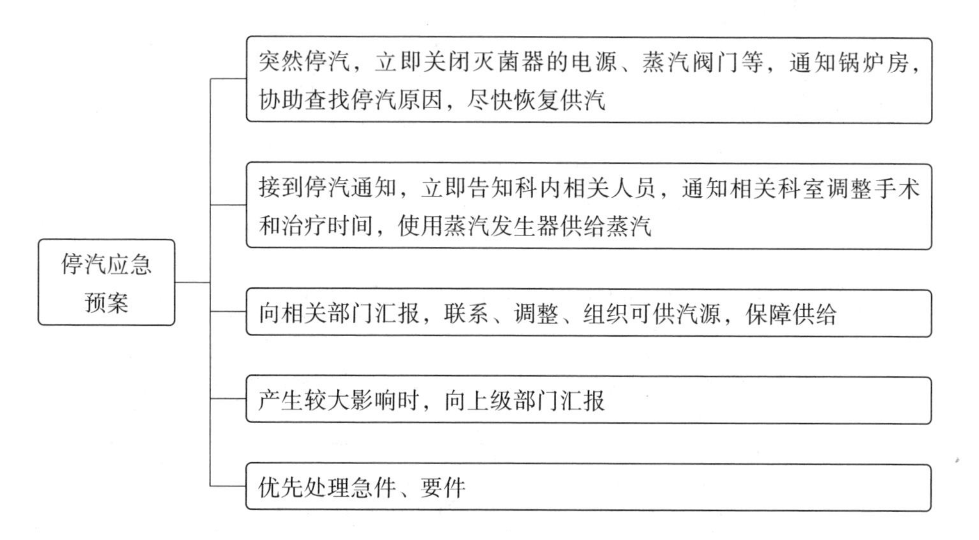

2. 流程

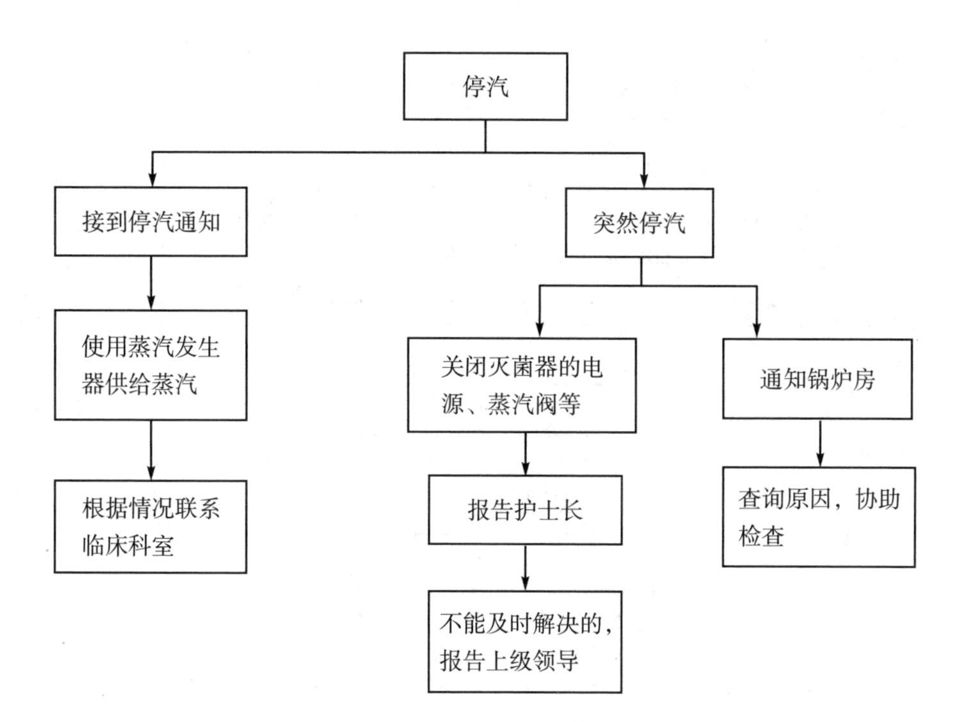

四、泛水应急预案

1. 应急预案

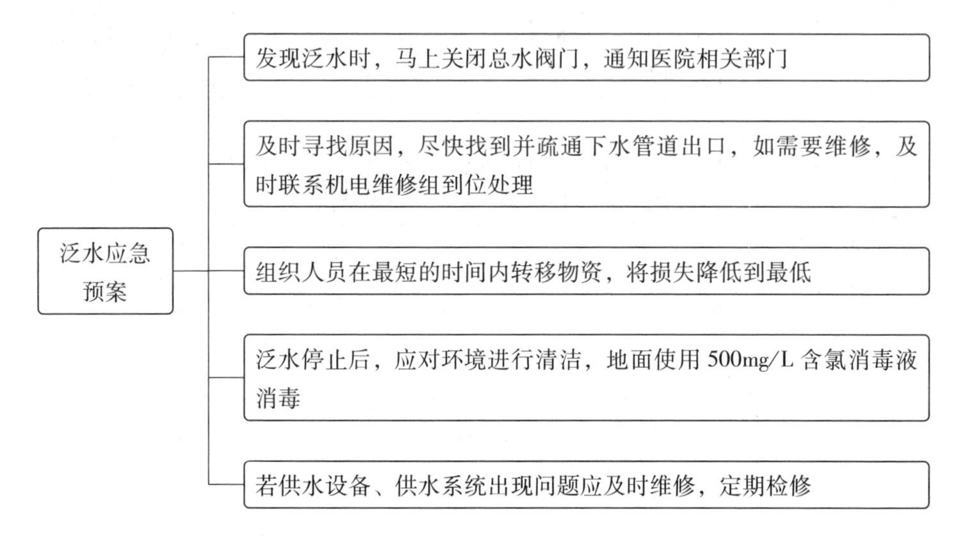

2. 流程

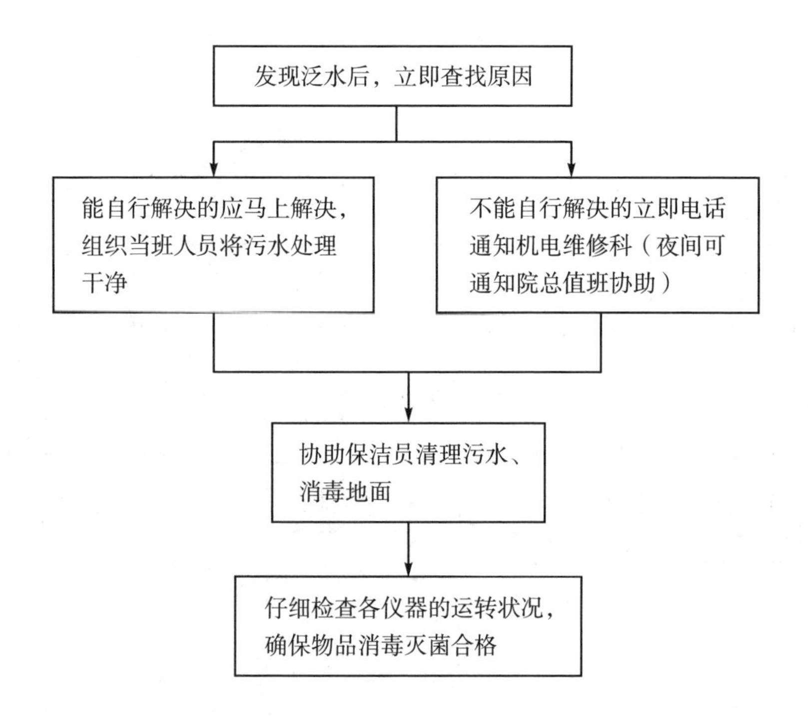

五、火灾应急预案

1. 应急预案

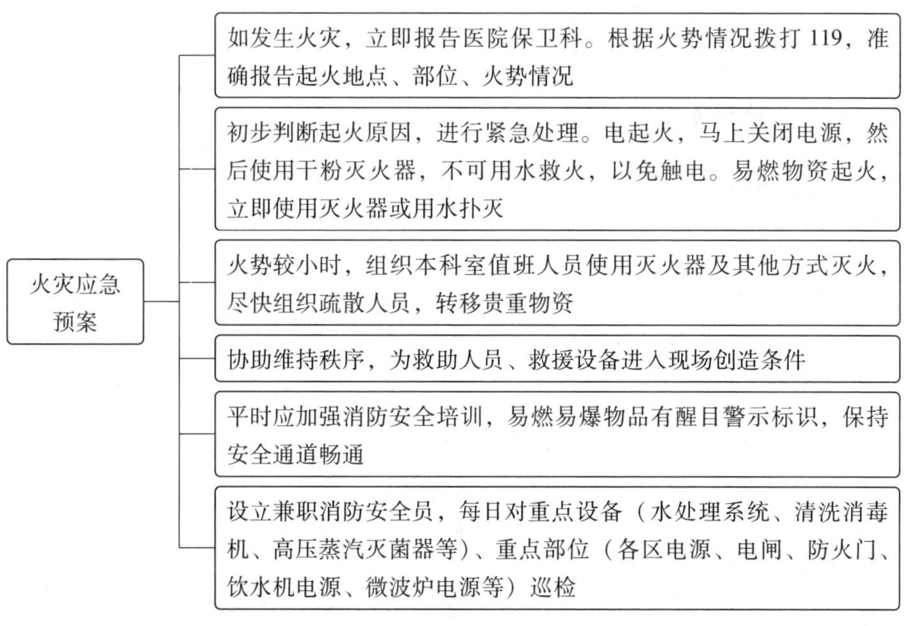

2. 流程

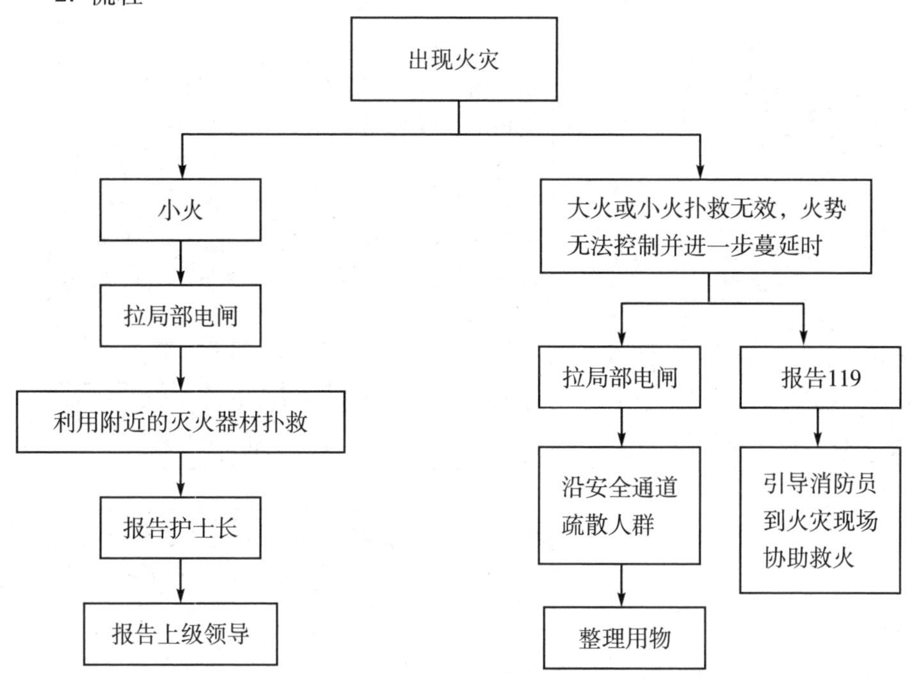

第三节 感染防控应急预案

一、锐器刺伤应急预案

1. 应急预案

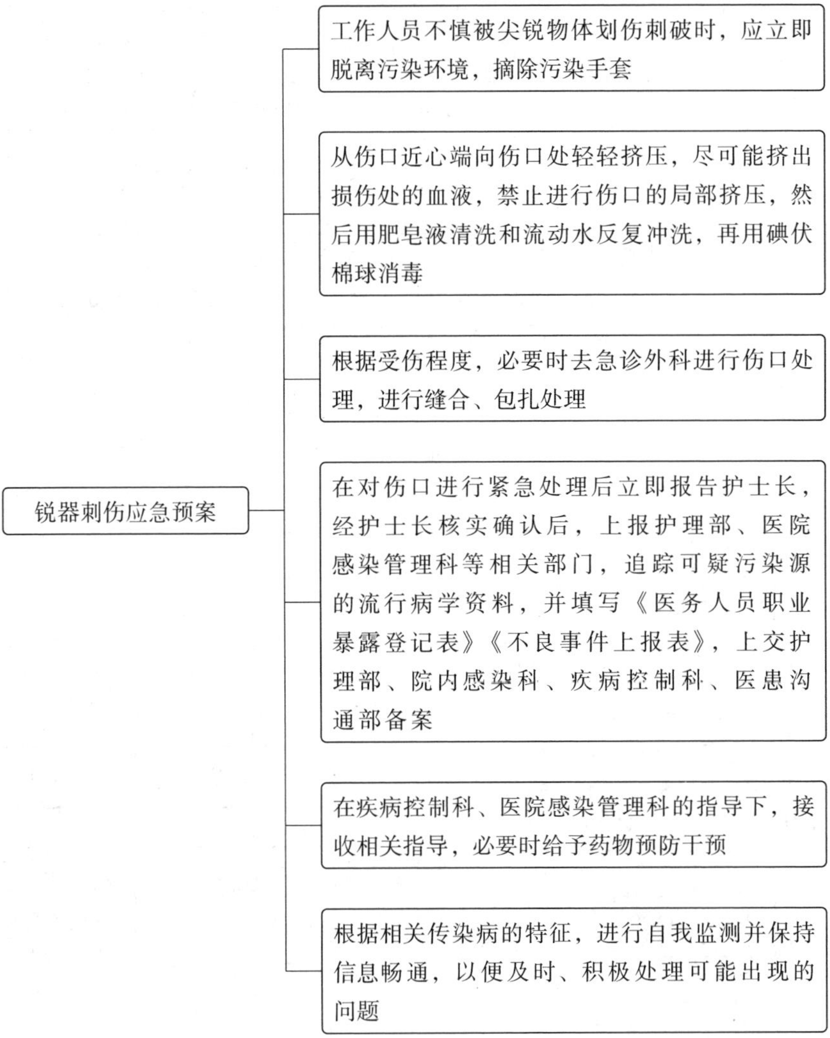

锐器刺伤应急预案

- 工作人员不慎被尖锐物体划伤刺破时，应立即脱离污染环境，摘除污染手套
- 从伤口近心端向伤口处轻轻挤压，尽可能挤出损伤处的血液，禁止进行伤口的局部挤压，然后用肥皂液清洗和流动水反复冲洗，再用碘伏棉球消毒
- 根据受伤程度，必要时去急诊外科进行伤口处理，进行缝合、包扎处理
- 在对伤口进行紧急处理后立即报告护士长，经护士长核实确认后，上报护理部、医院感染管理科等相关部门，追踪可疑污染源的流行病学资料，并填写《医务人员职业暴露登记表》《不良事件上报表》，上交护理部、院内感染科、疾病控制科、医患沟通部备案
- 在疾病控制科、医院感染管理科的指导下，接收相关指导，必要时给予药物预防干预
- 根据相关传染病的特征，进行自我监测并保持信息畅通，以便及时、积极处理可能出现的问题

2. 流程

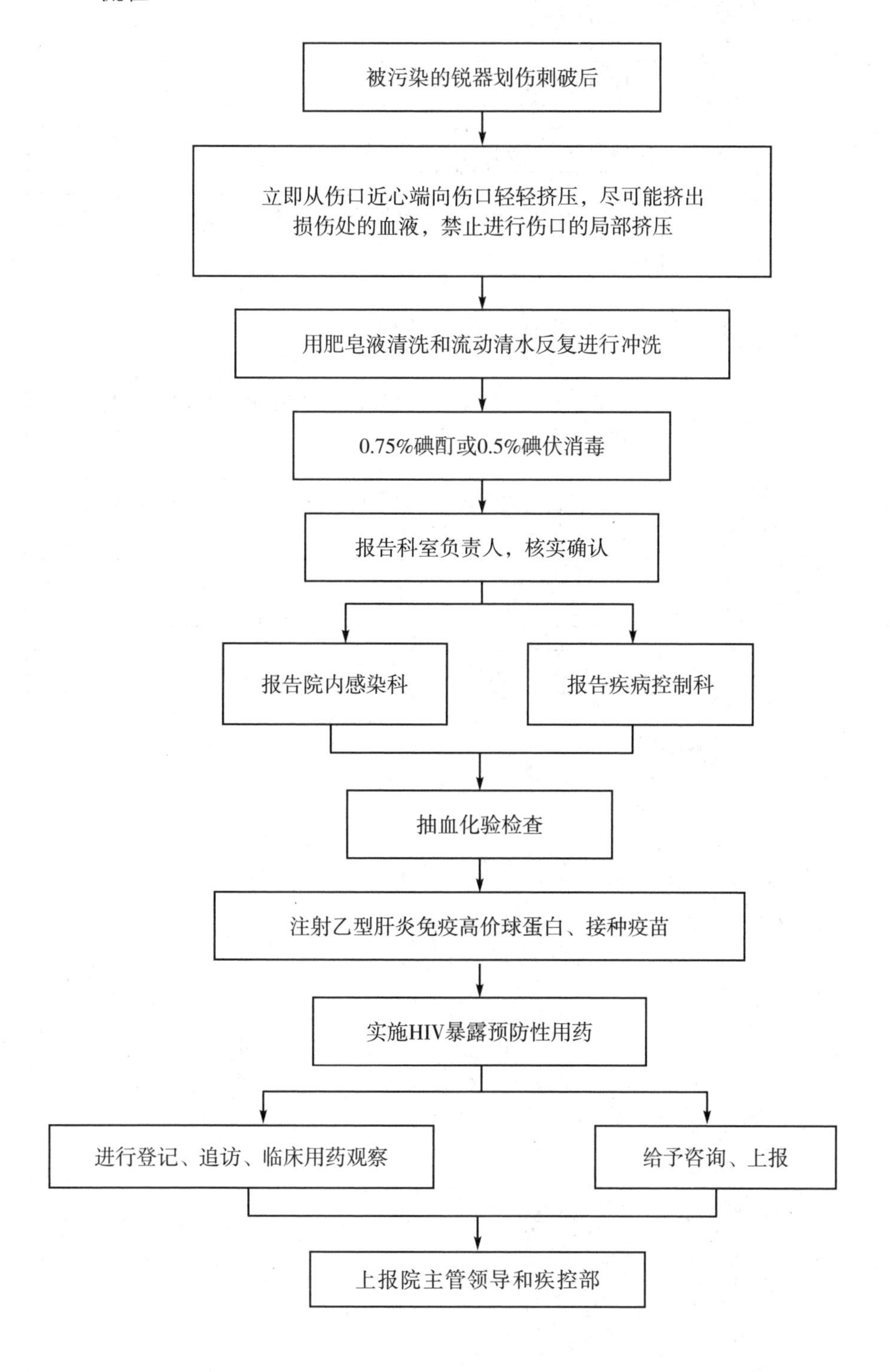
被污染的锐器划伤刺破后
立即从伤口近心端向伤口轻轻挤压，尽可能挤出损伤处的血液，禁止进行伤口的局部挤压
用肥皂液清洗和流动清水反复进行冲洗
0.75%碘酊或0.5%碘伏消毒
报告科室负责人，核实确认
报告院内感染科
报告疾病控制科
抽血化验检查
注射乙型肝炎免疫高价球蛋白、接种疫苗
实施HIV暴露预防性用药
进行登记、追访、临床用药观察
给予咨询、上报
上报院主管领导和疾控部

二、化学污染应急预案

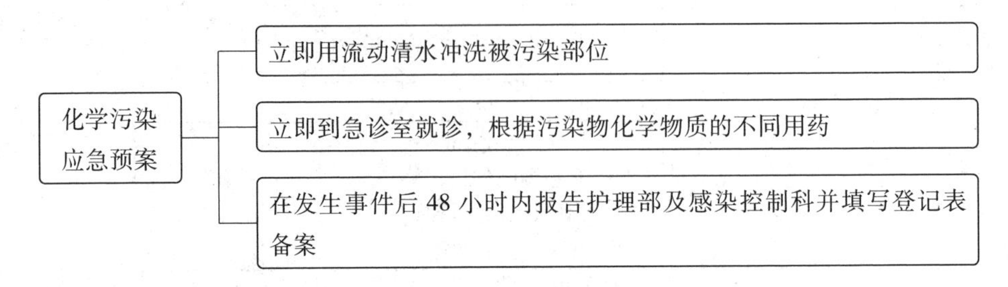

三、皮肤、眼睛、口腔被污染应急预案

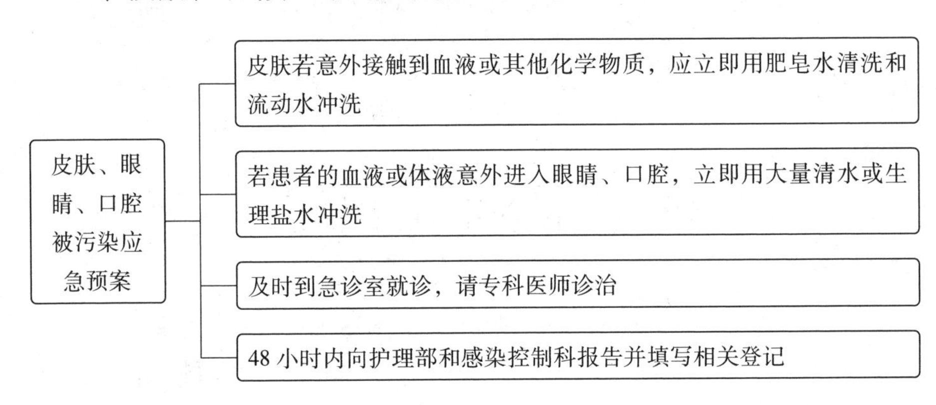

第六章

消毒供应中心去污区操作常规

CSSD的特点是人工操作多，机械化和自动化程度低，工序流程长，影响因素多。如果岗位人员发生变动，不同人员的工作方式、操作步骤以及责任心等必将各不相同。因此，CSSD有必要建立一套标准操作常规。

操作常规的建立主要依据不断的实践总结，将操作中的关键点进行细化、量化、标准化，可视之为标准作业程序（SOP），用以指导和规范日常工作。

第一节 回收的标准作业程序

一、常见的回收SOP

收集污染的可重复使用的诊疗器械、器具和物品的工作过程就是回收，包括器械用后的预处理、封闭后暂存、CSSD进行收集运送等。回收工作是CSSD器械处理流程中的起点。

1. 手术器械的回收

操作目的	（1）为保证器械的准确和完好性，需清点手术器械的数量、查看性能及规格 （2）初步保护器械，防止损伤 （3）为避免污染扩散，需集中做回收处理
操作步骤	（1）做好职业防护，戴口罩、帽子、双层乳胶手套，穿好隔离衣。穿戴整齐，头发不外露 （2）手术器械的回收用物需准备好，包括塑料箱、锐器盒、器械筐、各种清单本等 （3）器械护士检查灭菌方式选择是否正确，填写物品回收清单时注意填写是否规范、项目是否完整 （4）楼层回收员需对贵重器械妥善保护，查对物品数量及性能

续 表

	(5) 器皿使用塑料箱和器械密闭装筐需要由专人循环转运至去污区回收台 (6) 按标准装筐进入标准清洗流程
注意事项	(1) 及时接收并清点、核查回收的手术器械 (2) 贵重器械要单独放置进行保护，防止损坏 (3) 查对清单填写是否完整并正确

2. 临床器械的回收

操作目的	(1) 为保证器械的正确性和完好性，需仔细清点回收临床科室器械的数量、性能及规格 (2) 为避免污染扩散，防止交叉感染，需集中做回收处理 (3) 对器械进行初步筛检，应及时补充报损和增加器械
操作步骤	(1) 做好职业防护，戴口罩、帽子、双层乳胶手套，穿好隔离衣。穿戴整齐，头发不外露 (2) 临床器械的回收用物需准备好，包括器械筐、锐器盒、回收盆、各种清单本和标识等 (3) 回收人员检查灭菌方式选择是否正确、填写是否规范、项目是否完整，下收下送人员核对物品清单 (4) 去污区临床物品回收员查对物品数量及性能、规格 (5) 打开器械的关节，规范装筐，放入科室标识 (6) 按标准装筐进入标准清洗流程
注意事项	(1) 需仔细交接，发现问题及时上报并处理 (2) 科室标识牌需正确放置 (3) 查对清单填写是否正确、完整、规范

3. 对外服务器械的回收

操作目的	(1) 为保证器械的正确性和完好性，需清点回收对外服务器械的数量、性能及规格 (2) 为避免污染扩散，防止交叉感染，需集中做回收处理 (3) 对器械进行初步筛检，应及时补充报损和增加器械

续 表

操作步骤	(1) 做好职业防护，戴口罩、帽子、双层乳胶手套，穿好隔离衣，头发不外露 (2) 对外服务器械的回收用物需准备好，包括器械筐、锐器盒、回收盆、各种清单本、标识牌等 (3) 外来人员填写物品清单，回收人员检查灭菌方式正确性、填写规范性、项目完整性 (4) 对外回收人员查对物品数量及性能，发生异常情况需与对方当面交接 (5) 放入标有医院或器械编号的标识牌 (6) 按标准装筐进入标准清洗流程
注意事项	(1) 需仔细交接，发现问题及时上报并处理 (2) 医院及器械标识牌需正确放置 (3) 查对清单填写是否正确、完整、规范 (4) 遇到异常情况需及时汇报组长及对外管理人员 (5) 应单独清点和放置特殊的管腔器械并做好标识

4. 特殊感染器械的回收

操作目的	(1) 为避免污染扩散，防止交叉感染，需集中做回收处理 (2) 为防止职业暴露，保护操作者
操作步骤	(1) 做好职业防护，戴口罩、帽子、双层乳胶手套，穿好隔离衣。穿戴整齐，头发不外露 (2) 按要求配制消毒液，需根据特殊污染种类选择适宜的消毒剂，选择适宜配制溶液的器皿，根据消毒剂选择适宜的水温 (3) 将器械完全浸泡于消毒剂中，开始清洗机自动清洗 (4) 处理好浸泡容器，擦干备用 (5) 有明确感染源患者的手术使用一次性物品，用双层黄色塑料口袋密封，注明污染标识后焚烧 (6) 相关情况登记在特殊污染本上 (7) 进行洗手或手消毒，更换个人防护用品
注意事项	(1) 为防止职业暴露，需按要求操作，发生职业伤害立即汇报并处理 (2) 选择清洗机进行清洗。设置 $A_0 \geqslant 3000$ 的清洗机进行特殊污染的清洗程序

续 表

	（3）准确完整地登记，包括日期、感染类型和来源；消毒液的名称、浓度、处理时间；操作人员和管理人员签名 （4）遇到异常情况需及时汇报组长并处理

5. 急件器械的回收

操作目的	（1）急件优先处理，在规定的时间内完成 （2）防止医疗纠纷的发生，确保手术正常进行
操作步骤	（1）做好职业防护，戴口罩、帽子、双层乳胶手套，穿好隔离衣。穿戴整齐，头发不外露 （2）准备好急件器械的回收用物，包括器械筐、锐器盒、各种清单本等 （3）按物品交接的基本要求请配送人员填写物品清单，在急件框内注明标识 （4）回收人员注明急件回收时间，是单件还是少量器械并告知取件流程 （5）按照常规要求的时间告知对方批量器械取件时间 （6）机洗人员应优先处理在专用急件车辆上的急件
注意事项	（1）为避免因配送时间而引起纠纷，应注明急件回收的时间，明确责任 （2）为避免因未看见物品或交接不清造成遗漏，应使用标有急件的专用车辆进行放置 （3）为防止延误手术操作，应优先处理急件 （4）遇到特殊情况需及时汇报组长并处理

6. 硬式腔镜的回收

操作目的	（1）为保证器械的正确性和完好性，需仔细清点回收硬式腔镜器械的数量、性能及规格 （2）为避免污染扩散，防止交叉感染，需集中做回收处理 （3）为避免纠纷，需对硬式腔镜器械进行初步筛检
操作步骤	（1）清洁环境，准备齐全回收工具如密闭容器、运送车，回收人员规范着装 （2）双人清点器械数量，检查器械功能状态 （3）光纤及摄像头接线不得打折

续 表

	(4) 目测光学目镜清晰度及有无破损，导光束有无折痕，组合器械的配件垫圈、密封圈是否齐全等 (5) 仔细核对清单登记器械与实收器械并签字，放入器械包名称标识牌，交与清洗人员，处理回收工具
注意事项	(1) 做好职业防护，戴口罩、帽子、双层乳胶手套，穿好隔离衣。穿戴整齐，头发不外露 (2) 注意螺钉、垫圈、密封圈是否缺失或损坏，查看器械完整性 (3) 目测光学目镜有无破损及清晰度 (4) 为防止运输途中相互碰撞损坏器械，器械使用带卡槽的专用盒，光学目镜应使用带盖带卡槽的专用盒，穿刺鞘类使用固定架 (5) 仔细检查气腹针的弹性、电凝分离钳方向转动及有无电凝链接 (6) 仔细检查腹腔镜的清晰度及有无损坏、裂痕 (7) 仔细检查器械的功能及螺丝有无松动，发现缺失或损坏立即与使用科室相关人员沟通

7. 精密器械的回收

操作目的	(1) 为保证器械的正确性和完好性，需清点回收精密器械的数量、性能及规格 (2) 为避免污染扩散，防止交叉感染，需集中做回收处理 (3) 为避免纠纷，需对精密器械进行初步筛检
操作步骤	(1) 清洁环境，准备回收工具如密闭容器、运送车，回收人员规范着装 (2) 双人清点器械数量，检查器械功能状态 (3) 目测器械有无缺损，器械的各组件是否齐全等，在带有光源的放大镜下检查细小尖端、齿牙的闭合状态和张力程度 (4) 核对清单登记器械名称与实收器械数量并签字，放入相应器械包名称标识牌，交清洗人员，处理回收工具
注意事项	(1) 做好职业防护，戴口罩、帽子、双层乳胶手套，穿好隔离衣。穿戴整齐，头发不外露 (2) 注意器械的完整性，器械各组件的齐全性 (3) 用带光源放大镜检查，尤其是细小尖端、齿牙的闭合状态和张力程度

续 表

	(4) 用带盖带卡槽或保护垫的专用盒，防止运输途中相互碰撞损坏器械 (5) 发现缺失或损坏，立即与使用科室相关人员沟通联系

二、去污区的职业防护

2009年4月1日，中华人民共和国卫生部颁布的卫生行业标准（WS 310.1-2009）《医院消毒供应中心第1部分：管理规范》中明确提出，CSSD应根据工作岗位的不同需要，配备相应的个人防护用具，包括圆帽、口罩、隔离衣或防水围裙、手套、专用鞋、护目镜、面罩等。CSSD常见的职业防护操作包括穿、脱隔离衣，六部洗手法和戴口罩等。

1. 穿隔离衣

操作目的	(1) 为避免交叉感染及自身感染，保护患者及工作人员 (2) 防止病原体传播
操作步骤	(1) 打开一次性隔离衣外包装 (2) 手持衣领取出隔离衣，洁面朝自己，两手将衣领两端向外折，对齐肩缝，露出袖筒 (3) 右手持衣领，左手伸袖内，举起手臂，将衣袖上抖。用换手法穿好另一只衣袖 (4) 两手上举，将衣袖尽量抖至腕关节以上 (5) 两手顺着衣领内边缘向后系好领带 (6) 双手在腰束以上约5cm，将隔离衣后身向前拉，见到衣边捏住正面边缘，两手边缘对齐，同时向一侧折叠（不暴露清洁面），一只手按住，另一只手持腰带绕至前面系好
注意事项	(1) 双手清洁干燥，保持衣领清洁 (2) 系领子时袖口不可触及衣领、面部和帽子 (3) 隔离衣挂在半污染区，清洁面向外；挂在污染区，污染面向外

2. 脱隔离衣

操作目的	(1) 为避免交叉感染及自身感染，保护患者及工作人员，需正确脱去已污染的隔离衣 (2) 便于隔离衣的重复使用

续 表

操作步骤	（1）解开腰带，在前面打一活结 （2）解开领结，一只手伸入另一侧袖口内，拉下衣袖过手，再用衣袖遮住的手在外面拉下另一衣袖，两手在袖内使袖子对齐，双臂逐渐退出 （3）双手持领，将隔离衣两边对齐，挂在衣钩上。不再穿的隔离衣，脱下后清洁面向外，卷好投入污物袋中
注意事项	（1）保持衣领清洁，系领子时袖口不可触及衣领、面部和帽子 （2）隔离衣应长短合适，如有破损应及时修补 （3）隔离衣应每日更换，如有潮湿或污染应立即更换 （4）隔离衣挂在半污染区，清洁面向外；挂在污染区，则污染面向外 （5）一次性隔离衣应一用一换 （6）穿着隔离衣不得进入其他病区

3. 洗手法

操作目的	去除手部致病菌、污垢及碎屑
操作步骤	（1）湿润双手，取适量洗手液于手心 （2）掌心相对，手指并拢相互搓擦，手心对手背顺着指缝相互搓擦 （3）掌心相对，双手交叉沿顺着缝相互搓擦，弯曲各手指关节，双手相扣进行搓擦 （4）一手握另一手大拇指旋转搓擦，交换进行，一手指尖在另一手掌心旋转搓擦，交换进行 （5）洗净双手，干燥双手
注意事项	（1）手部不应佩戴戒指等饰物 （2）认真清洗指甲、指尖、指缝和指关节等易污染的部位 （3）使用一次性纸巾或者干净的小毛巾擦干双手，毛巾应当一用一消毒

4. 戴口罩法

操作目的	（1）为避免交叉感染及自身感染，保护工作人员及患者 （2）阻挡灰尘，防寒、防感冒、防肺结核等呼吸道传染病

续 表

操作步骤	（1）为避免不干净的手污染口罩内面，需清洗双手 （2）将口罩横贴在面部口鼻上，用双手将两端上方的带子系好 （3）使口罩能够完全覆盖住口鼻和下颌，需双手同时向上下方将口罩的皱褶拉开，并系好下方带子 （4）使口罩上端紧贴鼻梁，需用双手示指紧压鼻梁两侧的金属条
注意事项	（1）为防止降低口罩的保护作用，佩戴口罩后，要避免频繁触摸口罩 （2）脱下口罩后，放入胶带或纸袋内包好，再放入有盖的垃圾桶内弃置，并及时清洗双手 （3）一次性口罩应一用一换

5. 戴面罩法

操作目的	（1）防止水渍、体液、血液飞溅入眼、面部 （2）防止病原性分泌物飞溅入眼、面部 （3）防止感染性气溶胶飞溅入眼、面部
操作步骤	（1）为避免不干净的手污染面罩内面，需清洗双手 （2）将面罩戴于头部，用双手调节面罩松紧带，于头枕部固定 （3）用双手调节面罩使其位于额部正上方，固定稳妥 （4）为保证能完全遮挡面部，需向下拉面罩前挡檐
注意事项	（1）为防止降低面罩的保护作用，佩戴面罩后，要避免频繁触摸面罩 （2）摘下面罩后，应统一放置于有明确标识的位置，并及时清洗双手 （3）每日工作结束后将面罩统一清洗消毒干燥备用

第二节　分类的标准作业程序

分类是指将污染器械、器具及物品运送到 CSSD 去污区，进行清洗前准备至清洗工作开始的操作过程。分类操作包括清点、核查和分类装载程序。

一、分类的原则

分类装载操作是清洗前必要的准备工作，通过器械评估，根据器械材质、结构、污染等情况分类装载。便于选择适宜的清洗、消毒程序和方法，避免因清洗方法不当造成器械损伤或损坏。在分类操作中应掌握以下原则。

分类的原则

- 应在CSSD去污区进行污染器械分类操作，包括清点、核查和清洗装载等操作步骤
- 去污区环境整洁、光线充足。应备有器械分类操作台、器械清洗篮筐、U形卡、清洗架、转运车、分类标识、记录表格等物品；电子网络系统应处于备用状态；备有污染敷料收集袋或容器、锐器收集容器、消毒剂等
- 需双人进行清点核查操作并填写各类统计记录，满足质量追溯管理要求。发现问题及时处理或报告，与器械归属部门沟通、反馈
- 使用清洗篮筐、清洗架等用具进行分类。分类的器械应摆放有序，应充分打开关节；可拆卸的部分应在指导手册的规定下拆开清洗；确保器械表面、管腔、缝隙和小孔等处能够充分的接触清洗介质（水和清洗剂）的浸泡或冲洗
- 采用机械清洗方法时，器械盛载量和装载方法应经过验证，避免清洗装载超量，影响清洗效果
- 酌情使用分类标识，以满足清洗质量追溯的管理要求，利于后续操作
- 应严格执行手卫生消毒和职业防护要求。着装符合器械清点工作要求，戴圆帽、口罩、手套，穿污染区专用鞋和隔离衣（须遮盖全部头发）
- 操作人员防护用具的使用应符合WS 310.2的要求。严格遵循标准预防的原则，禁止裸手接触污染器械，防止发生职业暴露。分类结束后，对分类台及用具及时进行清洁，必要时进行消毒
- 操作人员应掌握发生职业暴露时的紧急处理方法

二、分类用具的使用

1. U 形卡

用于各类手术钳的整理，可在器械分类时选择使用，起到撑开器械关节，固定器械，防止扭结，避免器械损坏的作用。

2. 清洗篮筐

用于装载各类器械，是器械清洗、分类、无菌包装的主要用具。具有保护器械，利于清洗操作，便于器械组合等功能。使用时可将 U 形卡串联的器械摆放在器械篮筐中，也可直接摆放在清洗篮筐中，器械宜充分打开 90°。

3. 带盖、精密篮筐

用于装载较小的器械或零部件，防止清洗等操作时丢失。

4. 清洗架

清洗架是清洗消毒器的辅助部件，常用的清洗架有专用精密器械清洗架（有的设有管腔冲洗接头和固定夹，用于冲洗管腔类器械）、呼吸机管路清洗架、换药碗清洗架、换药盘清洗架。

5. 分类标识

分类标识用于区分器械的所属科室、拆开清洗的器械、成套器械分篮筐装放等，目的是避免在操作中发生器械混乱，便于进行器械组合。标识还可以标明被清洗器械所使用的设备、程序等状况，满足质量追溯的管理要求，具体应用于以下情况。

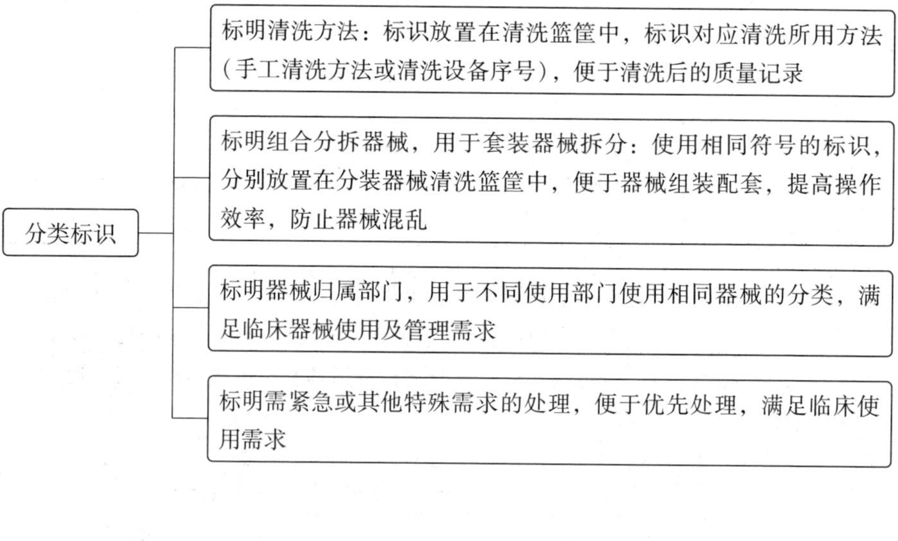

分类标识

- 标明清洗方法：标识放置在清洗篮筐中，标识对应清洗所用方法（手工清洗方法或清洗设备序号），便于清洗后的质量记录
- 标明组合分拆器械，用于套装器械拆分：使用相同符号的标识，分别放置在分装器械清洗篮筐中，便于器械组装配套，提高操作效率，防止器械混乱
- 标明器械归属部门，用于不同使用部门使用相同器械的分类，满足临床器械使用及管理需求
- 标明需紧急或其他特殊需求的处理，便于优先处理，满足临床使用需求

三、分类装载

1. 按器械材质分类

操作目的	（1）为避免物品因清洗方式错误造成损坏，不同材质的器械或物品需分开放置 （2）为避免物品因灭菌方式错误造成物品报废，不同材质的器械或物品需分开放置 （3）为便于清洗方式的合理选择，避免耗材浪费，不同材质的器械或物品需分开放置
操作步骤	（1）做好职业防护，戴口罩、帽子、双层乳胶手套，穿好隔离衣，头发不外露 （2）做好清单本、回收盆、标识牌等物品回收的准备 （3）观察器械和物品的材质属性 （4）确认器械和物品的耐湿热性 （5）将不同材质的器械和物品分开放置，放置相应的标识牌 （6）根据器械和物品的材质选择适宜的清洗方式
注意事项	（1）外来器械或对外服务单位的器械或物品要求对方提供材质说明 （2）新进器械和物品必须详细阅读产品说明书 （3）外来器械和对外服务单位的器械由对方填写回收清单，避免风险和纠纷 （4）灭菌方式由对方决定，我方可提供一些建议，避免纠纷 （5）应严格按照厂家说明对器械进行处理

2. 按器械精细程度分类

操作目的	（1）为防止器械损伤，需对不同的器械进行精细程度区分 （2）为避免清洗质量不合格，需对同一包器械进行精细程度区分和处理
操作步骤	（1）做好职业防护，戴口罩、帽子、双层乳胶手套，穿好隔离衣。穿戴整齐，头发不外露 （2）观察回收器械的精细程度，分类放置和装筐 （3）精细器械放在精密小篮筐里，普通器械放在标准清洗篮筐里 （4）选择正确的程序进行器械清洗，将同一包器械中的精细器械分开处理，清洗干净后放回原器械

续 表

注意事项	（1）回收时保护精细器械，所有的器械盒加盖，避免重叠和挤压 （2）按照操作要求放置和装筐。精细器械和普通器械分开放置和装筐，组合器械拆分后放置在同一清洗筐内 （3）小物件应选择密纹清洗筐，如发现缺失或损坏应立即与使用科室相关人员沟通 （4）为保证清洗质量，精细器械和普通器械应选择不同的清洗方法和程序 （5）为避免混淆和错包，同一包器械中的物品分开清洗后要还原

3. 按污染程度分类

操作目的	（1）为防止污染扩散，需对不同的污染类型进行区分 （2）为保证清洗质量，需对器械污染严重程度进行分别处理
操作步骤	（1）做好标准的职业防护，戴口罩、帽子、防护面罩、双层乳胶手套，穿好隔离衣、防水鞋，穿戴整齐，头发不外露 （2）回收时准备好多酶浸泡液 （3）了解器械的污染种类，特殊污染按照国家规范正确处理 （4）回收时检查器械的污染程度，分类处理。轻度污染可直接回收上筐，污染严重的器械筛选出来预浸泡 5~10 分钟 （5）按照标准程序，将器械合理上筐进行机械清洗
注意事项	（1）回收时发现污染严重的器械应立即放入备好的多酶液内浸泡 5~10 分钟，放回原器械包 （2）上筐时发现污染严重的器械应立即放入备好的多酶液内浸泡，用清洗刷水下刷洗，去除污渍和血渍后放回原器械，避免器械混淆 （3）被朊病毒、气性坏疽杆菌及突发原因不明的病原体污染的器械应作相应消毒处理

4. 按器械来源地分类

操作目的	（1）为避免来源地错误，需对不同来源地的器械或物品进行分开放置 （2）为避免交叉，需对于同一来源地的不同科室的小来源地进行区分
操作步骤	（1）制作来源地标识，包括不锈钢标牌、数字标牌等 （2）标准着装，准备好回收用物，按照回收要求清点物品的数量，检查物品的性能

续 表

	(3) 在回收好的物品中放置相应的区分来源地的标识牌 (4) 传递给相应的操作人员进行下一步的操作程序
注意事项	(1) 标识牌需放置正确，有疑问时要及时查对和确认 (2) 为避免模糊不清造成识别差错，标识牌要定期检查和更新

5. 医疗废物的分类处理

操作目的	(1) 正确处理医疗废物，明确医疗废物的种类和处理方法 (2) 防止职业暴露及污染扩散
操作步骤	(1) 做好职业防护，戴口罩、帽子、双层乳胶手套，穿好隔离衣。穿戴整齐，头发不外露 (2) 明确医疗废物污染的类型，包括病理性废物、感染性废物、损伤性废物、化学性废物、药物性废物 (3) 对不同的废物种类做好处置和标识 (4) 废物装好后，使用结扎绳将袋口封好，填好相应的感染类型标识，注明时间，张贴在口袋外面中上醒目的位置 (5) 将医疗废物放置在医院或科室规定的位置，等待回收，收走后要做好登记 (6) 脱去所有的防护用品，做好洗手和消毒
注意事项	(1) 为便于做相应的处理流程，废物分类需准确 (2) 为防止职业伤害，需仔细处理医疗废物

第三节 清洗的标准作业程序

清洗是指去除医疗器械、器具和物品上污物的全过程，包括冲洗、洗涤、漂洗和终末漂洗。洗涤方法和清洗介质（清洗剂等）应针对器械、器具的材质、污染程度的不同来选择，从而达到清洗的目的。

一、清洗方法的选择

1. 手工清洗

手工清洗
- 手工清洗法适用于精密、复杂器械的清洗和有机物污染较重的器械的初步处理
- 不能采用机械清洗或难以去除污渍的精密器械在使用机械清洗前，用手工清洗进行预处理，去除器械上的血渍、污渍、锈渍、水垢、化学剂残留等，包括冲洗、洗涤、漂洗和终末漂洗
- 在15~30℃流动水下冲洗；酶清洁剂浸泡后刷洗、擦洗在水面下进行，防止产生气溶胶；终末漂洗应用软水或蒸馏水
- 刷洗时注意保护器械的光泽度，顺着齿纹方向刷洗。管腔器械及导管用加压水枪冲洗或用长毛刷上下反复刷洗
- 贵重、易损坏的光学镜头须熟练地进行单独处理，除厂家说明可使用超声清洗器清洗，否则不能使用
- 应选用相匹配的洗涤剂和刷洗用具、用品，不能使用钢丝球和去污粉
- 管腔器械须进行管腔内壁刷洗，否则无法彻底清洗
- 关节部位需使用软毛刷刷洗，外壁需使用软毛刷、纱布或海绵球清洗
- 器械所有的结构都是为了功能端的使用，要避免功能端直接碰撞清洗的盆、池
- 拆卸的零配件要小心保管，防止遗失，最好使用小零件保存网篮或网球

2. 器械清洗

（1）清洗过程

清洗过程
- 冲洗：以水为介质，形成流动水，去除器械、器具和物品上的污染物，达到能进一步处理的程度
- 洗涤：以含有化学清洗剂的水为介质，通过水的溶解清洗作用，清洁剂的乳化和皂化等作用，去除器械、器具和物品上的有机类污染物等
- 漂洗：以水为介质，通过水的溶解清洗作用，去除器械、器具和物品上的污染物和化学残留物，达到清洗质量要求
- 终末漂洗：以纯水或蒸馏水为介质，进行流动水冲洗。终末漂洗能进一步提高清洗质量，是器械、器具和物品进行最终的清洗步骤

（2）清洗原则

清洗原则

- 根据器械材质和精密程度选择有效的清洗方法。耐水洗、湿热材料的器械首选机械清洗方法；不耐水浸泡、湿热材料精密、复杂器械采用手工清洗方法；污染量较重的器械应进行预处理清洗后再做常规清洗；精密器械的清洗应遵循生产厂家提供的使用说明或指导手册
- 根据 WS 310. 2-2009 诊疗器械、器具和物品处理基本原则，器械去污程序为先清洗，再进行消毒
- 根据 WS 310. 3-2009 第 5. 6. 1 规定，器械经过清洗后，必须符合清洗质量标准，即器械表面及其关节、齿牙处应光洁，无血渍、污渍、水垢等残留物和锈斑；功能完好，无损毁
- 应制订完善的常规器械、精密贵重器械清洗操作规程；手工清洗和机械清洗程序应包括冲洗、洗涤、漂洗、终末漂洗；清洗操作方法及注意事项应符合 WS 310. 2-2009 和附录 B 的要求
- 清洗操作人员个人防护符合 WS 310. 2-2009 附录 A 的要求。清洗操作人员必须经上岗前培训。精密、贵重器械清洗的操作人员应经过专项技能培训
- 根据医院规模、任务及工作量，合理配置清洗消毒设备、水处理设备及配套设施。加强设备的日常维护和保养，确保清洗效果
- 开展日常和定期的清洗质量检测工作，清洗质量问题应记录，并满足质量追溯和持续改进管理要求

二、清洗方法与操作

1. 手工清洗与操作

手工清洗方法适用于器械的清洗预处理，能针对性地去除器械上湿性、干性的血渍和污渍、锈迹、水垢、化学药剂残留、医用胶残留等。主要用于不能采用机械清洗方法的精密器械清洗如一些软式窥镜、电源类等器械，还用于运送车、运转箱、清洗篮筐、托盘等物品用具的清洗。

（1）基本方法

冲洗操作	(1) 使用水（自来水、软水、纯化水或蒸馏水）冲洗器械和物品（包括使用压力水枪，增强水的冲洗压力或使用压力气枪进行气体冲刷） (2) 冲洗操作的方法一般用于洗涤前初步去污或去除化学清洗剂的漂洗；用于压力水枪、气枪进行管腔冲洗操作
浸泡操作	(1) 将污染器械浸泡在水中或含有清洁剂液体中，使黏附在器械上的干涸污渍软化、分解 (2) 浸泡时器械要完全浸没在水下；管腔器械从一端缓慢放入液体，使腔内充满清洗剂；器械上的阀门应打开
擦拭操作	(1) 使用软巾浸于清洁剂液体内进行器械擦洗，或使用蘸有清洁剂的软布直接擦拭，操作时擦拭清洗的力度应柔和，使用的擦布宜采用低棉絮材质，避免毛絮脱落 (2) 擦拭法一般用于表面光滑器械及不能浸于水中清洗的不耐湿材质的器械、带电源类器械的清洗 (3) 擦拭清洗时应在水面下进行，防止产生气溶胶，不能浸于水中清洗的器械，可用蘸有清洁剂的软布直接擦拭去污，应使用具有活性，无蛋白质黏附能力的清洁剂例如酶等清洁剂

(2) 清洗程序与操作

操作前准备	(1) 环境准备：在 CSSD 去污区，环境整洁、光线充足 (2) 物品准备：操作台、转运车、器械清洗篮筐、清洗架、清洗剂、刷子、标识等物品，电脑记录系统处于备用状态 (3) 人员准备：操作人员个人防护符合 WS 310. 2-2009 附录 A 的要求
操作步骤	(1) 操作前评估污染分类；可遵循制订清洗技术操作规程，选择清洗方法和操作程序，确认是否可水洗 (2) 冲洗：污染器械、器具和物品置于流动水下冲洗，初步去除污染物。手工清洗时水温宜为 15~30℃ (3) 洗涤：使用酶清洁剂或其他清洁剂浸泡，然后用刷子刷洗或用擦布擦洗。清洗动作柔和，刷洗操作应在水面下进行，防止产生气溶胶，不应使用钢丝球类用具和去污粉等用品，避免器械磨损。去除干涸的污渍可先用酶清洁剂浸泡，再刷洗或擦洗 (4) 漂洗：洗涤后，再用流动水冲洗或刷洗，清除脱落的污渍和清洁剂 (5) 终末漂洗：应用软水、纯化水或蒸馏水进行冲洗

续　表

注意事项	（1）结构复杂的器械应拆卸后清洗 （2）手工清洗后的器械应放置在专用的托盘、车等清洁处，与污染器械分开放置，并及时传入清洁区。避免清洗、消毒后的二次污染 （3）清洗池、清洗用具等应每天清洁与消毒

2. 超声波清洗与操作

（1）基本方法

基本方法

- 遵循生产厂家提供的使用说明和技术操作规程
- 不要将部件或容器直接放在清洗水箱的底部，否则将损坏超声波发生器并导致保修失效
- 使用以水为主的清洗液，不要使用酒精、汽油或者其他可燃性的溶液。否则易致火灾、爆炸。不要采用含有氯的清洗液，防止清洗机的损坏并导致保修失效
- 不要在无水情况下操作清洗机。清洗用水加热或进行超声清洗时，不要让溶液下降到操作线下 3/8 以下，否则将导致超声波发生器或加热器损坏并导致保修失效
- 当清洗机运转时，不要将手伸入水箱，否则会导致不舒适或皮肤刺激。待运行停止时，才可用手工方式取出清洗器械
- 超声清洗时间宜 3~5 分钟，也可根据器械污染情况适当延长清洗时间，不宜超过 10 分钟
- 具有超声清洗功能的全自动清洗消毒器操作简便，可自动完成冲洗、洗涤、漂洗、终末漂洗和消毒、干燥步骤，根据说明书使用
- 台式或双槽落地的超声清洗器一般为半自动化的设备，清洗时程序转换需要手工辅助操作。在清洗槽中加注水之前应切断电源；根据超声清洗槽标刻的水位线加注水量，一般在放入器械和物品情况下加注水量到离顶端约 3cm 的位置；应定时更换清洗液；首次加入水后应除气；清洗时应盖好超声清洗器盖子，防止产生气溶胶；工作结束后关闭电源、水源等阀门；在清空水箱之前应切断电源

（2）清洗程序与操作（台式或落地式）

操作前准备	（1）环境准备：在 CSSD 去污区，环境整洁、光线充足 （2）物品准备：超声清洗设备、操作台、器械清洗篮筐、清洗架、清洗剂、刷子、标识等物品，电脑记录系统处于备用状态 （3）人员准备：操作人员个人防护符合 WS 310. 2-2009 附录 A 要求
操作步骤	（1）操作前评估：根据污染分类；选择清洗方法和操作程序，有可依据的操作规程；贵重、精密器械有可依据的专项技术操作规程 （2）清洗槽内注入适量清水，控制水温在 35~45℃；按配制比例添加清洁剂（一般为酶清洁剂）。接通电源，待机指示灯应开启 （3）手工预洗：需手工预清洗的器械参照常规手工清洗操作 （4）超声清洗：将器械放在清洗设备专用的篮筐中，浸没在水面下，盖上盖子；设定清洗时间 5~10 分钟；按下启动开关，运行指示灯开启；超声清洗结束，超声结束运行指示灯熄灭。 （5）漂洗：可采用两种方法漂洗，机械漂洗：将清洗过的器械、器具和物品放到漂洗槽内自动漂洗，控制水温在 35~45℃，漂洗时间 0. 5~1 分钟，漂洗循环 2 次。手工漂洗：超声清洗设备没有漂洗功能时，采用手工漂洗。将超声清洗过的器械、器具和物品在流动水下冲洗至器械上无泡沫和污渍 （6）冲洗后的器械、器具和物品使用自动清洗消毒器或湿热消毒槽消毒，应使用纯化水 （7）进行机械干燥
注意事项	（1）设备操作遵循生产厂家的使用说明书 （2）超声清洗时间宜 3~5 分钟，不宜超过 10 分钟 （3）不宜清洗塑胶类软材质的器材

3. 喷淋式清洗消毒器清洗

（1）基本程序

预清洗	清洗舱内自动进软水，自动加热，水温控制在 20~35℃，喷淋预清洗时间 1~3 分钟，自动排污，除去物体表面污渍和可发泡的物质
洗涤	自动进软水，自动投入设定清洗剂，自动加热（根据清洁剂使用温度要求），一般水温设定在 35~45℃，设定喷淋洗涤时间至少 5 分钟，自动排水

续　表

漂洗	自动进软水或纯化水，自动加热 35~45℃（也可用冷水），设定喷淋漂洗时间 1~2 分钟，自动排水
终末漂洗、消毒	自动进纯化水，自动加热 90℃，根据需要设定消毒时间 1 分钟或 5 分钟以上时间。在设定的温度下（一般为 70℃）自动投入润滑剂，自动排水
热风干燥	自动加热，自动控制设定的干燥温度一般为 70~90℃，干燥时间 10~20 分钟。自动开启柜门，取出清洗器械

（2）清洗消毒程序与操作

操作前准备	（1）环境准备：在 CSSD 去污区，环境整洁、光线充足 （2）人员准备：操作人员个人防护符合 WS 310.2-2009 附录 A 要求 （3）物品准备：操作台、器械清洗篮筐、清洗架、清洗剂、刷子、标识等物品，电脑记录系统处于备用状态；接通水源；接通热源；接通电源，设备指示灯应开启，清洗设备处于备用状态
操作步骤	（1）操作前评估：评估污染分类，有可遵循的清洗操作规程。确认清洗器械与清洗方法的适宜性；器械装载方式和装载量符合操作规程 （2）清洗器装载：开启清洗设备舱门→推进器械架→器械装载正确→插件牢固→装载适量→关闭舱门 （3）清洗器运行：选择清洗程序并启动开关，运行指示灯开启→观察预清洗水温，一般不超过 45℃→设备舱门处没有水溢出现象→喷淋臂转速正常，转动无器械阻挡，器械可接触到水流→观察排水阶段，排水通畅，没有水溢出和滞留现象→自动加入清洁剂，水温符合使用规定→漂洗阶段喷淋漂洗时间 1~2 分钟，漂洗循环 2 次→终末漂洗，消毒温度应在≥90℃，消毒时间 1~5 分钟→热风干燥，70~90℃，干燥时间为 15~20 分钟 （4）清洗结束：运行指示灯熄灭，观察打印的程序代码、消毒时间、温度并记录 （5）开启清洗设备舱门，取出器械架，放置 5 分钟后观察器械的干燥程度，无水迹为干燥

续　表

注意事项	（1）遵循生产厂家提供的使用说明或指导手册和制定的技术操作规程 （2）不应随意改变清洗消毒器的程序和参数 （3）消毒温度、时间应符合 WS 310.3-2009 检测的有关规定。确认并记录设备每一次运行的消毒温度、时间和清洗程序 （4）按照制造商的指导，每天检查喷淋臂转动是否灵活，出水孔是否通畅 （5）每天应进行设备舱内的清洁，可使用清洁剂擦拭内壁、滤网，清洗设备表面灯。对维护的情况应予记录 （6）设备检查所发现的任何问题都要提出来，并由适当的责任人进行处理 （7）定时监测和检查洗涤剂使用情况，检查注入清洗剂的泵是否正常运转、泵管有无松脱、有无老化等现象。确保清洗剂用量准确

4. 喷淋超声波式清洗消毒程序与操作

预清洗	清洗舱内自动进软水，自动加热，水温控制在 20~35℃，喷淋预清洗时间 1~3 分钟，自动排污，除去物体表面污渍和可发泡的物质
超声喷淋洗涤	自动进软水，自动投入设定清洗剂，自动加热（根据清洁剂使用温度要求），一般水温设定在 35~45℃，设定超声洗涤时间 5~10 分钟。自动排水
漂洗	自动进软水，自动加热 35~45℃（也可用冷水），设定喷淋漂洗时间 1~2 分钟，自动排水。（此过程也可根据需要使用中合剂或酸性清洗剂，防止沉淀物污染器械，不是必需步骤）
漂洗	自动进水软水或纯化水，自动加热 35~45℃（也可用冷水），设定喷淋漂洗时间 1~2 分钟，自动排水
终末漂洗、消毒	自动进纯化水，自动加热 90℃，根据需要设定消毒时间 1 分钟或 5 分钟以上时间。在设定的温度下（一般为 70℃）自动投入润滑剂，自动排水
热风干燥	自动加热，自动控制设定的干燥温度一般为 70~90℃，干燥时间 10~20 分钟。自动开启柜门，取出器械架

三、标准作业程序

1. 手工清洗

（1）配制清洁剂

操作目的	（1）正确配制以保证器械的清洗质量，保护器械的正常使用 （2）为手工清洗做好物质准备 （3）保证清洁剂合理使用，节约成本，防止浪费
操作步骤	（1）做好职业防护，戴口罩、帽子、防护面罩、双层手套，穿好隔离衣、防水鞋，头发不外露 （2）准备配制清洁剂所用的物品如清洁剂、盆子、量杯、药杯 （3）根据配制溶液的容积，按照厂家指导的浓度计算出清洁剂的用量 （4）测定水温，使用量杯接所需清洁剂，将其倒入水中
注意事项	（1）配制的浓度要按照厂家的指导说明。机械清洗、手工清洗以及污染严重的器械或物品所用清洁剂的浓度根据实际情况做调整 （2）计算准确无误，掌握清洁剂的计算方法 （3）配制的温度应与清洁剂的特性相适宜。多酶清洗液的配制温度不超过45℃，除锈剂的温度以60~80℃为宜

（2）浸泡

操作目的	（1）为器械、器具或物品的灭菌合格做好保障 （2）将耐湿热的器械、器具或物品清洗干净
操作步骤	（1）配制好手工清洗所需要的多酶溶液 （2）对物品上的污渍血渍进行预洗，将物品在流水下冲洗 （3）为将大量的有机物充分地分解去除，需将物品浸泡在多酶液内5~10分钟 （4）使用碱性清洁剂去除物品上的有机物，使用流水漂洗，清除物品上的生物负荷 （5）使用流动的酸化水冲洗或浸泡2分钟，使用纯水对物品进行终末漂洗
注意事项	（1）充分浸泡污染严重或干涸的器械 （2）严格按照手工清洗步骤 （3）手工清洗的物品须经过消毒环节才能传入检查包装及灭菌区

（3）擦拭

操作目的	将不耐湿热的器械、器具和物品清洗干净，为器械、器具和物品的灭菌合格做好保障

续 表

操作步骤	（1）准备充分的多酶液、酸化水及纯水，将可以浸泡的部件浸泡在多酶液内 （2）将不能浸泡的物品先用多酶液擦拭，再用自来水擦拭，去除清洁剂，使用酸化水擦拭，达到消毒效果 （3）最后用纯水擦拭，擦拭完毕放在清洁的塑料篮筐内
注意事项	（1）按照手工清洗的步骤操作 （2）电动工具与电池应分开清洗和放置 （3）管腔类的物品应使用高压气枪进行干燥

2. 返洗器械的清洗

操作目的	（1）重新清洗存在清洗质量问题的器械，使其符合清洗质量的要求 （2）清洗干燥完成，为包装和灭菌做好准备工作
操作步骤	（1）检查包装区的工作人员将清洗不合格的器械放在传递窗的“返洗器械筐”内，告知去污区操作人员 （2）去污区人员立即判断器械的性质，立即按照手工清洗流程清洗返洗器械 （3）放在传递窗的“洗净器械筐”内，并告知检查包装人员
注意事项	按照手工清洗程序操作，为避免等待时间过长，需判断返洗器械的紧急程度并立即清洗

3. 除锈器械的清洗

操作目的	（1）重新清洗清洗后仍有锈迹和锈渍的器械，使其符合清洗质量的要求 （2）延长器械的寿命，降低医疗成本，合理地对器械进行除锈和保护
操作步骤	（1）检查包装人员将有锈迹的器械放在传递窗的“返洗器械筐”内，告知去污区操作人员 （2）去污区工作人员配制除锈剂溶液。按照厂家的说明配好溶液，温度在60~80℃为佳 （3）将器械放在除锈剂溶液内5~10分钟，在除锈剂液面下刷洗干净，将器械在流水下冲洗干净 （4）酸化水冲洗消毒，纯水终末漂洗，将除锈后的器械放在干燥箱内，由检查包装及灭菌区的人员取出

续　表

注意事项	（1）除锈剂的浓度应配制准确 （2）为避免时间过长造成器械损伤，除锈的时间要把握准确 （3）锈迹严重、无法处理的器械应更换

4. 特殊器械器具清洗

（1）穿刺针与管腔器械的清洗

操作目的	为保障灭菌质量，避免针刺伤，减少职业暴露，需将穿刺针及管腔器械清洗干净
操作步骤	（1）使用专用的穿刺针清洗槽进行回收，针芯和针套分开放置，浸泡5~10分钟 （2）穿刺针及管腔器械拆卸后流水冲洗，用棉签或管腔清洗刷刷洗内壁，用高压水枪冲洗 （3）使用超声清洗机清洗5~10分钟，清洁剂按产品使用说明配制 （4）再次刷洗及高压水枪冲洗，放入立式穿刺针清洗架或吸引头专用罐内，使用高压气枪进行消毒和干燥
注意事项	（1）为减少包装错误，穿刺针的针芯和针套应配对放置 （2）穿刺针及管腔器械应拆开清洗，清洗时应注意避免针刺伤

（2）呼吸机管道的清洗

操作目的	（1）为保证呼吸机管道的清洗质量，为合格灭菌做好准备 （2）为防止交叉感染，需做好清洗消毒
操作步骤	（1）呼吸机管道内外用自来水冲洗，使用多酶液充分冲洗呼吸机管道内外，用自来水漂洗 （2）用纯水漂洗后，用酸化水冲洗呼吸机管道内外 （3）达到消毒并进行干燥，放在清洁的专用篮筐内传递到检查包装及灭菌区
注意事项	呼吸机管道内壁要用环钳夹持纱布进行擦拭，如管道过长，则使用压力气枪进行干燥

（3）湿化罐的清洗

操作目的	将湿化罐清洗干净，为合格灭菌做好保障
操作步骤	（1）拆卸湿化罐成最小部件，用流水反复冲洗 （2）用多酶清洁剂浸泡1~2分钟，用自来水漂洗干净 （3）用流动的酸化水冲洗或浸泡消毒2分钟，用纯水漂洗后进入烘干箱干燥
注意事项	（1）物品拆卸时，不能损坏物品的性能，配件要放在一起便于组装，湿化罐应拆卸到最小配件 （2）干燥时湿化罐应倒立放置，便于沥水，并及时从烘干箱取出

（4）活检枪的清洗

操作目的	为保障灭菌质量，将活检枪清洗干净，保证活检枪正常使用
操作步骤	（1）打开活检枪盖板，在多酶液中浸泡5分钟，在水面下反复刷洗活检枪各部位 （2）超声清洗5~10分钟，漂洗后使用酸化水消毒，再次纯水漂洗 （3）将活检枪弹簧保持在正确的位置，在干燥箱中进行干燥
注意事项	注意将关节处清洗干净，活检枪弹簧应处于松弛状态

（5）活检钳的清洗

操作目的	（1）去除器械上的污物，为患者提供安全可靠的诊疗器械 （2）制订标准的人流吸头清洗操作规程，确保工作以标准化和统一化进行，达到正确、高效的目的
操作步骤	（1）清点数量，检查功能：尤其是咬合端的闭合性应完好，将活检钳整齐平放器械清洗筐内 （2）冲洗：在流动温水下冲洗活检钳表面30秒以上，将肉眼可见的有机物洗掉。有干涸血迹则用酶浸泡3~5分钟后再冲洗 （3）浸泡：将冲洗后的活检钳置于碱性清洗剂内浸泡3~5分钟。若有锈迹，则用毛刷蘸配制好的除锈剂刷洗锈斑部位，直至锈斑被清除后再浸泡

续　表

	（4）刷洗：在碱性清洗剂液面下用毛刷反复刷洗活检钳各个部位，尤其是开口与关节位置，去除所有污渍和血迹 （5）装载后将刷洗后的活检钳排列一层整齐放置于清洗筐内 （6）将清洗筐置于清洗架上并推入全自动超声清洗消毒器，关闭清洗机门 （7）选择适合的器械清洗程序并按“开始”，进入冲洗→酶洗→超声→低频→高频→漂洗，二次漂洗→消毒→润滑→干燥程序，随时观察机器的运行情况 （8）清洁消毒清洗池→清洗工具→更换清洗剂→整理用物及环境。做好相关记录
注意事项	（1）为确保清洗效果，需按照要求配制各类清洗剂 （2）消毒程序设置应达到相关标准要求，刷洗应在液面下进行，避免产生气溶胶和水花飞溅 （3）进清洗机前，用手工转动喷水臂，观察能否正确定位及转动是否平衡；进清洗机后，保证器械装载位置不影响喷水臂自由旋转，喷嘴无受阻；检查清洗架放置是否正确 （4）装载后，在按“开始”键前，再次检查选择程序是否正确；检查清洗剂泵入是否通畅；观察显示板温度、时间与选择程序参数是否一致 （5）对每批次物品进行清洗质量监测评价，清洗质量不合格的，及时由传递窗退回去污区重新处理 （6）设备运行中，应确认清洗消毒程序的有效性，使用后做好日常维护

（6）硬式内镜的清洗

操作目的	（1）去除器械表面有机或者无机污染物，降低生物危害，为患者提供安全可靠的诊疗器械 （2）对内镜进行维护保养，延长使用寿命，降低成本
操作步骤	（1）配制清洗液：根据专用多酶使用说明书在清洗槽和超声清洗槽配制多酶液。检查多酶的有效期；用筒量出20000ml水倒入池中及超机池中；用量杯量出多酶100ml倒池中，并充分搅匀 （2）清点、检查物品：按照回收单与下收人员核对器械种类、数量，检查器械功能是否完好，镜体是否完整无磕痕，轴杆有无凹陷或刮伤、是否平直，镜面有无裂痕；360°目测方法测试图像是否清晰；

续　表

	器械部件是否齐全有破损，结构是否完整，关节前端是否闭合完全；套管、密封圈是否完整无变形；电凝线、气腹管有无折痕、破损、老化 （3）拆卸：将可拆卸的器械拆卸到最小部件，并装入有孔器械盘（孔径≤0.2mm）内浸泡于水中 （4）冲洗、刷洗：在流动水下进行，洗后根据是否需要超声清洗分类平放于清洗筐内（清洗筐网眼≤0.2mm） （5）漂洗：取出超声机内的器械放入纯水池中，用纱布擦洗表面，高压水枪冲洗残留在管道内和器械上的多酶清洗液及松脱的污物。按器械及配件数量有序摆放在专用有孔器械盘内。取出浸泡在多酶洗液中的光学目镜、电凝线、气腹管、水管、烟管，用预处理方法进行漂洗 （6）消毒：用75%酒精纱布擦拭电凝线、气腹管头端、镜身和镜头。器械及附件采用物理消毒法或75%酒精、酸性氧化电位水化学消毒（若采用酸性氧化电位水化学消毒法必须严格执行WS 310.2-2009附录C标准） （7）干燥：镜子用镜头拭纸擦干，放在专用镜盒内固定妥当，传递到包装区。电凝线、气腹管、水管、烟管器械表面及管腔用高压气枪吹干或使用专用干燥柜。根据厂家说明调节适宜的干燥温度和时间。 （8）物品整齐有序放置于器械盒内，传递到包装区，清洗消毒清洗槽和用物，整理环境。做好相关记录
注意事项	（1）对于结构复杂的精密器械，在清洗时要拆卸到最小部件。拆卸下来的零配件要小心保管（清洗筐和器械盘孔径≤0.4mm），防止遗失 （2）硬式内镜属精密仪器，价格昂贵，下收下送器械途中应使用减震设备，避免运送不当造成器械损坏 （3）对于贵重易损坏的光学镜头，一定要轻拿轻放并单独处理 （4）各个环节均应防止器械混装，造成器械不配套影响手术的进行 （5）应及时清点器械的种类、数量，检查器械的质量，发现问题及时反馈。如器械存在质量问题可立即拍照，作为解决问题的依据 （6）清洗过程中要保护功能端，选择低泡、易冲洗、无残留的清洗剂，清洗液现配现用，一洗一换，控制好水温，手工清洗15~30℃，超声清洗宜≤45℃ （7）不能用钢丝球刷洗器械及物品，刷洗器械必须在流动水液面下刷洗

续　表

	（8）关节部和外壁选择软毛刷、纱布或海绵球进行清洗。管腔器械必须进行管腔内壁的刷洗和冲洗。彻底刷洗器械的轴节部、弯曲部和管腔内，再用高压水枪反复冲洗管腔内壁，出水口放在水面下。对于无法拆卸的物件一定要加强清洗管道、关节和齿纹 （9）清洗光学目镜时不能用毛刷或硬性的清洗物品，只能用纱布或镜头拭纸擦洗，以免划伤镜面。不应采用机械清洗方法，禁止超声清洗 （10）管腔器械在多酶清洗液里浸泡时，一定要将管腔内注满清洗液 （11）带光源的线头和气腹管、电凝线应与其他器械分开清洗，电源插头处不能直接用水清洗，可用75%酒精纱布擦拭以免漏电造成损伤。电凝线、气腹管应以大小适宜的弧度盘绕，无锐角及直角 （12）合理使用超声清洗，根据器械材质、性能，选择适宜的超声清洗时间和频率 （13）如有全自动清洗消毒器，建议使用清洗消毒器进行消毒、润滑与干燥。清洗机的管道冲洗系统能对管腔内壁进行彻底消毒、润滑与干燥 （14）包装时应对器械关节和齿槽处进行润滑保养

（7）动力系统的清洗

操作目的	（1）为防止骨动力系统损坏，需合理清洗 （2）将动力系统清洗干净，保障灭菌质量 （3）延长使用寿命，节约成本
操作步骤	（1）将动力系统进行分类，将电池与主机分开 （2）能够进水的部分放在多酶液中浸泡，流水下用小刷子清洗电钻头部，连接电池的部位不能沾水，可蘸自来水擦拭 （3）先后用含酶清洗液擦拭机身和电池，用低纤维絮擦布擦干骨动力系统，用酸性氧化电位水消毒骨动力系统 （4）用纯水漂洗后放入篮筐，从传递窗传入检查包装及灭菌区 （5）将盛放动力系统的器械盒进行规范手工清洗或机械清洗后传入检查包装灭菌区
注意事项	（1）严格按照厂家的指导说明进行维护保养。本操作流程仅适用于直流电源电钻 （2）接触电源处不能与水接触，以防止造成短路而损坏动力系统 （3）器械盒应进行规范手工清洗或机械清洗

（8）人流吸引头的清洗

操作目的	（1）去除器械上的污物，为患者提供安全可靠的诊疗器械 （2）制订标准的人流吸头清洗操作规程，以确保工作以标准化和统一化进行，达到正确、高效的目的
操作步骤	（1）清点吸头数量及型号 （2）冲洗：在流动温水下冲洗吸头表面及管腔明显的血迹及污迹 30 秒，若血迹干涸，则浸泡于多酶清洗剂内 3~5 分钟后再进行冲洗 （3）浸泡：将冲洗后的吸头浸泡于碱性清洗剂中 3~5 分钟，若有锈迹，用小毛刷蘸配制好的除锈剂刷洗锈斑部位，直至锈斑被清除后再浸泡 （4）刷洗：浸泡后的吸头在碱性清洗剂液面下反复刷洗。6 号、7 号、8 号吸头管腔分别用 4 号管道刷、6 号管道刷、6 号管道刷刷洗，吸头表面用毛刷刷洗 （5）检查：用小棉签擦洗吸头的盲端开口处，用棉通条检查管腔内部，用湿润的纱布擦拭吸头表面，吸头内外干净，无污渍、血迹和锈迹即进行下一步骤 （6）漂洗：用高压水枪对准吸头接头处对管腔内外进行反复冲洗 （7）消毒：用酸性氧化电位水流动冲洗或浸泡消毒 2 分钟，也可将吸头置于含氯消毒剂浸泡 （8）再次漂洗：用流动纯水对吸头表面和管腔内部进行反复冲洗 （9）保养：将漂洗后的吸头用高压气枪吹干后再浸泡于配制好的润滑剂溶液中 10 分钟 （10）干燥：把吸头从润滑剂中捞出，用高压气枪吹干或将吸头盛装在特制的清洁筐内，使其能固定吸头开口朝上并与筐底呈 60°~70°角，置于干燥箱烘干待用 （11）清洁消毒清洗池；清洗工具；更换清洗剂；整理用物及环境。做好相关记录
注意事项	（1）检查消毒剂的有效期、浓度，按产品要求配制，每次使用前应监测浓度；酸性氧化电位水的使用应遵循《消毒供应中心管理规范》中 WS 310.2-2009 附录 C 的相关规定 （2）生锈的器械应分类单独放置并及时进行除锈处理 （3）浸泡时，要保证清洗剂、消毒剂注满管腔，器械完全浸泡于液面下，刷洗应在液面下进行，避免产生气溶胶和水花飞溅 （4）在干燥箱内竖放，利于水分蒸发，干燥时，控制好干燥箱的温度和时间，注意不要超温操作

（9）窥阴器的清洗

操作目的	（1）去除器械上的污物，为患者提供安全可靠的诊疗器械 （2）确保工作以标准化和统一化进行，达到正确、高效的目的，制订标准的窥阴器清洗操作规程
操作步骤	（1）清点数量，检查窥阴器，尤其是右侧的螺丝是否脱落；检查窥阴器张开是否灵活 （2）冲洗：在流动温水下冲洗窥阴器表面30秒以上，尤其是上下叶凹槽处，将肉眼可见的有机物洗掉。如有干涸血迹则用酶浸泡3~5分钟再冲洗 （3）浸泡：将冲洗后的窥阴器置于碱性清洗剂内浸泡3~5分钟。若有锈迹，则用小毛刷蘸配制好的除锈剂刷洗锈斑部位，直至锈斑被清除后再浸泡 （4）刷洗：在碱性清洗剂液面下用毛刷刷洗窥阴器各个部位至少30秒，尤其是螺丝及窥阴器两侧内外，去除所有污渍和血迹 （5）装载：将刷洗后的窥阴器整齐放置于特制的器械清洗筐内，使窥阴器嘴朝上且充分张开，以保证水流能充分冲洗到器械的各个表面 （6）将装载好窥阴器的清洗筐置于清洗架上并推入全自动清洗消毒器，关闭清洗机门 （7）选择合适的器械清洗程序并按“开始”，进入预洗→洗涤→漂洗→二次漂洗→热消毒→润滑→干燥程序。随时观察清洗消毒器的运行情况 （8）清洁消毒清洗池；清洗工具；更换清洗剂；整理用物及环境。做好相关记录
注意事项	（1）进清洗机前，用手工转动喷水臂，观察能否正确定位及转动是否平衡：进清洗机后，保证器械装载位置不影响喷水臂自由旋转，喷嘴无受阻；检查清洗架放置是否正确 （2）装载后，按“开始”键前，再次检查选择程序是否正确；检查清洗剂泵入是否通畅；观察显示板温度、时间与选择程序参数是否一致 （3）消毒程序设置应达到相关标准要求，严格按照厂家说明配制各类清洗剂，确保浓度有效 （4）设备运行中，应确认清洗消毒程序的有效性；使用后做好日常维护 （5）刷洗应在液面下进行，避免产生气溶胶和水花飞溅。特别注意刷洗螺丝，有锈迹时及时除锈。包装时可采用手工局部润滑加强保养 （6）卸载清洗架时，检查机内有无散落器械，特别注意窥阴器螺丝有无脱落等 （7）对每批次物品进行清洗质量监测评价，清洗质量不合格的，及时由传递窗退回去污区重新处理

（10）扩宫棒的清洗

操作目的	（1）去除器械上的污物，为患者提供安全可靠的诊疗器械 （2）制订标准的扩宫棒清洗操作规程，以确保工作以标准化和统一化进行，达到正确、高效的目的
操作步骤	（1）清点数量及型号，门诊人流手术包为4号到8.5号，共10根；宫腔镜检查包为4号到10.5号，共14根，每套器械分别放置于2个清洗篮筐中，避免混淆 （2）冲洗：在流动温水下冲洗扩宫棒表面30秒以上，将肉眼可见的有机物洗掉，如有干涸血迹，用酶浸泡3~5分钟再冲洗 （3）浸泡：将冲洗后的扩宫棒置于碱性清洗剂内浸泡3~5分钟。若有锈迹，用小毛刷蘸配制好的除锈剂刷洗锈斑部位，直至锈斑被清除后再浸泡 （4）刷洗：在碱性清洗剂液面下用毛刷刷洗每根扩宫棒，去除所有污渍和血迹 （5）装载：将刷洗后的扩宫棒用三角形串由号数从大到小顺序串在一起，平放于清洗篮筐内，不能重叠放置 （6）将清洗筐置于清洗架上并推入全自动清洗消毒器，关闭清洗机门 （7）选择器械清洗程序并按“开始”，进入预洗→洗涤→漂洗→二次漂洗→热消毒→润滑→干燥程序。随时观察清洗消毒器的运行情况 （8）清洁消毒清洗池；清洗工具；更换清洗剂；整理用物及环境，做好相关记录
注意事项	（1）为确保浓度有效，需按照厂家说明配制各类清洗剂 （2）扩宫棒应用器械串有序地串在一起，操作者使用时能快速找到需要的型号 （3）进清洗机前，用手工转动喷水臂，观察能否正确定位及转动是否平衡；进清洗机后，保证器械装载位置不影响喷水臂自由旋转，喷嘴无受阻；检查清洗架放置是否正确 （4）消毒程序设置应达到相关标准要求 （5）装载后，按“开始”键前，再次检查选择程序是否正确；检查清洗剂泵入是否通畅；观察显示板温度、时间与选择程序参数是否一致 （6）设备运行中，应确认清洗消毒程序的有效性 （7）刷洗应在液面下进行，避免产生气溶胶和水花飞溅 （8）对每批次物品进行清洗质量监测评价，清洗质量不合格的，及时由传递窗退回去污区重新处理

（11）奶瓶的清洗

操作目的	为避免使用不合格奶瓶，保证奶瓶清洗的有效性，需去除附着于奶瓶表面的污物，为新生儿提供卫生清洁奶瓶，保障喂养安全
操作步骤	（1）根据使用的清洗剂说明计算浓度。例如，碱性清洗剂浓度1:250，配制40000ml需加入清洗剂160ml （2）将奶瓶在流动水下冲洗1~2分钟。倒立摆放在专用架或筐内，用5000ml量杯量出40000ml水倒在盆、桶或池中，用温度计测试水温 （3）查对清洗剂有效期，打开清洗剂瓶盖，用100ml量杯量取计算出的所需液体 （4）将清洗剂加入盛水的盆或桶或池内，将溶液充分摇匀1~2分钟，在清洗溶液中浸泡奶瓶3~5分钟 （5）在液面下用百洁布或专用软毛刷反复刷洗浸泡后的奶瓶2分钟，在流动水下反复冲洗奶瓶2分钟，在软水或纯化水下反复冲洗奶瓶2分钟 （6）倒立摆放在专用架或筐上，放入烘干机（温度60~120℃）里烘干备用 （7）清洁消毒清洗池及清洗工具；更换清洗剂；整理用物及环境，做好相关记录
注意事项	（1）洗刷奶瓶前必须将奶瓶残留食物清理干净。再进行洗刷，洗刷奶瓶时应注意避免奶瓶破损 （2）禁止使用百洁丝刷洗奶瓶，只可以用百洁布和专用软毛刷刷洗 （3）熟知奶瓶清洗剂稀释的比例，清洗液应现配现用，清洗消毒后的奶瓶要认真检查是否彻底清洗干净 （4）奶瓶进入全自动喷淋清洗机时不能叠放，需瓶口朝下放置 （5）做好职业防护，发现异常应及时汇报，便于处理

5. 运送车辆的清洗

操作目的	为便于重复使用和避免交叉感染，需将车辆清洗消毒干净
操作步骤	（1）将车辆固定，使用自来水冲洗车辆的内外表面，配制1000mg/L浓度的含氯制剂 （2）用含氯液抹布擦拭车辆，有条件时可使用高压蒸汽枪消毒 （3）擦干车辆备用，将车辆放于指定的位置，整理清洗工具

续 表

注意事项	（1）车辆应有明确的清污标识，应定点放置 （2）配制含氯制剂的浓度要准确

6. 机械清洗

（1）器械的装筐

操作目的	（1）为保证器械清质量，利于器械清洗，需将用后的器械或器具有序地放入清洗筐内 （2）合理地装筐保证器械不受损伤及遗失
操作步骤	（1）做好职业防护，戴口罩、帽子、双层手套，穿好隔离衣，穿戴整齐，头发不外露 （2）准备好用物，包括带臂清洗架、清洗筐、器械支撑架、器械隔板等 （3）将器械的关节充分打开放置在清洗支架上，上筐时发现污染严重的器械应手工清洗后再上筐机洗，吸引头等按管腔处理流程清洗 （4）装筐前应检查带螺钉的器械有无松动，刀片是否取下，能拆卸的器械应拆卸后再清洗 （5）材质较轻或易漂洗的物品应和较重的物品捆在一起，防止在机械清洗时丢失 （6）将清洗筐放在清洗架上，选择相应清洗程序进行清洗
注意事项	（1）所有轴节均要打开呈 90°角，方向一致放置于器械支撑架上 （2）器械不能超出器械筐，避免影响转臂运行，有螺钉及螺帽等零部件的器械均需拧紧 （3）吸引头应取出按管腔器械流程处理，血管夹等应取出手工刷洗 （4）咬骨钳、大钢剪等复杂器械应检查咬口处，如有骨渣、组织等要取出并手工刷洗 （5）精密器械轻拿轻放，防止受压

（2）单舱清洗机清洗

操作目的	（1）为避免主观性程序省略，保证清洗质量，需按照设定程序运行 （2）为保证操作的安全性，需应用热力消毒 （3）为提高工作效率，需清洗设备循环持续工作以替代部分手工清洗，减轻劳动强度

续 表

操作步骤	（1）做好职业防护，戴口罩、帽子、双层手套，穿好隔离衣，穿戴整齐，头发不露 （2）准备好用物，包括带臂清洗架、清洗筐、器械支撑架、器械隔板等 （3）将器械的关节充分打开放置在清洗支架上 （4）污染严重的器械应先手工清洗后再上筐机洗，吸引头等按管腔处理流程清洗 （5）将清洗筐放在清洗架上选择器械程序进行清洗
注意事项	（1）所有轴节均要打开，方向一致放置于器械支撑架上 （2）器械不能超出器械筐，避免影响转臂运行，有螺钉及螺帽等零部件的器械均需拧紧 （3）咬骨钳、大钢剪等复杂器械应检查咬口处，如有骨渣、组织等要取出，手工刷洗 （4）吸引头应取出按管腔器械流程处理，血管夹等应取出手工刷洗 （5）清洗的程序要选择正确，精密器械轻拿轻放，以防止受压

（3）多舱清洗机清洗

操作目的	（1）为避免主观性程序省略，保证清洗质量，需按照设定程序运行 （2）为提高工作效率，需清洗设备循环持续工作，替代部分手工清洗，减轻劳动强度 （3）为保证操作的安全性，需应用热力消毒
操作步骤	（1）准备好用物，包括带臂清洗架、清洗条码、清洗筐、器械支撑架、器械隔板等 （2）按照装筐要求将器械合理装筐 （3）清洗架装满后，推入清洗机轨道 （4）选择适宜的清洗条码，自动进入清洗流程
注意事项	（1）所有轴节均要打开，方向一致放置于器械支撑架上 （2）器械不能超出器械筐，避免影响转臂运行，有螺钉及螺帽等零部件的器械均需拧紧 （3）吸引头应取出按管腔器械流程处理，血管夹等应取出手工刷洗 （4）应检查咬骨钳、大钢剪等复杂器械咬口处，如有骨渣、组织等要取出，手工刷洗 （5）清洗的程序要选择正确，精密器械轻拿轻放，防止受压

(4) 台式超声清洗机清洗

操作目的	(1) 为保证正常使用，延长使用寿命，需正确操作仪器设备 (2) 保证精密仪器、管腔器械的清洗质量
操作步骤	(1) 开机前先检查排水阀是否关闭，然后按照产品说明书配制多酶清洗液 (2) 打开电源开关，按加温键设定温度 (3) 排气，按设备说明书设定排气时间，排气完毕红灯熄灭后方能进行下一步操作 (4) 待清洗物品放置在篮筐内（水面以下）盖好盖子，启动超声键，时间设定 5~10 分钟 (5) 清洗完毕，所有红灯熄灭后关闭电源开关，打开排水阀将水箱的废水排尽，清洁超声清洗机和用物
注意事项	(1) 程序已设定，勿擅自更改 (2) 在注水和排水时关闭电源，机器运行时，勿将手伸入水箱 (3) 保持溶液在水位线上，保证仪器正常运转 (4) 将物品放在篮筐内并充分浸没，保持控制面板及水箱周围清洁干燥

7. 水处理设备的操作程序

操作目的	(1) 保证清洗用水的正常供给 (2) 为延长使用寿命，保障仪器设备的正常使用 (3) 为保证清洗质量，完成器械和物品的清洗
操作步骤	(1) 打开排气窗，确认原水供水水源阀门处于打开位置；确认电闸处于接通状态 (2) 确认主机控制面板上的系统启动处于自动位置 (3) 检查 pH 调节箱水位，按要求加入氢氧化钠，向盐桶加入工业盐，并充分搅匀 (4) 测试软水情况，根据铬黑试剂在软水中的变色情况判断软水是否合格 (5) 纯水系统开始运行后，观察水流量并做好记录 (6) 擦干机器设备上的水迹
注意事项	(1) 保证盐和氢氧化钠的正常供给及吸收 (2) 做好水质监测和记录 (3) 定期做好设备的维护保养，异常情况及时汇报和处理

第四节　消毒的标准作业程序

CSSD清洗后的器械在包装前应进行消毒处理，以保证操作人员及患者安全。消毒是对细菌杀伤性较低的处理方式，器械消毒处理包括污染器械清洗后进行消毒的过程及方法。器械消毒应达到高水平消毒的质量，即污染器械上自然微生物数量减少90%以上，并不得检出病原微生物。根据GBl5982-2012《医疗机构卫生消毒标准》规定，中度危险性器械的菌落总数应≤20cfu/件、g或$100cm^2$不得检出致癌性微生物，低度危险性器材的菌落数应≤200cfu/件、g或$100cm^2$不得检出致病性微生物。

一、常用的消毒方法

常用的消毒方法有物理消毒和化学消毒。

1. 物理消毒

物理消毒是利用物理因子杀灭或清除病原微生物。CSSD采用的物理消毒法为湿热消毒法，湿热消毒是利用较高温度的热水（≥90℃）或蒸汽为消毒介质，在维持相应温度和时间的调整条件下使菌体蛋白变性或凝固。

物理消毒

- 湿热可使菌体蛋白质变性或凝固，酶失去活性，代谢发生障碍，从而使微生物死亡
- 蛋白质的变形和凝固需有水分子的存在。湿热处理时在热水或热蒸汽的环境下，湿度愈高，蛋白质的变形和凝固愈快，对微生物的杀灭效果亦愈好
- 细菌繁殖体、病毒和真菌等对湿热均较敏感
- 湿热消毒是器械消毒首选的方法，《世界卫生组织医院感染控制指南》推荐："如果一种器械经受热力和湿度并且不要求灭菌，选择热力消毒是恰当的。通过热力和一定温度的热水就能杀灭致病性繁殖病因子，这是一种非常有效的消毒方法"
- 湿热消毒采用高温蒸汽和热水作为消毒介质，具有安全、无毒物残留、环保的优点
- WS 310. 2 4. 4条款规定：耐湿、耐热的器械、器具和物品应首选物理消毒方法

2. 化学消毒

化学消毒

- 不耐受湿热的器械材质可采用化学消毒方法。化学消毒法是利用化学药物杀灭病原微生物
- 根据消毒剂的杀菌强弱可分为高效消毒剂、中效消毒剂、低效消毒剂
- 由于化学消毒对器械具有一定的腐蚀性，因此器械消毒时需要谨慎选用
- 选用的消毒剂应取得国务院卫生行政部门卫生许可批件的消毒药械或酸性氧化电位水

二、消毒的作用与基本原则

1. 器械消毒的作用

器械消毒的作用

- 为临床提供合格的消毒物品，确保患者使用安全器械
- 有效切断传播途径，提高器械处理流程质量，保证环境及操作人员的安全，防止交叉污染

2. 器械消毒的基本原则

器械消毒的基本原则

- 接触皮肤、黏膜的诊疗器械、器具和物品应进行消毒处理
- 不能耐受湿热消毒的可采用化学消毒方法
- 耐湿、耐热的器械、器具和物品应首选物理消毒方法。消毒后直接使用的诊疗器械、器具和物品，湿热消毒温度≥90℃，时间≥5分钟或A_0值≥3000；消毒后继续灭菌处理的，其湿热消毒温度≥90℃，时间≥1分钟或A_0值≥600
- 开展消毒质量的日常和定期监测，监测及结果应符合WS 310.3中消毒质量检测要求
- 应留存清洗消毒器运行参数打印资料或记录，消毒监测资料和记录的保存期应≥6个月。消毒记录内容应有可追溯性，符合WS 310.3有关质量追溯的要求

三、消毒设备与方法

1. 煮沸消毒器消毒

（1）适用范围

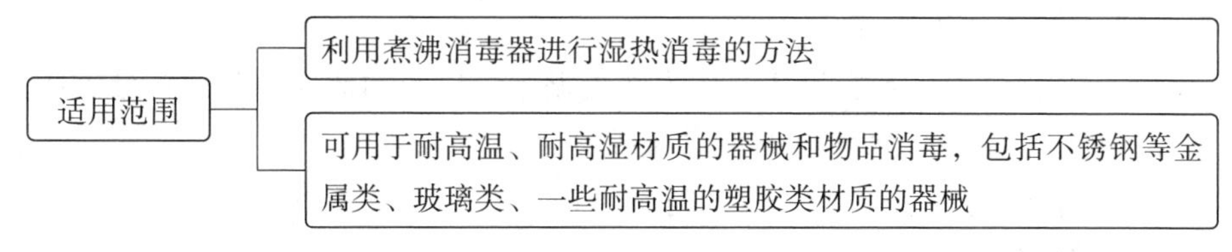

（2）使用方法

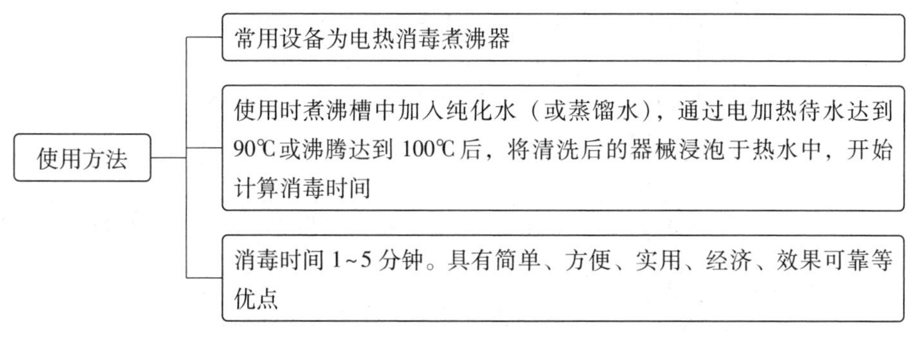

（3）注意事项

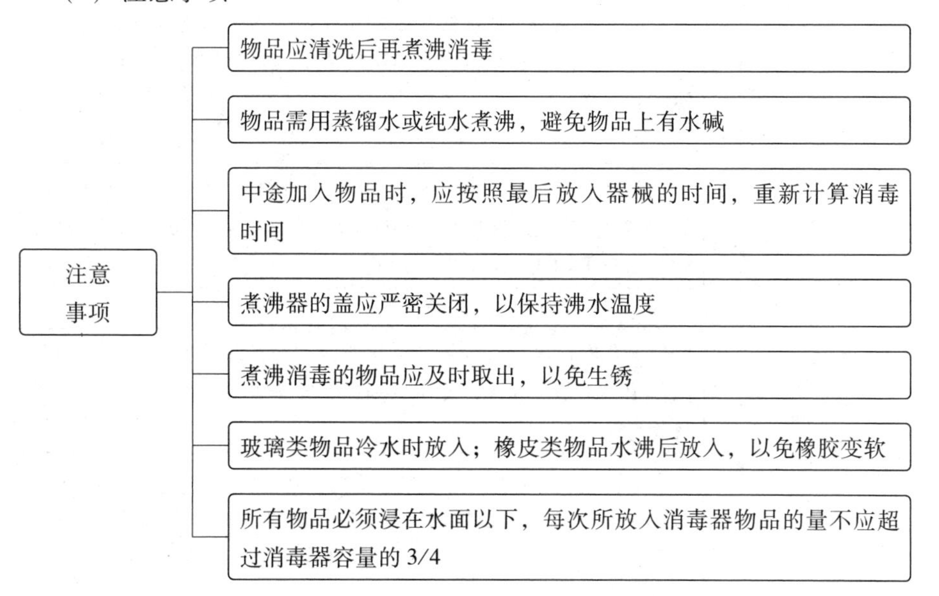

2. 自动清洗消毒器消毒

全自动清洗消毒器可以进行湿热消毒，利用热水进行喷淋冲洗，在保持一定温度和时间的条件下实现器械消毒。

（1）消毒时间

消毒后直接使用的诊疗器械、器具和物品，湿热消毒温度≥90℃，时间≥5 分钟或 A_0值≥3000；消毒后继续灭菌处理的，其湿热消毒温度≥90℃，时间≥1 分钟或 A_0值≥600

（2）注意事项：各类设备操作方法遵循生产厂家的使用说明或指导手册。

3. 酸化水消毒（氧化电位水生成机消毒）

（1）适用范围：适用于包装前手术器械、内镜等的消毒。

（2）原理

原理

- 氧化电位水生成机是利用有隔膜式电解槽将混有一定比例氯化钠和经软化处理的自来水电解，在阳极侧生成具有低浓度有效氯、高氧化还原电位的酸性水溶液，同时，在阴极侧生成负氧化还原电位的碱性水溶液的装置
- 由氧化电位水生成机生成的酸性氧化电位水是一种具有高氧化还原电位（ORP），低 pH 值、含低浓度有效氯的无色透明液体
- 它的生成原理是将适量低浓度的氯化钠溶液加入到隔膜式电解槽内，通过电解，在阳极侧氯离子生成氯气，氯气与水反应生成次氯酸和盐酸
- 水在阳极电解，生成氧气和氢离子，使阳极侧产生液体的 pH 值 2.0~3.0，氧化还原电位≥1100mV，有效氯浓度为 50~70mg/L，残留氯离子<1000mg/L
- 酸性氧化电位水具有较强的氧化能力，对各种微生物有较强的杀灭作用，杀菌速度快、使用范围广、安全可靠、不留残毒、对环境无污染
- 酸性氧化电位水对光敏感，稳定性不高，宜现生产现使用，对铜、铝和碳钢有轻度腐蚀性，杀灭微生物作用受有机物影响较大

（3）使用方法

使用方法

- 器械、器具和物品消毒：手工清洗后，用酸性氧化电位水流动冲洗浸泡消毒 2 分钟，净水冲洗 30 秒，取出干燥后进行包装、灭菌等处理
- 具体方法应遵循 WS 310. 2-2009 的相关规定
- 内镜的消毒遵循卫生部《内镜清洗、消毒技术规范》
- 物体和环境表面消毒、手消毒、卫生洁具和织物的消毒遵循卫生部《医疗机构消毒技术规范》

（4）注意事项

注意事项

- 酸性氧化电位水消毒时只能用原液，现用现制备，贮存时应选用避光、密闭、硬质聚氯乙烯材质制成的容器，室温贮存不超过 3 天
- 每次使用前，应在酸性氧化电位水出水口处，分别测定 pH 值、有效氯浓度、氧化还原电位（ORP）值。要达到 pH 2. 0~3. 0，有效氯浓度 50~70mg/L，氧化还原电位值≥1100mV
- 酸性氧化电位水生成器在电解过程中会释放少量的氯气和氢气，故应将生成器和储水容器放置在干燥、通风良好且没有阳光直射的场所
- 使用酸性氧化电位水消毒前应先清洗器械，彻底清除有机物
- 对不锈钢以外的金属物品有一定的腐蚀作用，应慎用
- 不得将酸性氧化电位水和其他药剂混合使用
- 酸性氧化电位水为外用消毒产品，不可直接饮用
- 长时间排放酸性氧化电位水，可造成排水管道腐蚀，故排放后应再排放少量碱性还原电位水或自来水
- 碱性还原电位水不慎入眼内应立即用水冲洗
- 每半年应清理一次电解质箱和盐箱

（5）有效指标的检测

有效指标的检测

- 有效氯含量的检测方法：应使用精密有效氯检测试纸，其有效氯范围与酸性氧化电位水的有效氯含量接近，具体使用方法见试纸使用说明书
- pH 值检测方法：应使用精密 pH 值检测试纸，其 pH 值范围与酸性氧化电位水的 pH 值接近。具体使用方法见 pH 值试纸使用说明书
- 氧化还原电位（ORP）的检测方法：取样时开启酸性氧化电位水生成器，等出水稳定后，用 100ml 小烧杯接取酸性氧化电位水，立即进行检测。氧化还原电位检测可采用铂电极，在酸度计“mV”挡上直接检测读数。具体使用方法见使用说明书
- 残留氯离子检测方法：取样时开启酸性氧化电位水生成器，等出水稳定后，用 250ml 磨口瓶取酸性氧化电位水至瓶满后，立即盖好瓶盖，送实验室进行检测。采用硝酸银容量法或离子色谱法，详细方法见 GB/T5750. 5

4. 常用化学消毒剂消毒

（1）醇类（酒精）

1）作用原理

作用原理

- 乙醇能够吸收细菌蛋白的水分，使其脱水变性凝固，从而达到杀灭细菌的目的
- 75%的酒精与细菌的渗透压相近，可以在细菌表面蛋白未变性前逐渐地向菌体内部渗入，使细菌所有蛋白脱水、变性凝固，达到杀死细菌的目的
- 乙醇为中效消毒剂，能杀灭细菌繁殖体、结核杆菌及大多数真菌和病毒，但不能杀灭细菌芽胞，短时间不能灭活乙肝病毒
- 具有中效、速效的杀菌作用，无毒、无刺激，对金属无腐蚀性
- 对病毒和真菌效果较差，不能杀死细胞芽胞，受有机物影响大，易挥发，易燃烧
- 适用于皮肤、环境表面及医疗器械的消毒。可用于不耐湿热消毒器械的消毒处理

2）适用范围：适用于皮肤、环境表面及医疗器械的消毒等。

3）注意事项

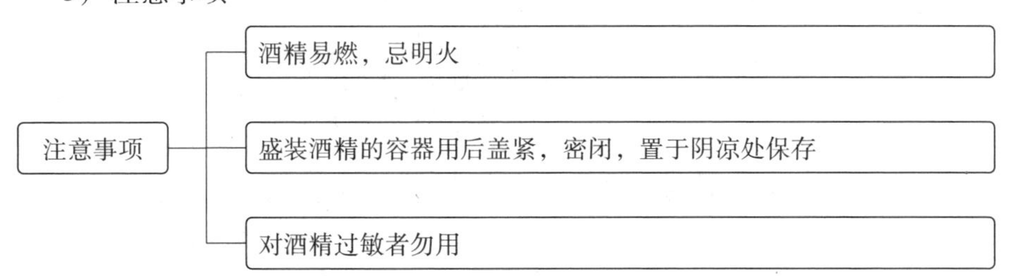

（2）含氯消毒剂

1）作用原理

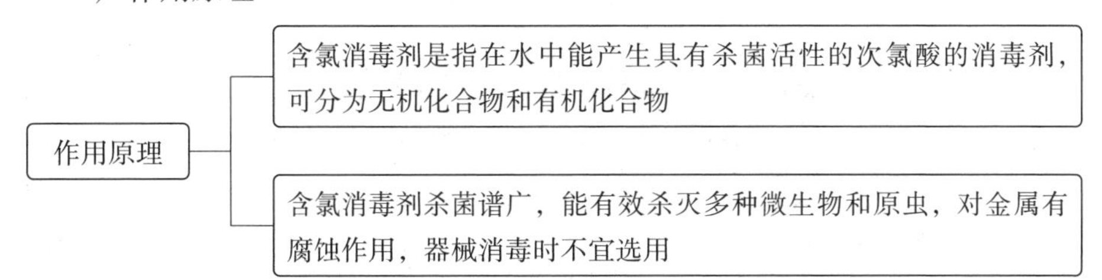

2）适用范围：适用于对朊毒体、气性坏疽杆菌、突发原因不明的传染病病原体污染的诊疗器械和器具的消毒。对 CSSD 物表和环境的消毒遵循卫生部《医疗机构消毒技术规范》。

3）注意事项

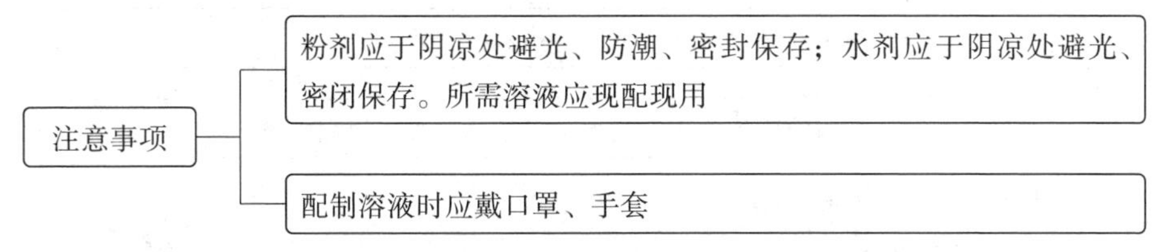

四、消毒操作

1. 基本程序与要求

（1）人员要求

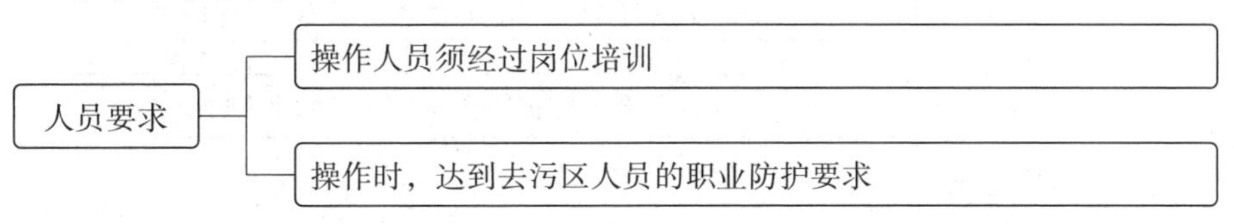

（2）基本方法

基本方法

- 根据 WS 310. 2 中 5. 4. 1 规定，消毒处理方法首选机械热力消毒，消毒设备主要有清洗消毒器、煮沸消毒槽等
- 不耐湿热器材可采用 75%酒精、酸性氧化电位水或取得国务院卫生行政部门卫生许可批件的消毒药械进行消毒
- 建立消毒质量记录表，湿热消毒记录温度、时间、A_0。值等参数；化学消毒记录消毒剂的名称、浓度、作用时间等参数
- 不能水洗或耐受高温的器材可采用 75%酒精擦拭消毒，并在制订的操作流程中加以规定如带电源器械
- 器械厂商特别说明的器械（材质接触化学消毒剂或高温水会导致材质变性以及功能受损），在确保清洗质量的情况下，可直接进行检查、包装、灭菌

（3）操作要点

操作要点

- 有可遵循的技术操作规程。符合先清洗后消毒的原则
- 评估器械材质与所采用消毒方法的兼容性，正确使用消毒方法，避免器械损坏
- 消毒时间、温度或浓度等指标符合要求
- 填写消毒记录表，复核消毒指标，确保消毒质量

2. 湿热（槽）消毒器消毒

（1）操作前准备

操作前准备

- 环境准备：CSSD 去污区，环境整洁、光线充足
- 物品准备：操作台、转运车、器械清洗篮筐、清洗架、煮沸消毒槽、标识等物品，记录表或系统处于备用状态
- 人员准备：操作人员个人防护符合 WS 310. 2-2009 附录 A 要求

（2）操作步骤

操作步骤
- 操作前评估：评估器械已完成清洗过程。有可遵循的消毒技术操作规程。评估器械属于耐湿热材质，可采用湿热消毒方法
- 消毒槽注水：使用软水或纯化水进行湿热消毒，加水量不应超过最高水位线
- 配制润滑剂：按照产品说明书进行
- 开启设备：按照操作规程启动设备
- 器械消毒：消毒的器械须放在清洗篮筐内，再浸入热水中；橡胶类材质器械物品水沸后放入，以免长时间浸泡于热水中橡胶变软；玻璃类冷水时放入。消毒的器械应全部浸没在水中，每次所放入量不应超过消毒器容量的3/4
- 将消毒后的器械放在清洁处理台面上，及时传送到清洁区进行干燥等处理。清洁处理台面指专用于清洗消毒后器械的车或操作台面

（3）注意事项

注意事项
- 正确选择消毒方式
- 记录消毒方式及参数
- 消毒人员取出消毒器械时，建议使用防护手套，避免烫伤

3. 酸化水消毒

（1）操作前准备

操作前准备
- 环境准备：CSSD 去污区，环境整洁、光线充足
- 物品准备：操作台、转运车、器械清洗篮筐、清洗架、标识等物品，记录表或系统处于备用状态
- 人员准备：操作人员个人防护符合 WS 310.2-2009 附录 A 要求

（2）操作步骤

- 操作步骤
  - 评估准备消毒的器械已经过清洗处理，评估器械使用酸化水消毒，有可遵循的技术操作规程，评估酸性氧化电位水有效指标（pH值、含氯浓度）
    酸化水准备：开启酸合格化水阀门，将酸化水接入消毒容器，容器放在清洗池中
  - 器械消毒：待水液量完全浸没器械后，开始器械消毒计时，始终保持酸化水阀门开启，使新鲜的酸化水不断加入容器。消毒的器械须放在清洗篮筐内，再浸入酸化水液中浸泡或直接冲洗消毒器械，消毒时间2分钟
  - 消毒结束：将消毒后的器械放在专用清洁处理台面上，即刻传送到清洁区进行干燥等处理
  - 酸化水用后处理：消毒结束后，关闭设备，倾倒容器内酸化水消毒液，清水冲洗清洗水池或打开酸化水碱性阀门，用碱性水冲洗

（3）注意事项

- 注意事项
  - 彻底清除器械、器具、物品上的有机物，再进行消毒处理
  - 酸性氧化电位水对光敏感，有效氯浓度随时间延长而下降，消毒液宜现制备现用
  - 对铜、铝等非不锈钢的金属器械和物品有一定的腐蚀作用，应慎用
  - 酸性氧化电位水日常监测要求参阅“化学消毒监测与操作”相关内容

4. 化学消毒剂消毒

（1）操作前准备

- 操作前准备
  - 环境准备：CSSD去污区，环境整洁、光线充足
  - 物品准备：消毒剂、消毒剂配制使用容器、量杯、清洁擦布数块、操作台、转运车、器械清洗篮筐、标识等物品，记录表和系统处于备用状态
  - 人员准备：操作人员个人防护符合WS 310.2-2009附录A要求

（2）操作步骤

操作步骤

- 操作前评估：评估器械已经过清洗过程；评估器械材质属于不耐湿热材质，符合消毒技术操作规程；确认消毒剂使用有效期和配比浓度。物体表面及地面消毒可采用500mg/L的含氯消毒剂消毒30分钟以上，直接对污染物进行消毒处理用含有效氮2000～5000mg/L的含氯消毒剂消毒30分钟以上
- 配制消毒剂：容器或水槽上标注加水线，提示加水量。按照规定的消毒剂浓度和添加量，使用量杯配制。配制后，使用化学测试卡进行浓度测试，测试合格方可使用。消毒剂配制量（放入器械后的水位）应在容器的3/4位置为宜，放入的器械量不超过容积的3/4
- 器械消毒：将器械放在清洗篮筐里并浸泡于消毒剂中，消毒剂应浸没全部器械，盖上消毒容器的盖子。达到消毒时间后，取出篮筐，不应直接用手拿取器械避免伤皮肤。取出的器械使用清水漂洗或再用软水漂洗，彻底去除残留的消毒剂
- 消毒结束：将清洗后的器械放置于专用清洁台面如转运平车或操作台

（3）注意事项

注意事项

- 严格掌握化学消毒方法的适用范围
- 准确配制消毒剂使用浓度和消毒时间。配制的含氯消毒剂应加盖保存，定时更换
- 消毒后应彻底清洗，去除残留的化学消毒剂
- 记录消毒方式及参数

第五节　干燥的标准工作程序

干燥是去除经过清洗、消毒的器械上残留水分的过程。

一、干燥的意义和原则

1. 干燥的意义

经过清洗消毒的器械表面仍有水，是湿的状态。水是病菌滋生的基本条件，

最易发生真菌生长。器械上残留的微生物或被环境污染上微生物，这些微生物在水和适宜的室温条件下繁殖，从而影响器械清洗消毒质量。器械关节或齿槽等缝隙部位存有水分还可以引起器械锈蚀，增加清洗难度，影响使用功能，缩短器械的使用寿命。锈蚀也是器械损坏的主要原因。器械干燥处理的意义是防止细菌污染，确保消毒后直接使用物品的质量；提高器械灭菌质量，化学气体灭菌对干燥程度有较高的要求，器械表面过湿会降低消毒剂消毒效果。

2. 干燥的原则

WS 310.2 规定器械的干燥宜首选使用干燥设备，无干燥设备或不耐热器械、器具和物品可使用低纤维絮擦布进行手工干燥处理。器械干燥原则应包括以下方面。

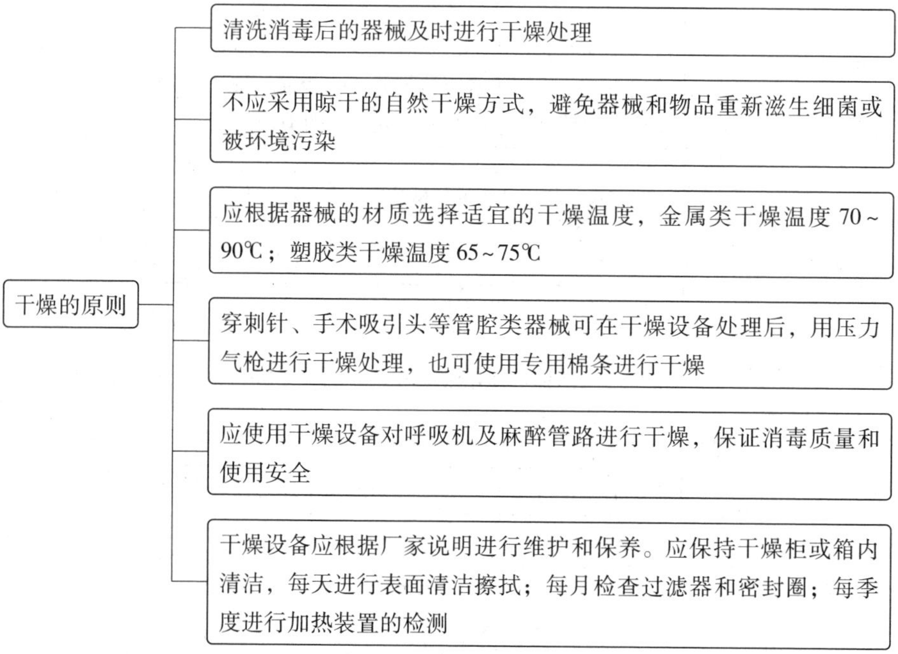

干燥的原则
- 清洗消毒后的器械及时进行干燥处理
- 不应采用晾干的自然干燥方式，避免器械和物品重新滋生细菌或被环境污染
- 应根据器械的材质选择适宜的干燥温度，金属类干燥温度 70～90℃；塑胶类干燥温度 65～75℃
- 穿刺针、手术吸引头等管腔类器械可在干燥设备处理后，用压力气枪进行干燥处理，也可使用专用棉条进行干燥
- 应使用干燥设备对呼吸机及麻醉管路进行干燥，保证消毒质量和使用安全
- 干燥设备应根据厂家说明进行维护和保养。应保持干燥柜或箱内清洁，每天进行表面清洁擦拭；每月检查过滤器和密封圈；每季度进行加热装置的检测

二、干燥的方法

1. 手工干燥

手工干燥方法适宜于无干燥设备及不耐热器械、器具和物品的干燥。

（1）手工擦拭：应使用低纤维絮擦布，特别注意棉絮和微生物的污染因素，同时保持操作人员手的清洁。但是，手工擦布难以处理管腔器械和复杂的器械如关节、齿牙，可在清洁区设压力气枪，专用于管腔类器械的干燥如吸管、穿刺针、针头等。

（2）压力气枪

1）适用范围：吸管、穿刺针、针头等管腔器械辅助干燥的处理。

2）使用方法

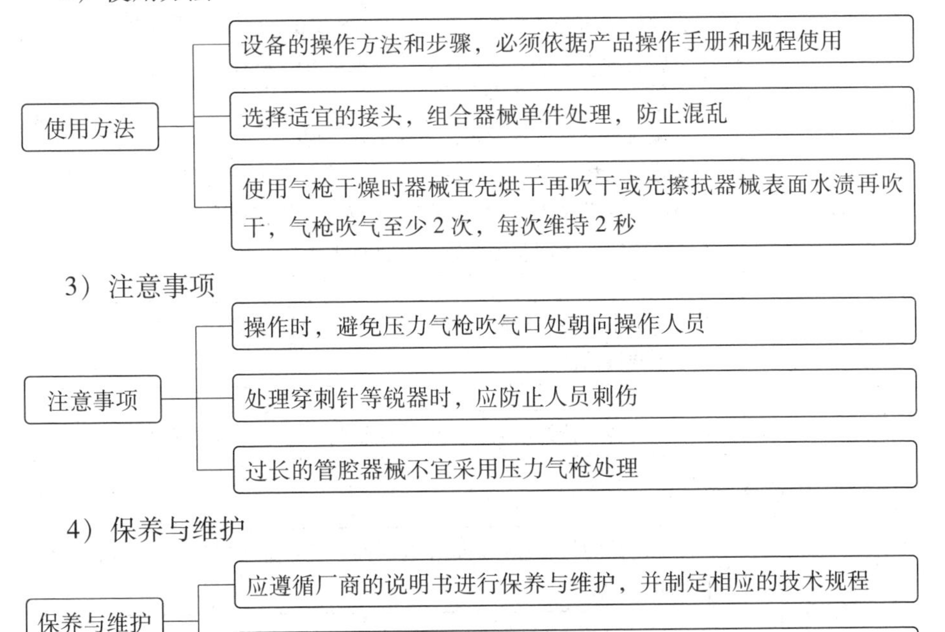

2. 设备干燥（干燥柜）

设备干燥具有工作效率高的特点，是器械干燥首选方法。使用设备干燥可以避免手工操作中擦布脱屑和人为因素造成的器械污染，保证器械消毒质量。

（1）工作原理

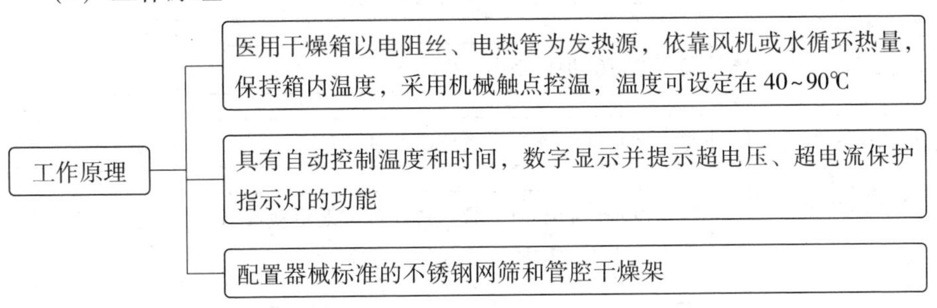

（2）使用范围：用于耐热材质的器械包括手术器械、内镜活检钳、注射针头、各式大小注射器、玻璃片、换药碗、各种盘子、呼吸机、麻醉管路等的干燥。

（3）使用方法

使用方法
- 干燥设备的使用应遵循产品说明书和操作规程
- 根据器械耐热材质的程度选择干燥温度和时间，以确保装载物不会过热（可能造成损坏）。根据 WS 310.2 中 5.5.1 规定，金属类干燥温度 70~90℃；塑胶类干燥温度 65~75℃
- 器械放置在网篮中干燥，不要堆积，保持一定的空隙，利于干燥。管腔类器械如呼吸机管路等应使用专用管腔干燥架，悬垂在干燥柜内，使器械表面和内部彻底干燥。金属器械和橡胶类器械干燥所需的时间不同，因此宜分开进行干燥
- 干燥结束卸载器械时，操作人员应注意防止烫伤，避免裸手直接接触器械篮筐
- 干燥设备运行结束后，及时关闭柜门，使柜门保持关闭状态

（4）注意事项

注意事项
- 根据器械的材质选择适宜干燥时间，一般金属器械 20 分钟，塑胶类 40 分钟
- 注意观察设备运行情况

（5）设备保养与维护

设备保养与维护
- 遵循厂商的说明书进行保养和维护并制订相应的技术规程
- 每天进行灭菌器门、仪表的表面擦拭
- 每天清理和擦拭柜内至少 1 次
- 每天运行前检查柜门缝是否平整、完好、无脱出和破损
- 根据设备厂商维护手册的建议，定期更换或清理空气过滤器，保证进入柜内的循环空气符合消毒要求
- 每年至少检查过热保护装置 1 次。每年由专业工程人员进行 1 次维护
- 设备维护情况应记录

三、干燥操作

1. 手工干燥

(1) 操作前准备

操作前准备
- 环境准备：CSSD 清洁区，环境整洁、光线充足
- 物品准备：清洁低棉絮擦布、压力气枪、操作台、转运车、器械清洗篮筐、标识等物品
- 人员准备：操作人员个人防护符合 WS 310.2-2009 附录 A 要求，洗手

(2) 操作步骤

操作步骤
- 操作前评估：有可遵循制定的技术操作规程；评估干燥方法是否适宜器械材质；评估器械清洗质量合格
- 操作台准备：擦布擦拭器械，台面应留有适当的擦湿操作的空间和摆放干燥器械的空间
- 干燥擦拭：擦拭动作柔和，宜单件处理。容器类物品的擦拭宜先擦拭外面后擦拭内面。器械擦拭应先擦拭器械的水迹，然后再擦拭关节、齿牙等局部的水迹。管腔器械如穿刺针、妇科刮宫吸管、手术吸引管等可使用压力气枪清除腔内的水分
- 干燥器械放置：将干燥后的器械分类、有序摆放在台面上。避免再次接触水
- 操作后处理：操作结束后，整理台面，物品归位

(3) 注意事项

注意事项
- 保持擦布清洁，擦布过湿影响干燥效果，应及时更换
- 操作人员注意手卫生，洗手或手消毒后进行器械的手工干燥操作

2. 干燥柜干燥

(1) 操作前准备

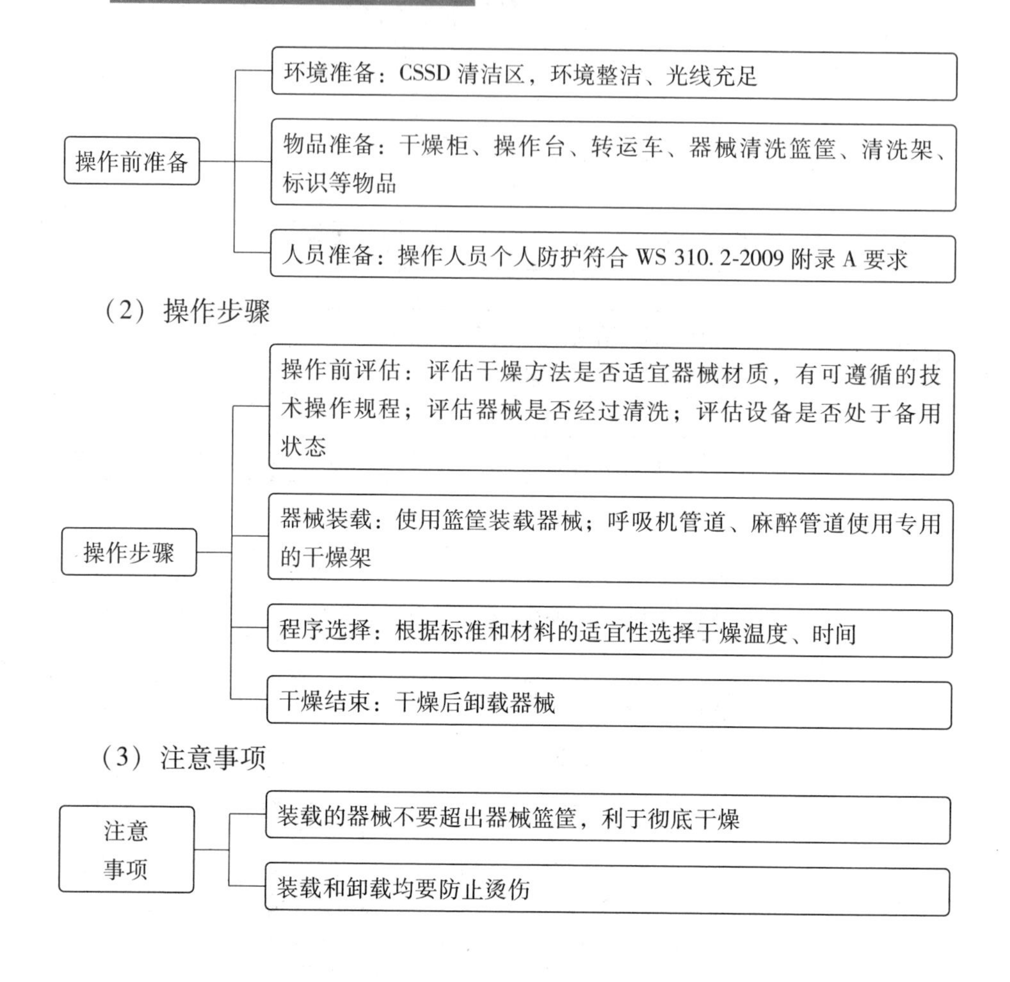

第六节 特殊污染的器械、器具处理标准工作程序

一、污染气性坏疽器械、器具的SOP

操作目的	（1）为避免污染源扩大和传播，保护环境，应确保清洗质量，保障医疗器械的安全性 （2）为避免和减少职业暴露，需保护操作人员 （3）为追溯记录提供数据和资料，需做好登记

续 表

操作步骤	(1) 准备好处理特殊污染的用物，包括容器、量杯、含氯制剂、医疗垃圾袋、感染标识、封口绳等，做好个人防护 (2) 按要求配制相应消毒液的浓度，选择浸泡器械的容器 (3) 将密封好的器械打开，分类处理。将器械、盆、盘等放入特殊污染池内浸泡相应的时间 (4) 将包装材料等废物装入双层黄色医疗废物垃圾袋封口并贴好感染标识 (5) 器械和用物浸泡后，转运到单舱清洗机，选择相应流程清洗 (6) 清洗和消毒清洗池及清洗工具，更换防护用品，做好登记并签名
注意事项	(1) 做好职业防护，操作完毕后立即更换防护用品并洗手消毒 (2) 使用的清洗剂和消毒剂应现配现用，每次更换 (3) 发现异常或特殊事件应及时汇报，便于处理

二、污染朊病毒诊疗器械、器具和物品的 SOP

操作目的	(1) 为防止病原体扩散，需正确处理被朊病毒污染的诊疗器械、器具和物品 (2) 为保护操作者的安全，需防止职业暴露
操作步骤	(1) 做好防护，根据物品的大小，选择适宜浸泡器械的容器 (2) 配制氢氧化钠溶液，每升水加氢氧化钠 40g (3) 将密封好的器械打开，分类处理。将器械、盆、盘等重复使用物品浸泡于氢氧化钠溶液中 60 分钟 (4) 将包装材料等废物装入双层黄色医疗废物垃圾袋封口并贴好感染类型标识 (5) 器械浸泡后，转运到单舱清洗机，选择相应流程清洗 (6) 清洗和消毒清洗池及清洗工具，更换防护用品，做好登记并签名
注意事项	(1) 做好职业防护，操作完毕后立即更换防护用品并洗手消毒 (2) 使用的清洗剂和消毒剂应现配现用，每次更换 (3) 发现异常或特殊事件应及时汇报，便于处理

第七节 清洗质量的检查

器械的清洗质量是保障灭菌质量的基础，因此，器械清洗质量检查是器械包装前必不可少的操作程序。中华人民共和国卫生部于2009年4月1日颁布的卫生行业标准（WS 310.3-2009）《医院消毒供应中心第3部分：清洗消毒及灭菌效果监测标准》中提出，经过清洗、消毒、干燥处理的器械物品进行包装前，应检查清洗质量功能状态并对器械进行保养。

一、检查的原则

检查的原则

- 器械包装前应采用目测法或使用带光源放大镜检查每件器械的功能性和完整性，使之符合质量要求，即器械结构及功能完好，表面无裂缝
- 定期使用清洗测试物检查和评价器械清洗质量。通过对残留蛋白质、血红蛋白、生物负载的检测评估清洗的效果，清洗测试物的测试方法应具有快速、灵敏、精确、稳定、简便以及干扰物质影响少等特点
- 清洗质量合格应包括表面及其关节、锯齿部、锁扣及管腔应光洁，无血渍、污渍、水垢等残留物质和锈斑；功能完好，无毛刺或缺口、无裂缝和损毁
- 清洗质量不合格的器械物品不得包装，须重新进行清洗。有锈迹器械应除锈，器械功能损毁或锈蚀严重应及时维修或报废

二、检查的方法

检查的方法

- 目测法：正常光线下，肉眼直接观察
- 放大镜检查法：借助手持式放大镜或带光源放大镜进行质量检查
- 残留血试验法：使用隐血测试纸通过试纸上的过氧化物和显色剂与血污中的血红蛋白、肌红蛋白反应，使显色剂发生色泽变化，可判定微量血污是否存在

续流程

检查的方法

- 残留蛋白质测试法：残留蛋白测试方法特异强、敏感、使用方便；不受器械处理方式如消毒剂、高温等的干扰；价格昂贵，不适合于常规检测。具体有 3 种测试方法：茚三酮试验、缩二脲反应、邻苯二甲醛（OPA）法
- 生物膜测试法：模拟的人体体液、血液组成的生物膜测试片（块）与器械同时清洗，观察清洗后的生物膜残留以判断清洗效果
- 微生物学检测法：将浸有无菌盐水采样液的棉拭子在被检器材各层面及轴节处反复涂抹，剪去手接触部位，将棉拭子放入装有 10ml 采样液的试管内送细菌室检测
- ATP 生物荧光检测法：ATP 生物荧光法测定原理是利用荧光素酶在镁离子、ATP、氧的参与下，催化荧光素氧化脱羧，产生激活态的氧化荧光素，放出光子，产生 560nm 的荧光，在裂解液的作用下，细菌裂解后释放的 ATP 参与上述酶促反应，用荧光检测仪可定量测定相对光单位值（RLU），从而获知 ATP 的含量，进而得知细菌含量

三、清洁质量标准

器械表面及其关节、锯齿部、锁扣及管腔应光洁，无血渍、污渍、水垢等残留物质和锈斑。生物负荷达到安全水平，不会对工作人员及环境造成危害。

第七章

消毒供应中心检查包装与灭菌区操作常规

第一节 器械的功能检查与保养

包装前准备工作的重要组成部分就是对器械清洗质量和功能状态的检查，清洗质量合格是灭菌成功的关键。在器械包装前应对器械进行清洗质量、功能状态的规范检查和科学保养。

一、各类器械检查的原则与质量要求

1. 止血钳类器械

止血钳类器械
- 检查止血钳类器械的颚、齿端咬合位置应适当，且闭合不错位
- 闭合止血钳尖端时，器械的整个颚应对合完全
- 持针器颚的设计易磨损，检查时若磨损明显，需厂商修理或报废
- 在指环上用最小的相对压力时，锁扣应顺畅打开
- 测试锁扣是否保持适当张力的方法是将扣上第一个锁止扣在手掌心或桌面上轻敲，观察器械是否“自动打开”锁扣，若锁扣打开，说明器械功能失灵，应停止使用
- 心血管持针器需要经常去磁，避免器械磁化影响手术操作，检查方法将针头放在持针器颚部，若器械磁化，会将针头吸过去，器械检查处宜备有去磁器

2. 多个元件组成的器械

- 多个元件组成的器械
  - 确保多个元件组成的器械所有元件各就其位
  - 滑动元件必须移动顺畅，锁扣上的螺丝钉不应松动或螺纹错位

3. 剪刀

- 剪刀
  - 剪刀关节不能僵硬，打开和闭合顺畅，保持适当的张力。测试检查刀刃锋利度，剪刀应能从顶端完全剪开测试物，且剪刀的开合顺畅
  - 可用医用橡胶带测试，精密五官科剪刀、显微手术剪刀等要观察其功能部位的完好性

4. 器皿

检查器皿表面及容器边缘的卷边结构无缺损。

5. 管腔器械

- 管腔器械
  - 检查管腔器械如套管针和针头是否弯曲
  - 针体及针栓部位，针尖无钩；针套与针芯配套；结构完好无裂缝、变形
  - 如针尖有毛刺或钩，可通过打磨处理修复。穿刺管与针套、针芯不配套时应报废，不能使用

6. 绝缘器械

- 绝缘器械
  - 绝缘器械需要仔细检查，以确保其绝缘性
  - 每次处理器械后使用绝缘测试器，以鉴别器械绝缘体的完好性

7. 内镜器械

- 内镜器械
  - 内镜器械应检查窥镜，看视野是否清楚
  - 若视野不清，应再次对窥镜进行清洗干燥，然后复查
  - 若依然存在斑点，可使用放大镜检查工作端上的盖玻片，看是否有裂痕或碎屑
  - 有“弧影”但视野清楚，表明窥镜外鞘上有凹痕
  - 若盖玻片上有“雾”，表明密封端有泄漏或镜片上有洗涤剂中的表面活化剂残留，若是表面活化剂引起的，用酒精擦拭镜头

8. 导光束

- 导光束
  - 导光束即光缆，是由数以百计的、导光性非常好的极细特殊玻璃丝成束组成的
  - 检查光缆时若有大量黑点，表明很多纤维都破碎了，透光就会减少，若透光已经减少到妨碍医师查看内部结构，必须进行维修或更换

二、常见问题及处理

1. 器械点蚀

- 器械点蚀
  - 器械点蚀即不锈钢器械上的腐蚀小孔，四周有红褐色或其他颜色锈迹，是器械已出现腐蚀的表现，可引起微生物滋生引起生物膜
  - 氯化物等离子的污染、有机物污渍残留是造成点蚀的主要原因
  - 可根据厂家建议使用酸性清洁剂溶解锈蚀，锈蚀严重的器械需更换

2. 表面摩擦腐蚀

- 表面摩擦腐蚀
  - 表面摩擦腐蚀可以削弱或影响器械功能，其原因可能是关节处润滑不足；湿气和残留污染对器械的腐蚀
  - 器械关节处应确保干燥，必要时关节处采用人工润滑法
  - 摩擦腐蚀严重的器械应废弃
  - 贵重手术器械酌情交由有资质的厂商修理

3. 不锈钢器械表面锈色斑点

- 不锈钢器械表面锈色斑点
  - 不锈钢器械表面有锈色斑点，无腐蚀孔，表面仍然光滑，其原因可能是与有大面积锈迹的器械接触；或与有色金属器械混合清洗、灭菌。器械相互碰撞、摩擦可引起表面保护层损坏
  - 有锈色斑点的器械应重新清洗并除锈，锈蚀严重的器械应废弃

4. 橡胶老化

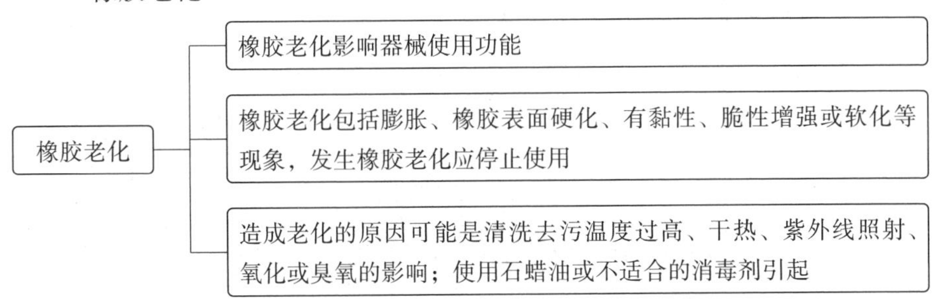

三、新购器械的处理

新器械使用前应进行清洗和钝化处理。

1. 清洗

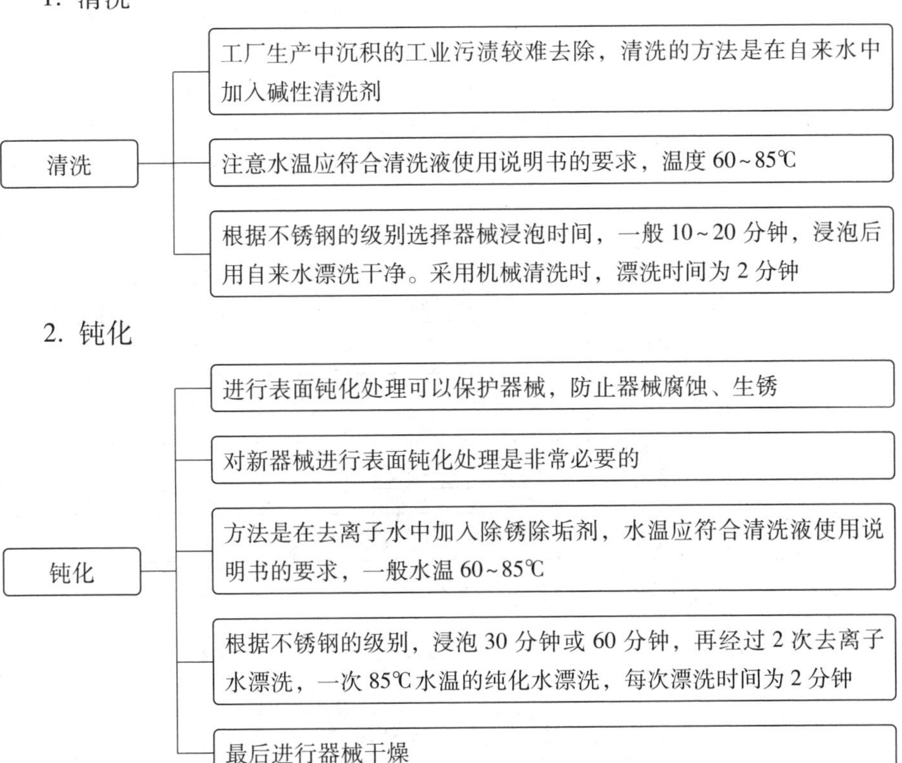

2. 钝化

需随时补充的备用器械在贮存前必须彻底干燥。有锁止扣的器械应将锁扣打开贮存或不完全锁紧。扣上锁扣会使颚、柄及套接处于持续的张力下，可能会导致器械损坏。

四、各类器械检查的操作

1. 穿刺针

（1）操作准备

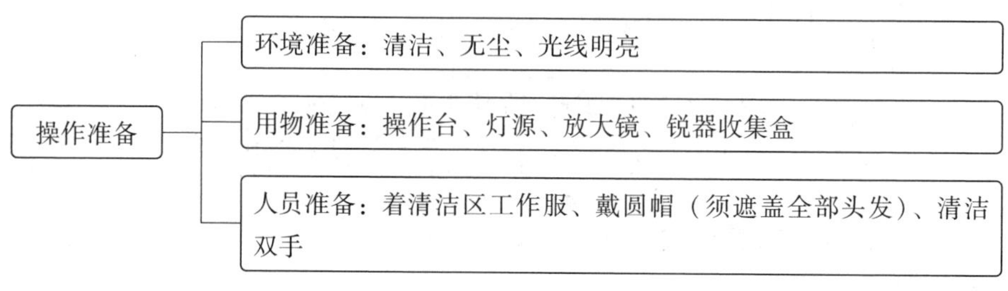

（2）操作步骤

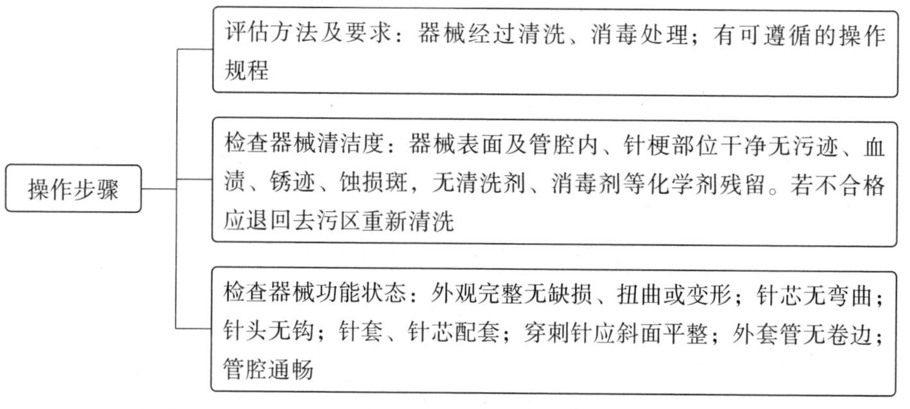

（3）注意事项

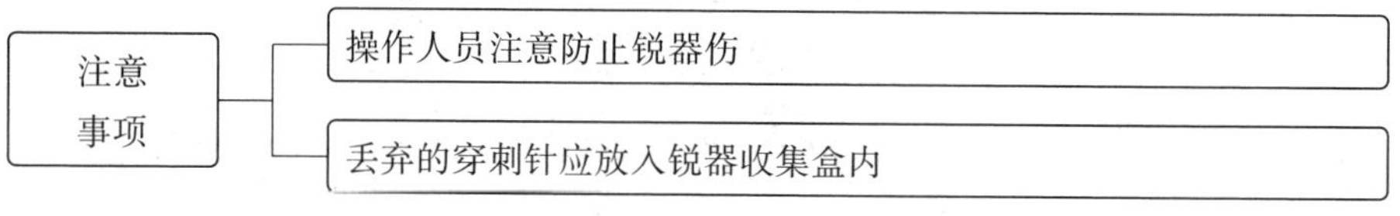

（4）记录：报废器械应记录。

2. 止血钳类

（1）操作准备

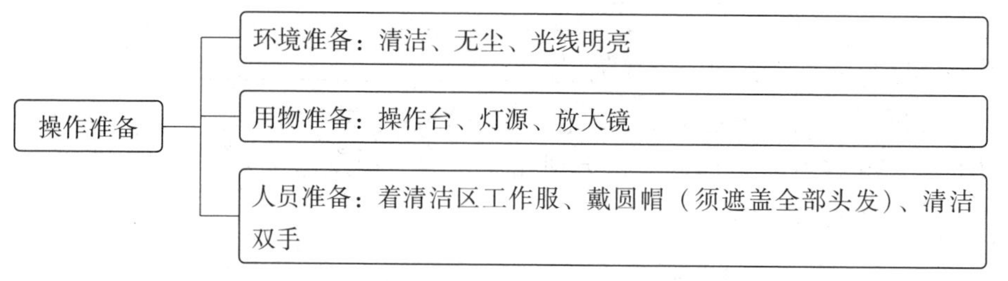

（2）操作步骤

操作步骤
- 评估方法及要求：器械经过清洗、消毒处理；有可遵循的操作规程
- 检查器械清洁度：器械表面、咬合面、关节面、锁扣、组合连接部干净无污迹；无血渍、锈迹、蚀损斑；无清洗剂、消毒剂等化学剂残留。若不合格应退回去污区重新清洗
- 根据规程进行润滑、保养和功能检查：外观完整无缺损、扭曲或变形；咬合面锯齿完整，对合整齐；关节活动顺畅，若关节较紧，可在关节处喷洒润滑剂，再活动关节，直至活动顺畅；锁扣固定良好，张力适当
- 无损伤阻断钳测试方法：用单层薄棉纸剪片做测试，器械闭合时夹口锯齿必须在薄棉纸上留下完整的齿痕，但不能穿透棉纸。如果夹钳不能留下完整的齿压痕，表明夹钳没有完全闭合

（3）注意事项

注意事项
- 要在止血钳的关节套接处润滑
- 有腐蚀现象和功能损坏的器械及时处理

（4）记录：有污渍、腐蚀等问题器械应记录在清洗质量检查表中；报废器械应记录。

3. 锐利器械

主要为组织剪、线剪等器械的操作。

（1）操作准备

操作准备
- 环境准备：清洁、无尘、光线明亮
- 用物准备：操作台、灯源、放大镜
- 人员准备：着清洁区工作服、戴圆帽（须遮盖全部头发）、清洁双手

（2）操作步骤

操作步骤

- 评估方法及要求：器械经过清洗、消毒处理；有可遵循的操作规程
- 检查器械清洁度：器械表面、关节部位干净无污迹、血渍、锈迹、蚀损斑；无清洗剂消毒剂等化学剂残留。若不合格应退回去污区重新清洗
- 根据规程进行润滑、保养和功能检查：外观完整无缺损、扭曲或变形；刀刃无卷曲、缺口、毛刺；剪刀在闭合时应无空隙；螺丝无松脱；关节应保持适当的张力以便能平滑地切割，测试刀刃的锋利度
- 剪刀测试方法：剪刀不能卡住测试材料，必须被光滑地剪开，为剪刀刀片长度2/3

（3）注意事项

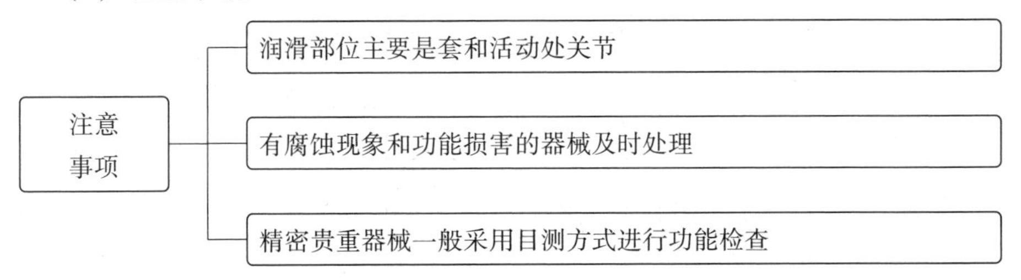

（4）记录：有污渍、腐蚀等问题器械应记录在清洗质量检查表中；报废器械应记录。

4. 电源器械

主要指电笔刀等器械。

（1）操作准备

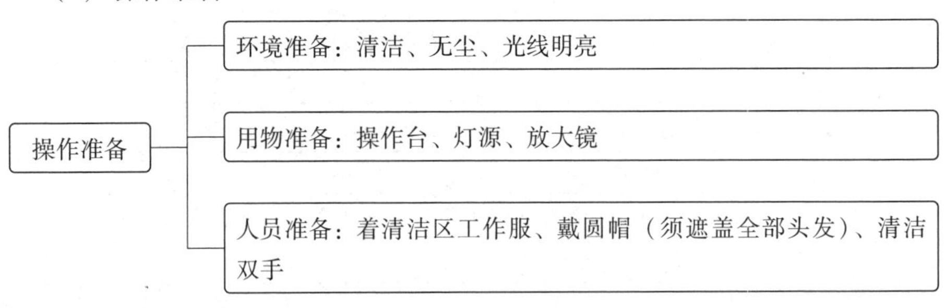

（2）操作步骤

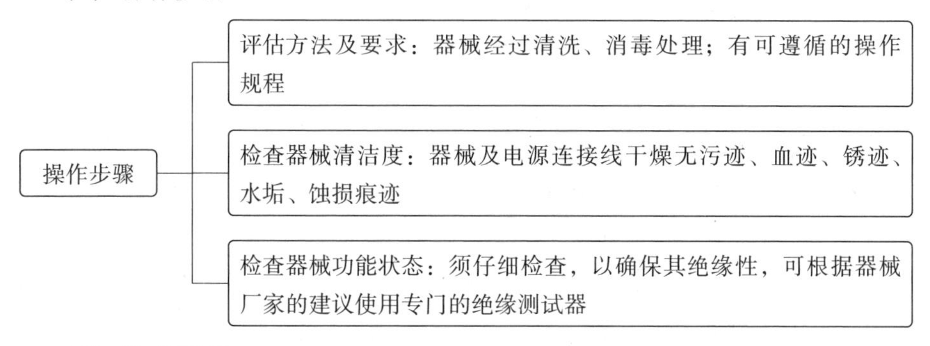

（3）注意事项

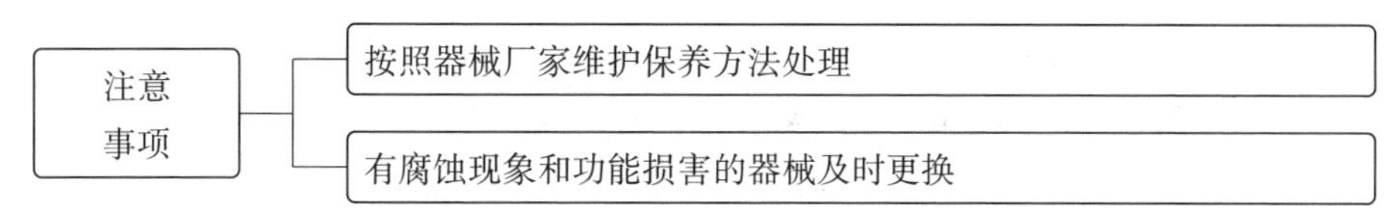

（4）记录：报废器械应记录。

五、器械保养的原则与方法

1. 保养原则

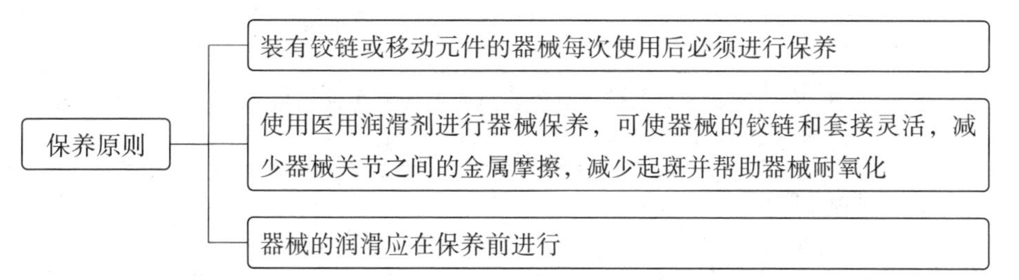

2. 保养方法

应选择适用于不锈钢手术器械的，并与灭菌处理兼容的水溶性润滑剂，不应使用石蜡油等非水溶性的产品作为润滑剂，因为非水溶性的润滑剂阻碍灭菌蒸汽充分接触器械表面，从而影响灭菌效果。不是所有的器械润滑剂都适用于蒸汽、等离子气体和 EO 灭菌，使用前一定要仔细阅读产品标签说明并遵循厂家建议的浓度稀释，在有效期内使用。可采用手工润滑或机械润滑的方法。

（1）手工润滑

1）方法及原则：采用手工润滑，可对牙钻、手术电钻等手术器械的关节、铰链、移动部件进行保养，手工润滑可选用浸泡或喷涂的操作方法。

方法及原则

- 浸泡方法：清洗后的器械，使用有孔的容器装载浸泡于配制好的润滑剂中。浸泡时间根据润滑剂使用说明书，至少应每天更换润滑剂
- 手工喷涂方法：器械关节、铰链和移动等部位宜使用专用的气雾喷涂润滑剂，具有速干的效果
- 器械经手工润滑保养之后，如果器械表面有过多的液体，需手工擦拭干燥。擦拭时应使用清洁的、低棉絮的擦布

2）操作步骤：在器械清洗、消毒、干燥之后进行手工润滑一般步骤。

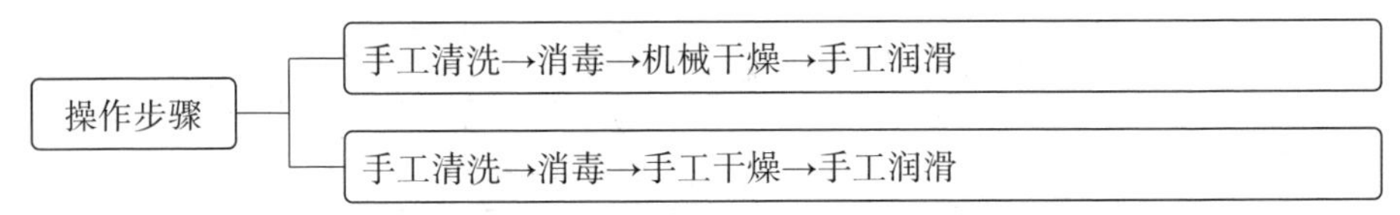

3）注意事项

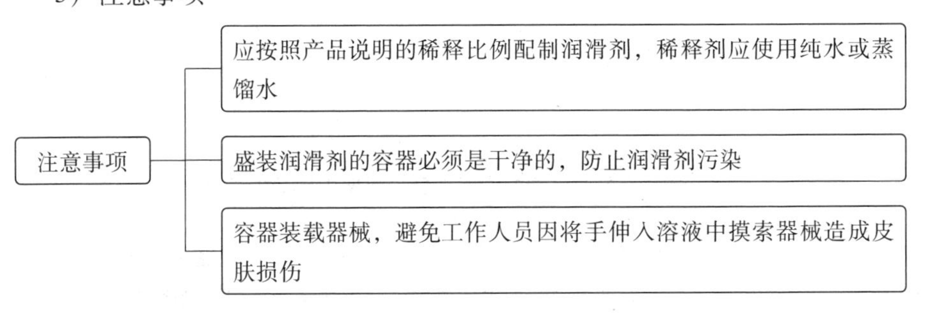

（2）机械润滑

1）方法及原则

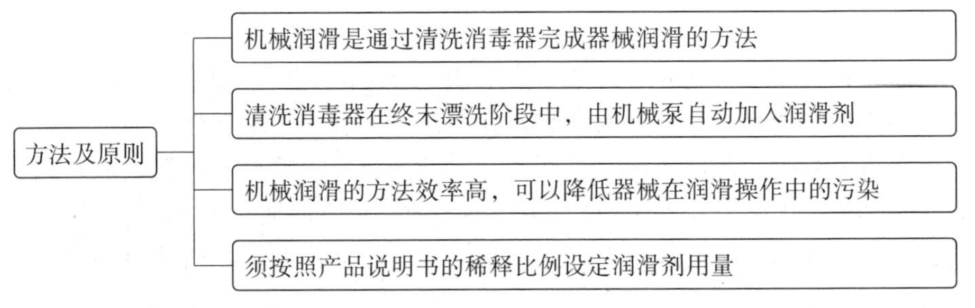

2）机械润滑步骤：清洗消毒器→预洗→洗涤→漂洗→终末漂洗（消毒→润滑）干燥。

3）注意事项

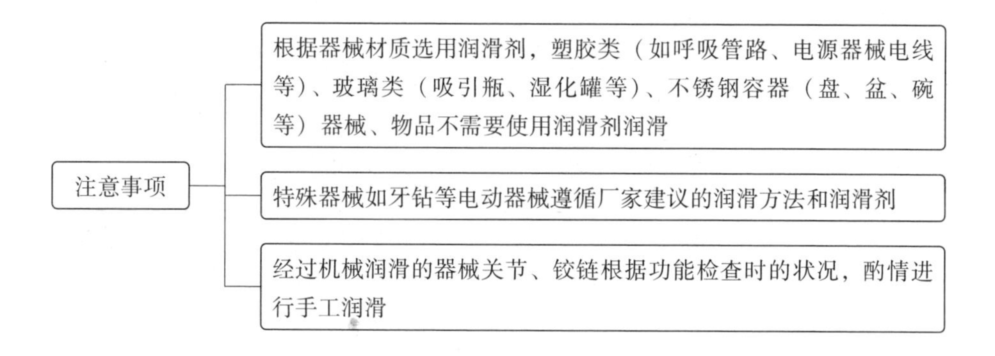

第二节　包装材料的分类与选择

包装是指待灭菌的医疗器械的包装材料和包装物。包装的目的是建立无菌屏障，确保器械物品在灭菌后预期的使用、贮存寿命、运输、贮存等过程中保持无菌性。包装物包括预成型无菌屏障系统和无菌屏障系统。

一、无菌屏障系统

无菌屏障系统是指用包装材料通过闭合方式形成的包或用预成型无菌屏障系统通过密封形成的包，是防止微生物进入并能使产品在使用地点无菌使用的最小包装。无菌屏障系统应具有抵抗微生物、尘粒和水的作用并能够提供储存安全期，可以无菌移动，对器械有保护作用，避免器械在搬运中损坏。建立无菌屏障系统的要素包括包装材料、包装技术。

1. 包装材料

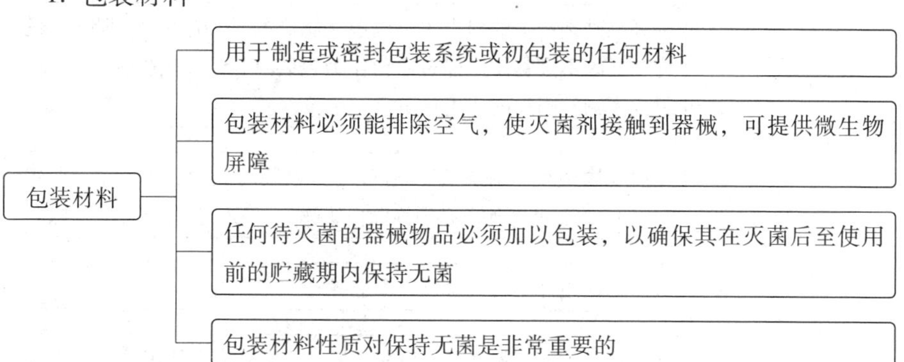

2. 包装原则

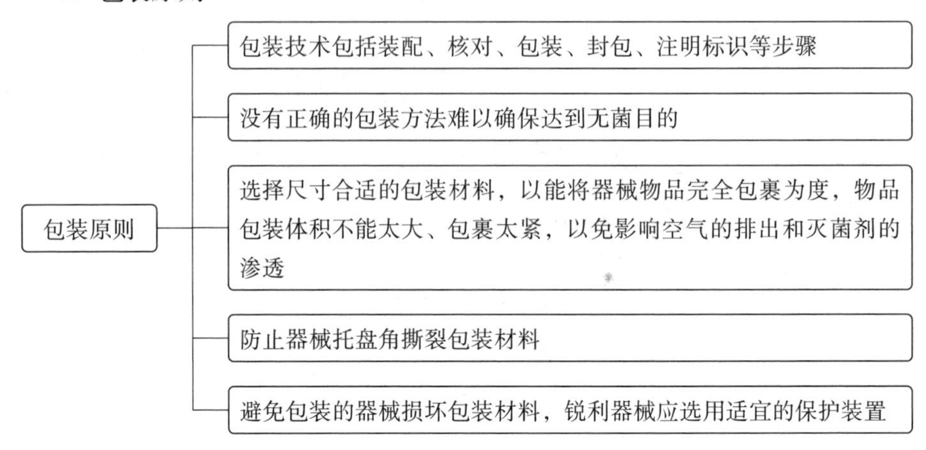

二、医用包装材料的分类

医用包装材料可以分为重复用包装材料和一次性包装材料 2 类。

1. 纺织品（棉布）

纺织品（棉布）

- 棉布在 20 世纪 80 年代以前一直作为最常用的医用包装材料，具有以下的优点：①容易获得并在医院有长期的使用；②牢固；③顺应性好，使用方便；④可重复使用
- 棉布易吸水，棉线排列规则且孔径较大，棉布的微生物屏障效能较差，随着反复使用，棉线孔隙会更加扩大，造成微生物屏障性能的进一步下降
- 棉纤维破裂产生的棉尘也是医源性感染的重要原因，因此，国外许多文献不推荐使用棉布单独作为包装材料，而仅作为外包装材料或者额外附加的防尘罩
- 按照我国卫生行业规范，棉布作为包装材料时，除应符合 GB/T19633 的要求之外还必须为漂白织物
- 包布除四边外不应有缝线，不应缝补
- 初次使用前应高温洗涤，脱脂去浆、去色；应有使用次数的记录
- 纺织品包装材料应一用一清洗，无污渍，灯光检查无破损

2. 医用皱纹纸

医用皱纹纸

- 医学皱纹纸是最早出现的棉布替代品
- 由于孔径较小，医用皱纹纸有比棉布更好的微生物屏障性能
- 可直接作为包装材料或用于硬质容器的内包装材料
- 根据我国卫生行业规范，医用一次性纸袋包装的无菌物品有效期宜为1个月，使用一次性医用皱纹纸包装的无菌物品有效期宜为6个月
- 纸质包装材料的机械性能较差，因此：①包装时不宜过紧或过松；②不应拖拉；③变湿后机械性能进一步下降，避免灭菌包沾染液体；④灭菌时充分干燥

3. 无纺布

无纺布

- 无纺布由一定量的人造纤维（如聚烯烃纤维）和其他添加材料通过高温压制技术制成
- 最常见的医用无纺布为纺粘-熔喷-纺粘（SMS）无纺布，是专为医疗灭菌设计的一次性无纺布，它集合了很多其他包装材料的优势：①强度高；②悬垂性好；③允许空气排出和水蒸气等灭菌因子的穿透；④孔径小，构成良好的微生物屏障；⑤不产生尘屑与破碎纤维，杜绝因此带来的医源性感染；⑥疏水性能好，能避免包装材料对液体的吸收；⑦品种较多，符合医院的不同需要

4. 纸塑/聚烯烃塑包装袋/卷材

这类复合包装材料适用于小件且重量较轻灭菌物品的包装．使用者可通过透明塑料面直接看到灭菌包内的物品，这两种包装材料在使用上有所区别。

纸塑/聚烯烃塑包装袋/卷材

- 纸塑包装袋/卷材：适用于压力蒸汽灭菌和环氧乙烷灭菌，不适用于干热灭菌和等离子灭菌
- 聚烯烃塑包装袋/卷材：通常也被称之为特卫强产品，由于不含纤维素而适用于等离子灭菌，不能耐受压力蒸汽的高温高压而会熔化
- 纸塑/聚烯烃塑包装袋/卷材有以下优势：①正确使用可确保手术时无菌打开；②符合“撕毁无效”原则；③可看见灭菌包内的物品；④如附带染料块，可分辨是否经过灭菌处理

5. 硬质容器

硬质容器

- 硬质容器通常由铝合金、不锈钢或者塑料制成，带有可拆卸可密封的容器盖
- 通过容器盖上的过滤器可实现灭菌因子的穿透和微生物的屏障
- 硬质容器作为医用包装材料主要有以下的优点：①提供绝佳的微生物屏障；②使用方便，节省劳动力；③免除包装材料破损的风险；④储存和运输过程中保护器械不受损坏；⑤长期使用成本较低
- 硬制容器也存在着下面的一些局限性：①容器较重，不当搬运可能带来人体伤害；②需要延长干燥时间以避免“湿包”现象；③锁扣系统和过滤器在使用前需要检查；④初次购置成本较高

三、医用纸袋质量检查的基本项目要求

医用纸袋质量检查的基本项目要求

- 纸袋的结构：背面有纵向接缝的一面，正面无纵向接缝的一面，如无错边，正面和背面的长度相同、正面（9±3）mm 深、宽≥15mm的拇指切，如有错边，背面比正面≥10mm，但≤25mm
- 无折边袋：有纵向边缘处正面和背面相邻；热封口袋：袋口正面、背面和折边处（如有）的内表面有连续的条状热封胶；非热封口为袋口没有条状热封胶
- 底封结构：底部应折叠两次，每次折叠用结构胶或采用密封。每次折叠的整个宽度范围内用“结构胶”粘接或密封（宽度≥6. 5mm），然后再折叠一次或多次
- 背封结构：袋的背面采用两行纵向“结构胶”密封。采用染色的粘合剂，以便检验两个胶线的连续性
- 过程指示物：如果纸袋上印有一个或多个一类指示物，指示物的性能应符合 GB18282. 1 的要求，每个指示物的面积应≥100mm^2。指示物应不影响密封程序

续流程

医用纸袋质量检查的基本项目要求

- 密封条：采用密封胶的袋子，密封胶应连续施加在正面、背面和折边处（如果有）的内表上面；袋宽≤200mm 时，密封条的宽度为（25±3）mm，袋宽>200mm 时，密封条的宽度为（40±3）mm。密封条的上边缘宜离开下错边或拇指切口的底部≥2mm，但不超过 10mm
- 标识：纸袋应明显地标出“包装破损禁止使用”或其他等效文字、过程指示物（如果有）、制造商（或供应商）的名称和商标、批号（用于追溯产品生产史的编号）、公称的尺寸和（或）识别代码
- 制造商应向医院提供推荐的密封条的数据，这些参数包括温度范围、压力和时间等信息
- 一次性使用的包装材料出库时，应检查有效期，不应使用过期的材料

第三节　包装技术

包装技术是无菌物品处理流程中不可缺少的重要环节，主要包括装配、核对、包装、封包、注明标识等步骤。所有包装材料，无论是织物、无纺布或纸塑复合袋等，都应检查是否有缺损和异物。包装材料在使用前应将其置于室温 20~23℃、相对湿度为 30%~60%的环境中至少放置 2 小时。以达到温度和湿度平衡，这样，在灭菌时才能有足够蒸汽渗透率并避免过热。有资料表明，如果包装材料及物品太干，会导致过高热和生物监测阳性等问题出现。

一、包装前准备

1. 装配

灭菌包内器械的装配应由使用部门决定，每套器械都应规范统一且均应建立器械配置单，每次器械装配时都应严格按照器械单配置器械的种类、规格和数量，已拆卸的器械应按照装配技术规程或图示进行组装，以确保其完整性。

2. 摆放（图 7-3-1）

摆放

- 手术器械应放置在篮筐或有孔的托盘中进行配套包装，器械的摆放应平整有序，通常会按照使用的先后顺序摆放，有助于使用人员操作，见图 7-3-1A
- 盘、盆、碗等器皿宜单独包装，有盖的器皿应开盖，摞放器皿时小器皿放在大器皿里面，嵌套摞放的器皿尺寸应至少相差 3cm，因相同尺寸器皿重叠负压时会使两个平面吸附，影响蒸汽渗透，见图 7-3-1B
- 所有的器皿都应朝同一个方向，并用吸水布或吸水纸隔开，同类的器械放在一起
- 剪刀和血管钳等轴节类器械不宜完全锁扣，可使用 U 型器械整理架，见图 7-3-1C
- 多元件组合器械应拆开；带阀门的器械应将阀门打开
- 软性管腔类物品应盘绕放置，保持管腔通畅，有利于灭菌介质充分接触器械的所有表面，见图 7-3-1D
- 较重器械应放置于篮筐底部或一端，以免损坏其他器械

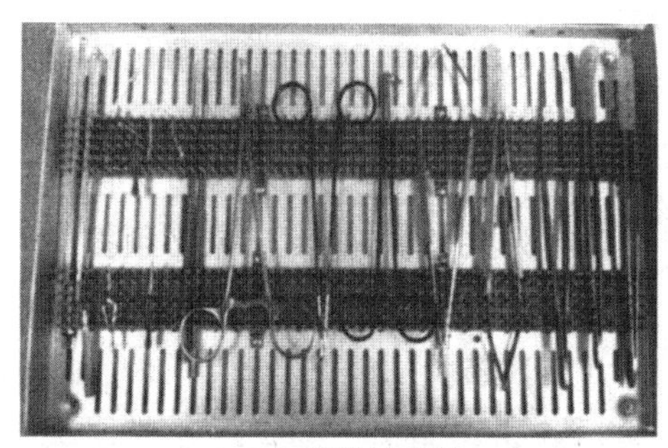

A：专科器械摆放

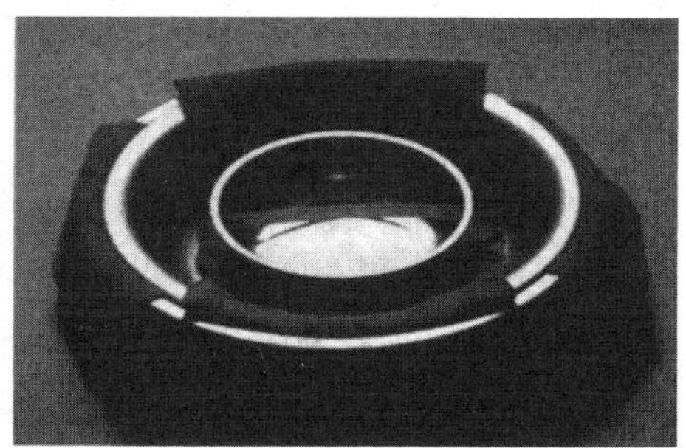

B：器皿包装摆放

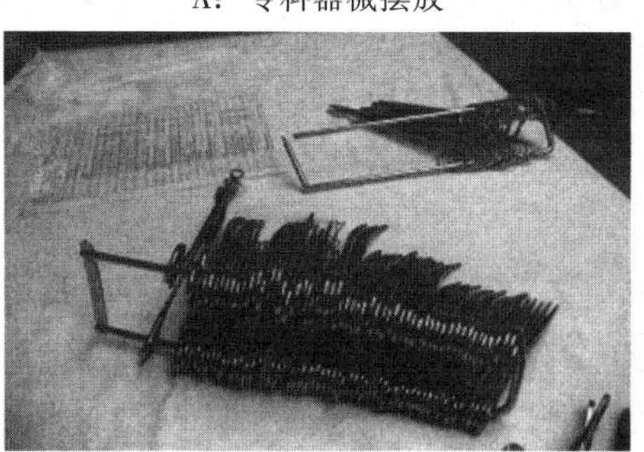

C：U卡器械整理

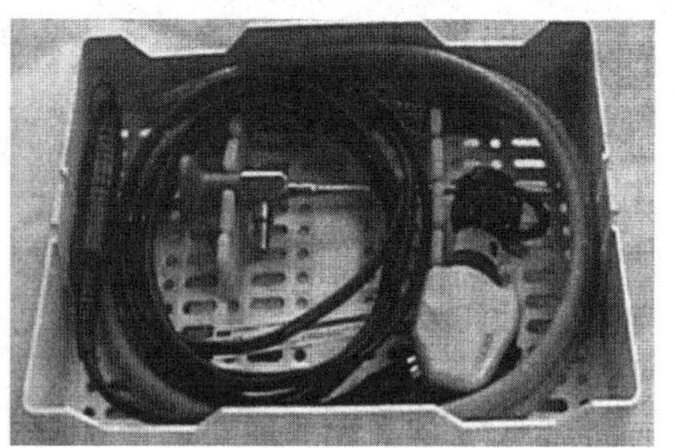

D：软管类器械

图 7-3-1　器械摆放

3. 器械保护

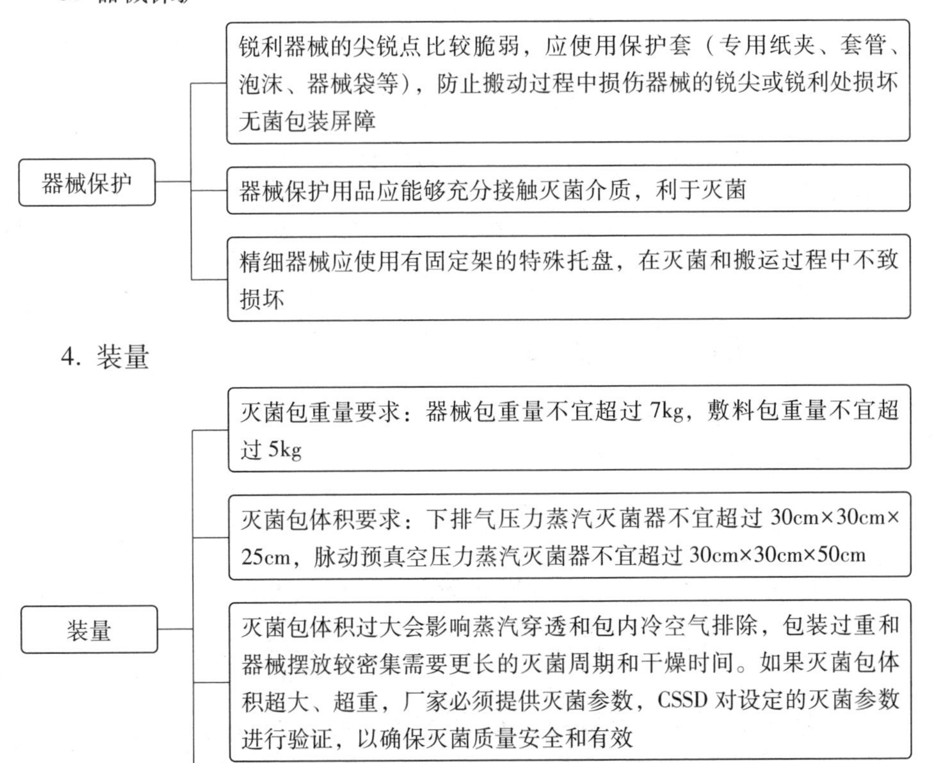

5. 核对

器械配置的正确性与完整性直接影响临床手术的顺利进行，因此在器械配置完成后，器械准备者应在器械清单上签名，然后再由另一人核对器械的种类、规格和数量，确认无误后签名。

6. 包外标识及有效期的规定

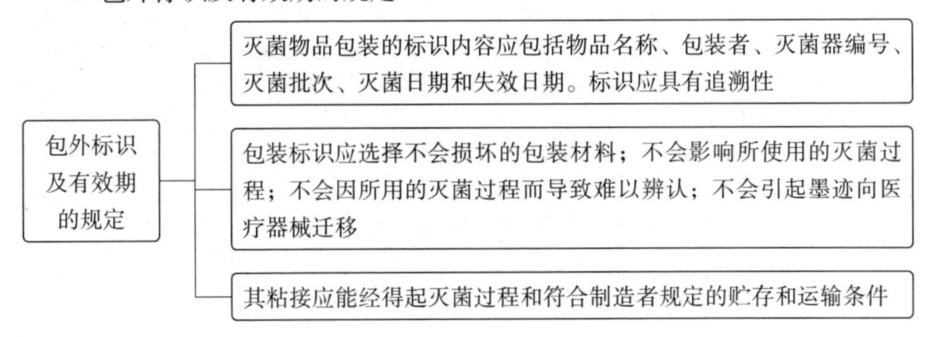

续流程

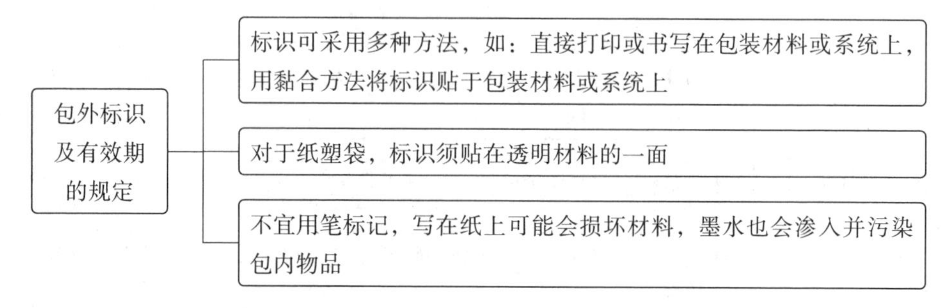

二、包装设备（医用封口机）

医用封口机适用于密封包装。医用封口机有脉冲型和连续型 2 种。

1. 基本结构

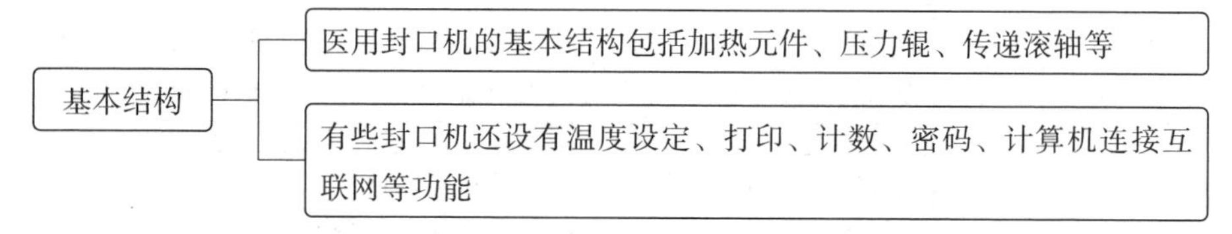

2. 功能标准

医用封口机的关键功能标准是热密封温度、封口压力和封口时间。

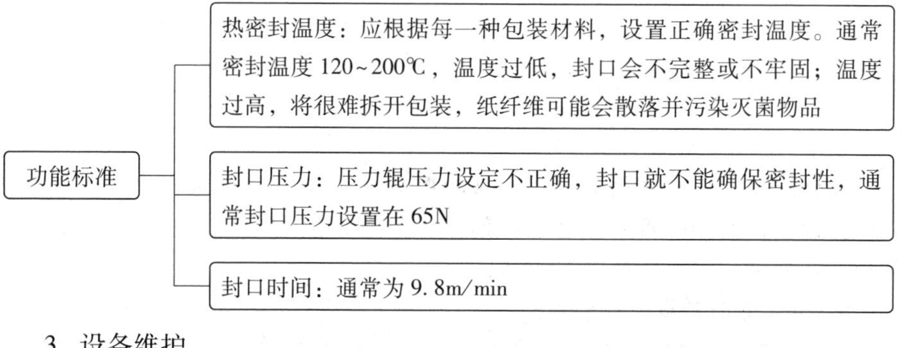

3. 设备维护

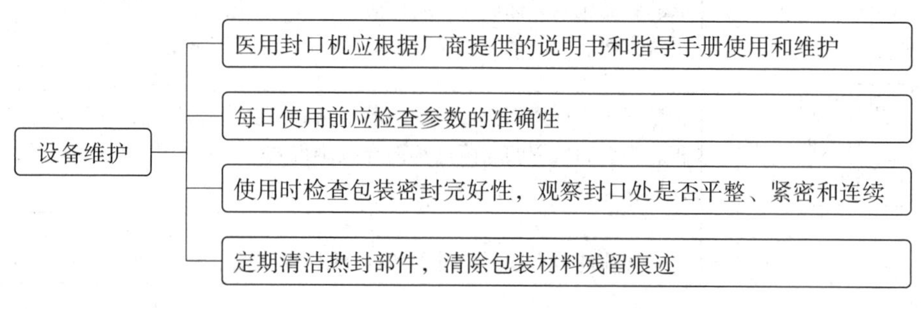

三、包装方式

灭菌物品包装方式分为闭合式包装和密封式包装。使用棉布、无纺布、皱纹纸包装材料时采用闭合式包装，使用预成型的纸袋、纸塑复合袋包装材料时采用密封式包装。包外应设有灭菌化学指示物，高度危险性物品灭菌包内还应放置包内化学指示物。如果透过包装材料可直接观察到包内灭菌化学指示物的颜色变化，则不放置包外灭菌化学指示物。

1. 闭合式包装

操作目的	（1）屏蔽细菌，防止物品灭菌后再污染 （2）有利于灭菌因子穿透、空气排除和无菌物品的储存 （3）方便操作者使用，保证器械在运输过程中不受损
操作步骤	（1）用物准备，包布1张、包内标签或装配指南、条形码外标签、有孔篮筐、清洗消毒后的器械、包内辅助物品（纱布、纱球、针线等）、化学指示卡、化学指示带、吸湿巾、无纺布 （2）观察环境是否干净、整洁，如周围环境有杂物需先清理；打开操作台照明灯 （3）采用六步洗手法洗手，如手部皮肤有破损应戴双层手套给予适当保护，应符合职业防护要求 （4）将包布平铺于操作台上，从清洗筐内取出清洗消毒后的器械，逐一检查清洗质量、性能规格、功能状态，螺钉、螺帽等零部件有无松动缺失，对器械规范保养，血管器械的重点关节部位应再次润滑 （5）拆卸的器械应按照装配指南进行组装，并对组装后的功能状态进行检查，作常规保养，最后以有利于灭菌的状态放置于器械篮筐中 （6）轴节类器械检查完毕后扣一齿或不扣，并分类置于包布上，按照器械使用顺序将钳类器械分类串装 （7）根据器械数量和结构特点选择合适的篮筐并铺吸湿巾 （8）按照包内标签或装配指南逐一清点器械，品名、数量及规格应相符，精密、尖锐器械应给予保护或使用带固定装置的硬质容器 （9）所有器械平整放入篮筐或有孔的盘内，按照包内标签或装配指南补充辅助物品 （10）放置包内化学指示卡，将包内标签置于吸湿巾内

续 表

	（11）根据器械篮筐的体积大小选择合适的无纺布（或纺织品），应由2层无纺布（或纺织品）分2次包装，根据包的大小和临床需要选择不同的包装方法。用化学指示胶带封包时，其长度应与包裹的大小相适宜 （12）核对包外标识，包括物品名称、灭菌日期、有效期、包装操作者、质检员、灭菌器编号、灭菌批次及配送地点，包外标识应具有追溯性
注意事项	（1）灭菌包体积要求：下排气压力蒸汽灭菌器不宜超过30cm×30cm×25cm，脉动预真空压力蒸汽灭菌器不宜超过30cm×30cm×50cm。敷料包的重量不宜超过5kg，金属包的重量不宜超过7kg （2）轴节类器械不应完全锁扣；有盖的器皿应开盖；有孔的容器应将孔打开，所有器皿的开口方向一致 （3）盘、盆、碗叠放时均用吸湿布、纱布或医用吸水纸隔开 （4）包内化学指示卡应放在包的中央，避免直接放入器械盘内，以免影响灭菌结果的判断 （5）管道装置应盘绕放置，避免90°弯曲，防止受压变形，保持管腔通畅，精密器械、锐利器械等应采取保护措施 （6）布类包布一用一洗，新包布脱浆后使用 （7）无纺布、医用纸、医用纸塑袋、医用皱纹纸均应一次性使用 （8）注意包装技巧及封口胶带的有效使用，确保闭合完好性

2. 密封式包装

操作目的	（1）有利于灭菌因子穿透 （2）为防止物品灭菌后再污染，需屏蔽细菌 （3）为保证无菌器械在运送过程中不受损坏，方便操作者取用
操作步骤	（1）用物准备，速干手消毒液、医用热封机、包外标识、治疗巾、塑封袋、化学指示卡及待包装器械和物品 （2）观察环境是否干净、整洁，如周围环境有杂物需先清理，打开操作台照明灯 （3）使用速干手消毒液或六步洗手法洗手，如手部皮肤有破损可根据情况给予适当保护，应符合职业防护要求 （4）开启热封机，根据包装材料设定相应温度并开始预热

续 表

	(5) 使用热封机专用封口性能测试条检查封口机密封效果，封口测试条平整无裂纹视为封口合格。也可按常规在封1:3后滴注测漏试剂，以封1:3处无滴漏为合格 (6) 清点及检查待包装物品并分类放置 (7) 检查物品数量、洗涤质量和性能规格，应与器械内标签吻合一致，选择大小适宜的纸塑包装袋 (8) 查对无误后将物品放入袋内，并尽量排除袋内空气，放入包内指示卡 (9) 对包装袋进行封口，纸塑包装袋封口温度为（170±2)℃，特卫强包装袋封口温度为（120±2)℃ (10) 检查封口处的密封效果，封口宽度应不小于6mm，以保证热封严密完整；包内物品距离封口处不得小于2.5cm (11) 核对包外标识，包括物品名称、灭菌日期、有效期、包装操作者、质检员、灭菌器编号、灭菌批次及配送地点，包外标识应具有追溯性
注意事项	(1) 所有待包装物品应充分干燥，包装物品体积不超过塑封袋容积的3/4 (2) 尖锐物品应加保护套 (3) 植入物应双层包装，内层不得折叠，内外层纸面与塑面朝向一致 (4) 使用过氧化氢等离子体灭菌专用包装材料——特卫强包装袋包装管腔器械或物品时，其长度和直径的要求因过氧化氢等离子灭菌器型号、厂家的不同而有所差异，应严格按照其厂家的指导说明选择适宜的包装材料和灭菌方式 (5) 不能用过氧化氢等离子体灭菌的植物性纤维材质如纸、海绵、棉布、木质类、油类、粉剂类等，不能用特卫强包装袋进行包装

四、常用的包装方法

棉布、无纺布、皱纹纸作包装通常使用闭合式包装，用于配套器械与敷料的包装，方法有2种：信封折叠、方形折叠。手术器械通常采用的闭合式包装方法是应由两层包装材料分二次连续包装，包装时两次包装可使用相同的包装方法，也可以将两种包装方法混合使用，（如第一层采用方形折叠法，第二层采用信封折叠法包装）。若使用两层无纺布边缘粘合在一起包装产品时，也可采用两层同时包装法，这种方法常用于常规诊疗包如静脉切开穿刺包等的包装。

纸袋、纸塑袋包装材料主要用于重量较轻的单件器械包装。

包装操作前应检查包装材料的完好性以及包装材料的尺寸与被包装物的匹配性。手术器械物品包装需要创造一个无菌区（用于放置手术器械的操作台）包装时，包装材料尺寸至少要超过操作台边 30cm。

1. 信封折叠（图 7-3-2）

信封折叠：
- 将方形包装材料按对角线放在操作台上，使其一角指向操作台前方。将被包装的物品与包装的顶角和底角的一条线成直角，放在包装的中央
- 将底角折盖住物品，然后折回形成一个折翼
- 将包装的左角折盖住物品，然后折回形成一个折翼
- 将包装的右角折盖住物品，与先前的折叠交错，然后折回形成一个折翼
- 将包装的顶角折盖住物品，将折翼卷进先前的左右折缝里，留下一个可见的小垂片，以便在无菌环境中打开
- 以同样的方式包装第二层，用两条灭菌指示带封住包裹

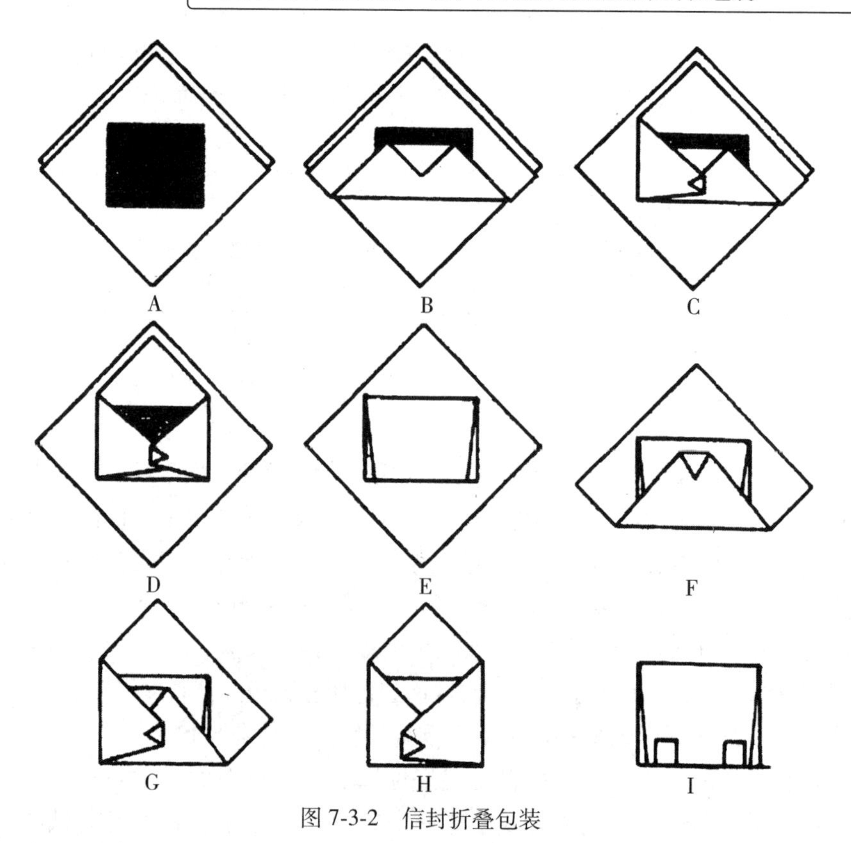

图 7-3-2　信封折叠包装

2. 方形折叠（图 7-3-3）

方形折叠
- 将包装材料按长方形放于操作台上。将要包装的物品正放于包装材料的中心
- 将顶部的包装材料边折下，盖住物品的下半部，然后折回形成一个折翼
- 将底部的包装边折上，盖住物品的上半部，然后折回形成折翼，与先前的重叠
- 将左边包装平整地折盖过包裹，然后折回形成折翼
- 将右边包装折盖住包裹，与先前的折叠重合，形成一个平整的包裹
- 以同样的方式包装第二层，用灭菌指示带封住包裹

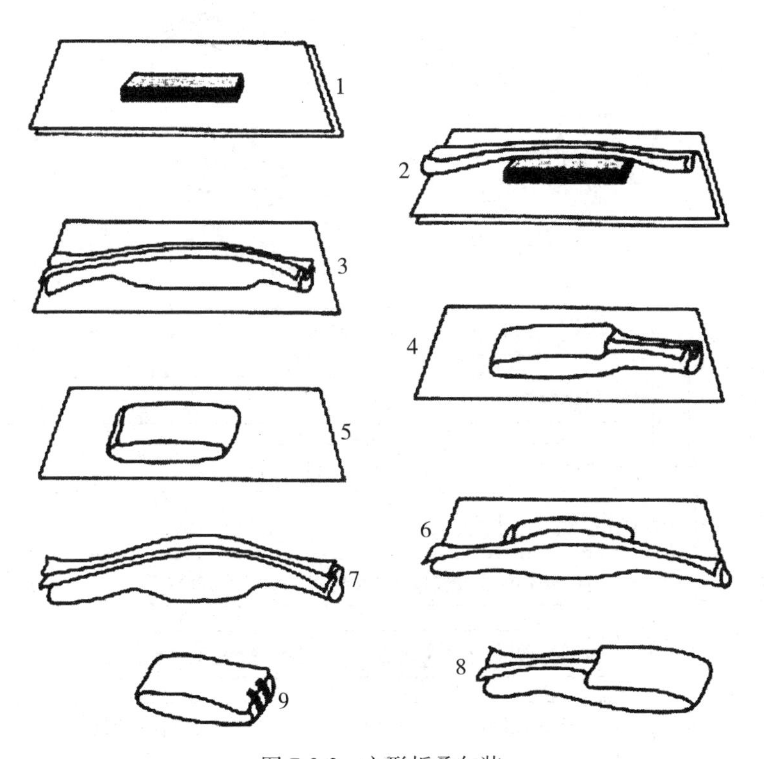

图 7-3-3　方形折叠包装

3. 同时包装法

将两层无纺布边缘黏合在一起包装物品的包装法。

- 同时包装法
  - 信封折叠：采用第 1 步到第 4 步及第 9 步，见图 7-3-4
  - 方形折叠：采用第 1 步到第 4 步及第 9 步，见图 7-3-5

4. 密封式包装法

（1）脉冲型封口机的密封法

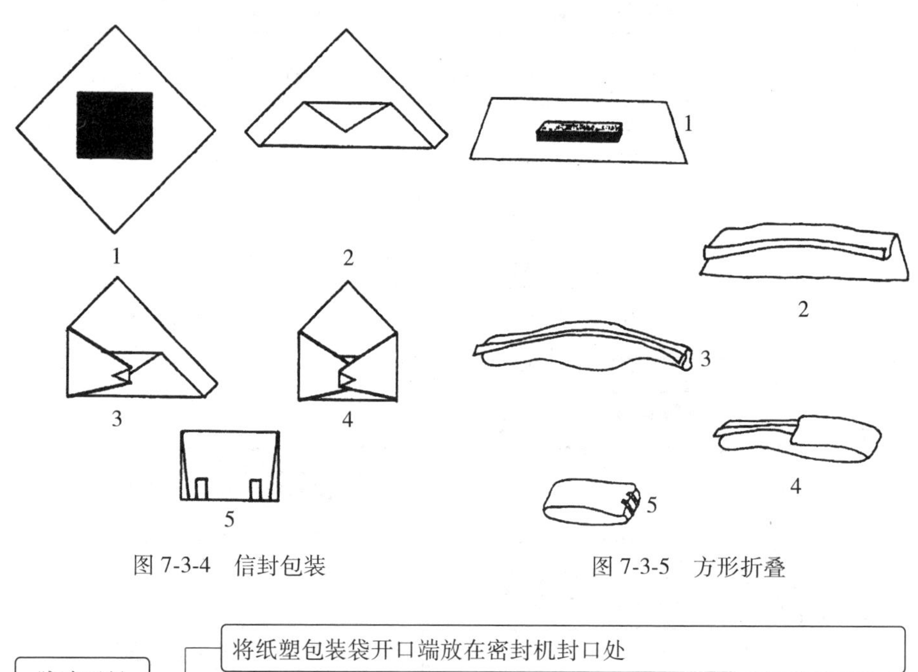

图 7-3-4　信封包装　　图 7-3-5　方形折叠

- 脉冲型封口机的密封法
  - 将纸塑包装袋开口端放在密封机封口处
  - 当密封口热了就压下去
  - 然后放开，等封口冷却，使塑料粘在纸上

（2）连续型封口机的密封法

- 连续型封口机的密封法
  - 将纸塑包装袋开口端放入封口处，打印面朝下
  - 当纸塑包装袋放入之后，开启封口机设备自动启动
  - 位于顶部和底部的加热装置将封口接缝处的温度加热到预先设定的封口温度，密封过程封口温度是可监控的

续流程

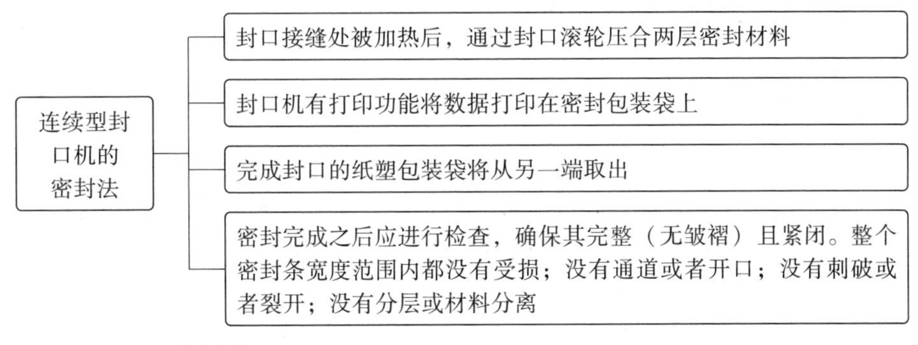

（3）纸塑自封袋

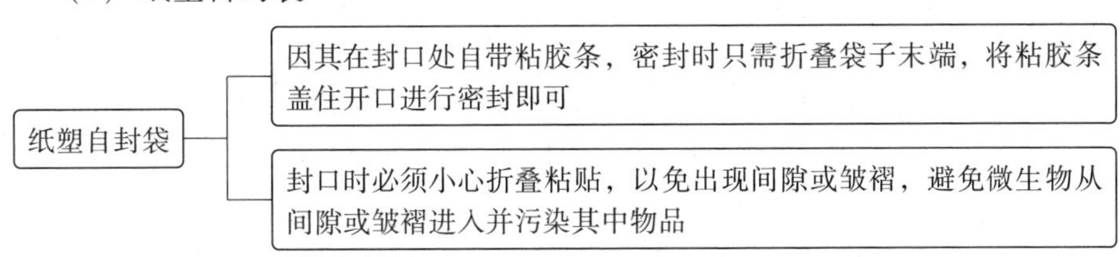

5. 硬质容器

通常应用于成套手术器械的包装，硬质容器应根据生产厂家的操作说明，分别用于预真空蒸汽灭菌器、环氧乙烷灭菌器、过氧化氢等离子灭菌器中。

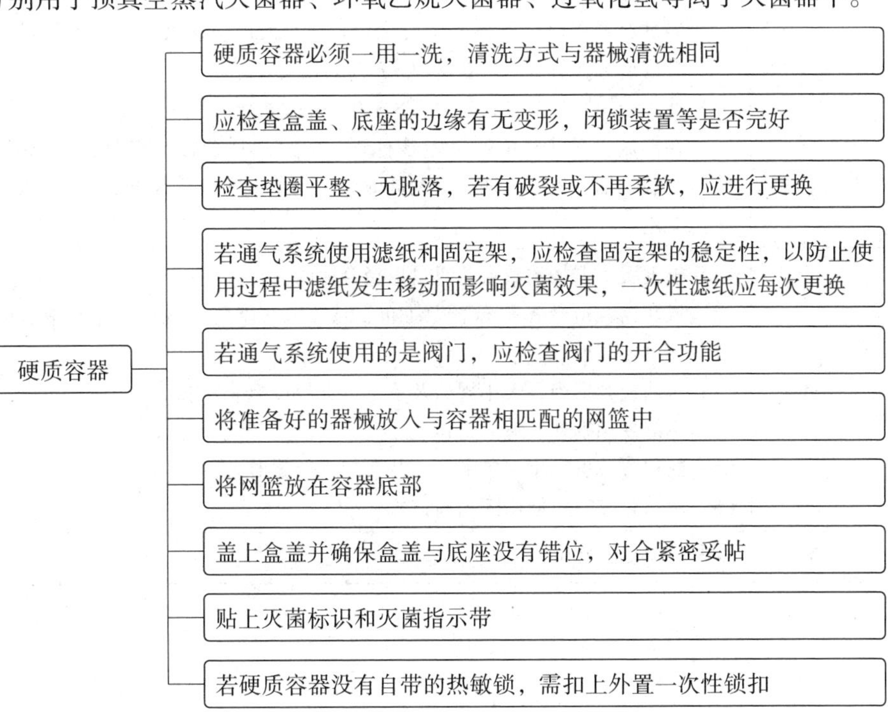

五、常用器械、物品的包装

1. 手术器械

操作准备	(1) 环境准备：清洁、无尘、光线明亮 (2) 用物准备：包装材料、封包胶带、包内化学指示卡、无菌标识、手术器械、器械网篮、灭菌篮筐等 (3) 人员准备：着清洁区工作服、戴圆帽（须遮盖全部头发）、清洁双手
操作步骤	(1) 评估方法及要求：器械经过清洗、消毒和检查保养处理。遵循操作规程 (2) 按照器械配置单或卡片摆放器械，符合先用后放的顺序，利于无菌操作；器械摆放整齐，可使用U形器械整理架固定器械，减少器械摩擦碰撞受损；应使用器械网篮放置器械，并在底部铺垫吸湿的布巾，利于器械灭菌后的干燥；器械装放量不应超过网篮的高度，防止积压造成器械损坏；放置包内化学指示卡，操作符合WS 310.3相关规定 (3) 核对器械的名称、规格、数量等 (4) 器械放置在包装材料的中心位置；使用两层包装材料；采用信封折叠法或方形折叠法。符合WS 310.2相关规定 (5) 使用专用胶带封包，符合WS 310.2相关规定 (6) 在器械包醒目部位贴上包装标识，内容包括器械包名称、包装者、灭菌日期、失效日期、灭菌器编号、灭菌批次。符合WS 310.2相关规定
注意事项	(1) 根据手术器械的数量与重量选择合适的包装材料 (2) 成套器械应选择棉布、无纺布、皱纹纸或硬质容器，单件器械可选择纸塑袋或纸袋 (3) 包装松紧适当，大小规格及重量不宜超过标准要求 (4) 不能使用别针、绳子封包 (5) 封包方式可采用两条平行、井字形或十字形等 (6) 密封包装时应使用医用封口机
记录	使用器械配置单并签名

2. 诊疗器械

操作准备	（1）人员准备：着清洁区工作服、戴圆帽（须遮盖全部头发）、清洁双手 （2）环境准备：清洁、无尘、光线明亮 （3）用物准备：包装材料、封包胶带、包内化学指示卡、包装标识、诊疗器械、器械网篮、灭菌篮筐等
操作步骤	（1）评估方法及要求：器械经过清洗、消毒和检查保养处理。有可遵循的操作规程 （2）按照器械配置单或卡片摆放器械，符合先用后放的顺序，利于无菌操作 （3）核对器械的名称、规格、数量等，放置包内化学指示卡 （4）器械放置在包装材料的中心位置；两层包装材料；选择采用信封折叠法或方形折叠法。符合 WS 310.2 相关规定 （5）使用专用胶带封包。包装符合 WS 310.2 相关规定 （6）在器械包醒目部位贴上包装标识，内容包括名称、包装者、灭菌日期、失效日期、灭菌器编号、灭菌批次。符合 WS 310.2 相关规定
注意事项	（1）应根据手术器械的数量与重量选择合适的包装材料 （2）成套器械应选择棉布、无纺布、皱纹纸或硬质容器，单件器械可选择纸塑袋或纸袋 （3）包装松紧适当，大小规格及重量不应超过标准要求 （4）不能使用别针、绳子封包，密封包装时应使用医用封口机
记录	使用器械配置单并签名

3. 容器

操作准备	（1）环境准备：清洁、无尘、光线明亮 （2）用物准备：包装材料、封包胶带、包内化学指示卡、包装标识、器械、器械网篮、灭菌篮筐等 （3）人员准备：着清洁区工作服、戴圆帽（须遮盖全部头发）、清洁双手
操作步骤	（1）评估方法及要求：器械经过清洗、消毒和检查保养处理。有可遵循的操作规程 （2）器械包装：器械放置在包装的中心位置；可使用两层包装材料。选择采用信封折叠法或方形折叠法。符合 WS 310.2 相关规定，包装时应打开容器盖子。包装盆时盆与盆之间应垫布巾，避免产生湿包，包内放化学指示卡

续 表

	（3）使用专用胶带封包，封包方法同诊疗器械包装。符合 WS 310.2 相关规定 （4）在器械包醒目部位贴上包装标识，内容包括名称、包装者、灭菌日期、失效日期、灭菌器编号、灭菌批次。符合 WS 310.2 相关规定
注意事项	（1）容器宜单个包装 （2）根据被包装容器的大小选择包装材料的尺寸 （3）封包应选择专用胶带，不能使用别针、绳子封包
记录	记录包装物品名称、数量

4. 精密器械（如心脏手术器械等）

操作准备	（1）环境准备：清洁、无尘、光线明亮 （2）用物准备：包装材料、封包胶带、包内化学指示卡、无菌标识、手术器械、器械网篮、灭菌篮筐等 （3）人员准备：着清洁区工作服、戴圆帽（须遮盖全部头发）、清洁双手
操作步骤	（1）评估方法及要求：器械经过清洗、消毒和检查保养处理。有可遵循的操作规程 （2）按照器械配置单或卡片摆放器械，符合先用后放的顺序，利于无菌操作。精密器械应放置在设有固定保护装置的专用托盘或容器内，摆放整齐，器械间应留有空隙，装放量不应超过容器的高度，以防止器械间碰撞损坏，放置包内化学指示卡，操作符合 WS 310.3 相关规定 （3）器械核对：核对器械的名称、规格、数量等 （4）器械包装：器械放置在包装材料的中心位置；使用两层包装材料；选择采用信封折叠法或方形折叠法。符合 WS 310.2 相关规定 （5）使用专用胶带封包，符合 WS 310.2 相关规定 （6）在器械包醒目部位贴上包装标识，内容包括器械包名称、包装者、灭菌日期、失效日期、灭菌器编号、灭菌批次。符合 WS 310.2 相关规定
注意事项	（1）应根据手术器械的数量与重量选择合适的包装材料 （2）不能使用别针、绳子封包，封包方式可采用两条平行、井字形或十字形
记录	使用器械配置单，进行手术器械交接、清点、核查

第四节 灭菌的定义、方法与原则

一、灭菌的定义

灭菌是指杀灭或清除传播媒介上的一切微生物，包括细菌芽胞及非致病微生物。灭菌的概念是绝对的，但是，一些微生物总是以有限的机会得以保留，遵循概率函数的要求，灭菌是将微生物存活概率降到最低限度，这一概率定义为灭菌保证水平（SAL)，即灭菌处理后单位产品上存在活微生物的概率。灭菌保证水平通常表示为 10^{-n}，如设定 SAL 为 10^{-6}，即经灭菌处理后在一百万件物品中至多允许一件及以下物品存在活的微生物。

二、灭菌的方法与设备

无菌是灭菌处理的结果，CSSD 常规灭菌方法为热力灭菌和低温灭菌。

1. 热力灭菌

热力灭菌为物理灭菌方法，是利用物理因子如高温蒸汽、辐射热或传导热等作为灭菌介质。

（1）热力灭菌的原理

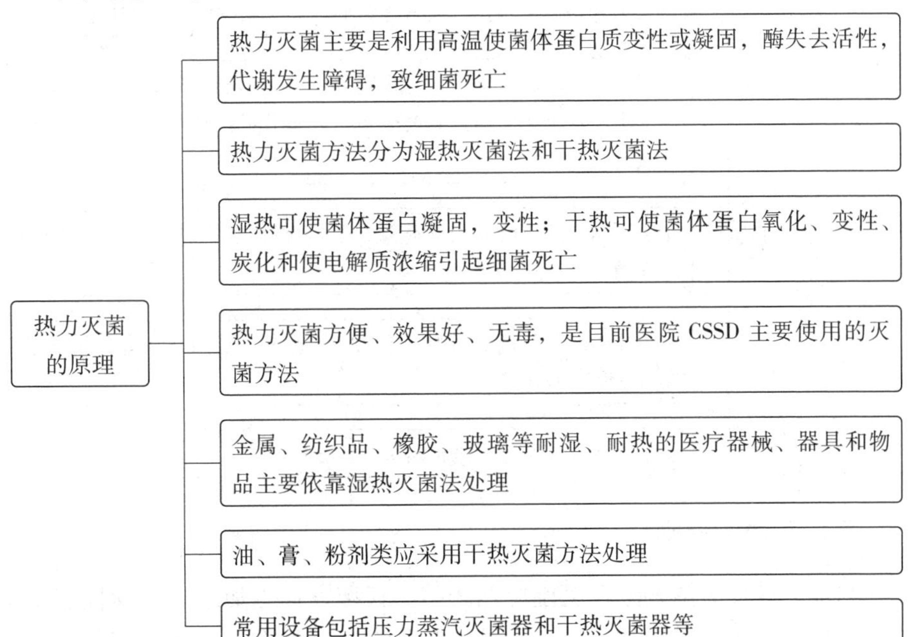

(2) 湿热与干热灭菌效果比较：湿热与干热各具特点，不能相互取代，值得注意的是，湿热消毒的效果比较干热更好，因此使用更为普遍。

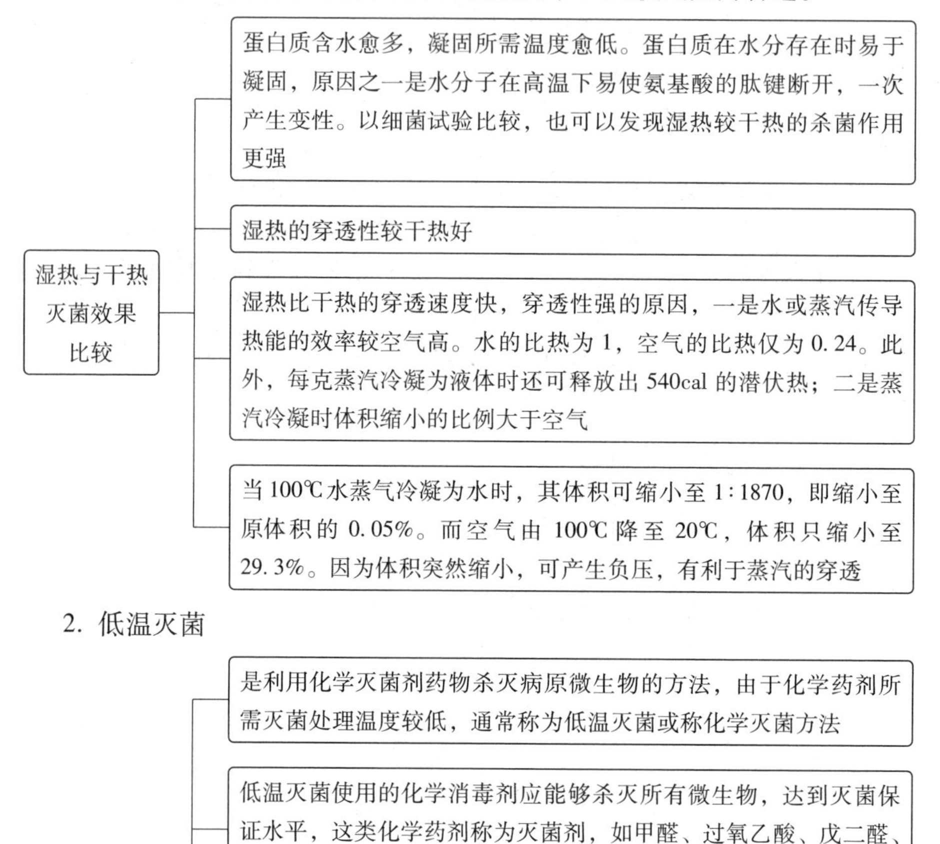

2. 低温灭菌

低温灭菌

是利用化学灭菌剂药物杀灭病原微生物的方法，由于化学药剂所需灭菌处理温度较低，通常称为低温灭菌或称化学灭菌方法

低温灭菌使用的化学消毒剂应能够杀灭所有微生物，达到灭菌保证水平，这类化学药剂称为灭菌剂，如甲醛、过氧乙酸、戊二醛、环氧乙烷等

化学灭菌用于不能够耐受高温、湿热材质类的器械、器具和物品的灭菌

主要使用的设备包括低温环氧乙烷灭菌器、过氧化氢等离子灭菌器、甲醛灭菌器等

浸泡灭菌方法不适宜进行器械灭菌处理

三、灭菌的原则

目前，各种灭菌方法在医院应用较多，灭菌设备更加趋于自动控制，具有安全联锁、实时显示运行参数的特点。但是，正确选择灭菌方法和规范操

作仍然十分重要。因此，灭菌设备操作人员必须经过岗位培训并取得国家质量监督检验检疫总局发放的《中华人民共和国特种设备作业人员证》。

1. 灭菌方法选择

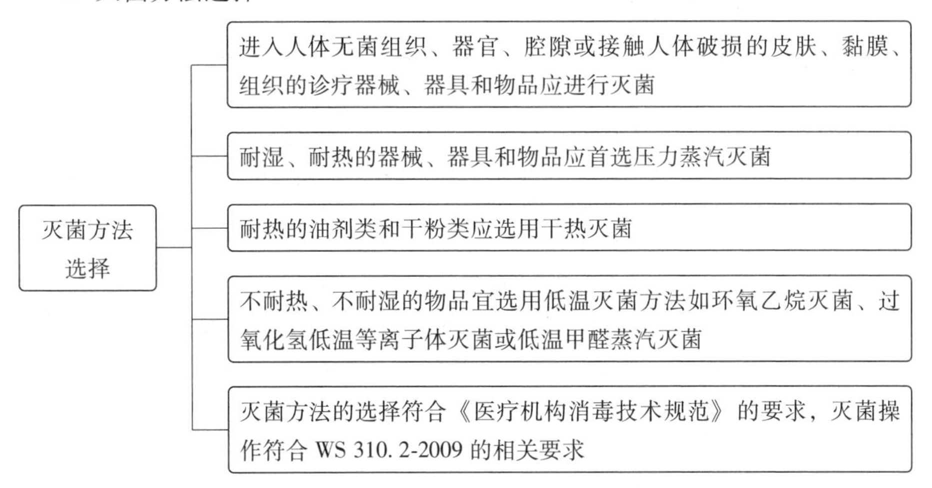

2. 各类灭菌设备操作原则

各类灭菌设备的灭菌原理和设备技术水平有所不同，但设备使用中有共同的操作程序、规则，包括设备运行前准备、灭菌设备运行操作、灭菌物品装载、无菌物品卸载、灭菌效果检测和灭菌器运行结束停机等。

（1）设备运行前准备：设备运行前，需每天进行安全检查，保证设备使用安全。

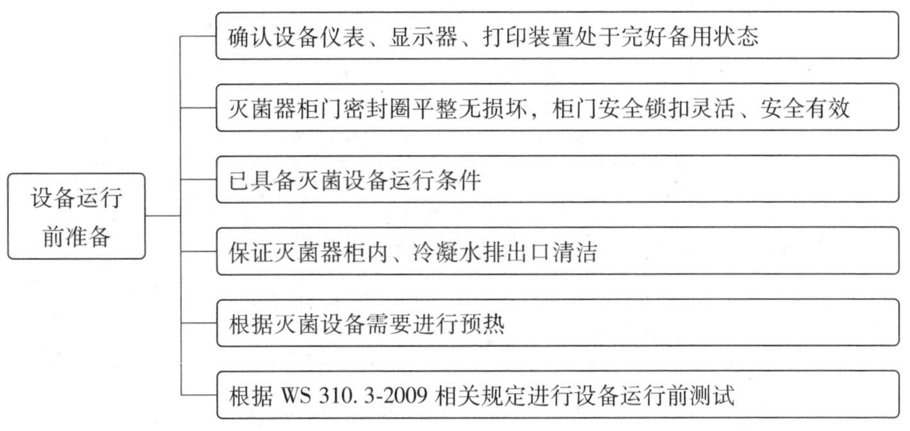

（2）灭菌物品装载：将灭菌物品摆放在灭菌架上的操作。

灭菌物品装载

- 应使用专用灭菌架/篮筐装载灭菌物品，装载的物品不应触及腔壁和门
- 灭菌包之间应留间隙，利于空气、水蒸气等灭菌介质循环以及冷空气排出和灭菌物品干燥，但不应超载
- 将同类材质的器械、器具和物品，同批次进行灭菌。将同类材质的器械物品装载在一起，利于选择灭菌程序、降低器械的损耗和老化、提高灭菌工作效率
- 采用压力蒸汽灭菌时纺织类物品应放置于上层、竖放；硬质容器的手术器械盒包装放在下层，防止冷凝水对其他物品包装的影响；手术器械包、硬质容器应平放，防止器械堆积、磨损；玻璃瓶等底部无孔的器皿类物品应倒立或侧方；盆、碗类物品应斜放，容器开口朝向一侧
- 纸袋、纸塑包装应侧放在灭菌篮筐中，包之间应留有间隙，利于蒸汽进入和冷空气排出

（3）灭菌设备运行操作：指装载物品后，启动灭菌器至运行结束的全过程。操作重点是进行物理监测、记录、观察设备运行的安全性。

灭菌设备运行操作

- 操作人员应在运行阶段巡视和观察灭菌器显示屏、仪表的参数、曲线图等，掌握灭菌设备运行状况
- 每次灭菌设备运行都要进行物理检测，确认参数的一致性，观察仪表和打印等实时显示的数据
- 保证灭菌设备运行安全，及时处理报警故障等问题

（4）无菌物品卸载：灭菌后物品卸载过程的操作。

无菌物品卸载

- 压力蒸汽灭菌的物品应冷却后卸载，冷却时间应>30 分钟，待温度降至室温时方可移动
- 卸载低温灭菌（化学灭菌）的物品时，做好个人防护，遵循化学药物排残通风的要求和时间
- 避免卸载搬运中损坏无菌物品包装

（5）灭菌效果检测：灭菌结束后，灭菌操作人员和质检员进行灭菌质量记录和确认。

（6）灭菌器运行结束停机

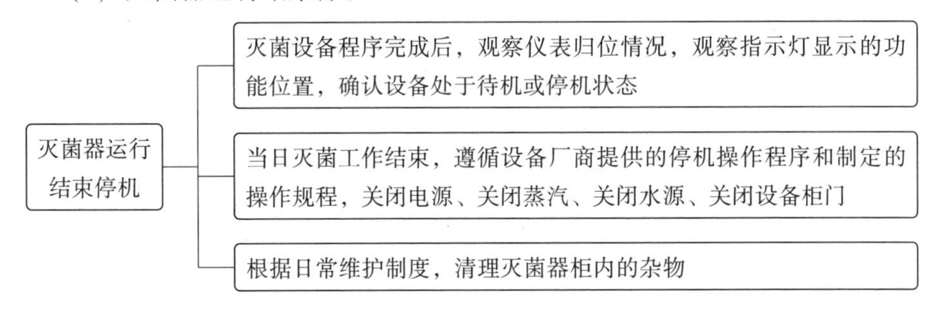

第五节　压力蒸汽灭菌

一、压力蒸汽灭菌的原理与适用范围

压力蒸汽灭菌器属于压力容器，按照压力容器承受压力高低，可分为低压、中压、高压、超高压 4 个等级，CSSD 的蒸汽灭菌器归属于低压容器（0.1mpa≤P<1.6mpa）。压力容器应符合《特种设备安全监察条例》《压力容器安全技术监察规程》和 GB 150《钢制压力容器》的规定。压力蒸汽灭菌器是 CSSD 使用的主要灭菌设备，使用中通常根据灭菌器容积的大小分为大型灭菌器、小型台式灭菌器。根据灭菌器冷空气排除方式，又分为下排气式灭菌器和预真空式灭菌器。

灭菌原理	在一定压力下产生的蒸汽湿度高，穿透力强，能够迅速有效地杀灭微生物，使菌体蛋白质凝固，代谢发生障碍，导致细菌死亡
适用范围	压力蒸汽灭菌器仍为 CSSD 使用的主要灭菌设备。压力蒸汽灭菌器适用于耐湿、耐热材料器械的灭菌处理，例如金属类、玻璃类、橡胶类等

二、压力蒸汽灭菌器的使用要求

1. 安全操作要求

压力蒸汽灭菌器属于压力容器，超压运行时有爆炸的危险，发生严重的蒸汽泄漏故障时人员容易受到伤害。因此，要求操作人员应具有安全工作意识，及时处理安全隐患。

安全操作要求

- 灭菌器运行时操作人员应坚守工作岗位，认真巡视、观测、记录各参数运行中的变化，防止突发事故
- 避免超温、超压的发生。落实安全附件（安全阀、压力表、温度表等）日常维护保养制度，避免安全附件失灵或功能损坏
- 灭菌的温度、压力、时间等参数必须控制在允许范围之内，严禁超压超高温操作。严禁操作人员随意改变灭菌设备的工艺参数和程序
- 在手动开启蒸汽汽源阀门时，应平缓操作，防止压力突然升高，造成管路或压力容器材料脆性断裂而出现蒸汽泄漏、爆裂等事故。缓慢开启或关闭灭菌器柜门，并在关闭后和开启前确认门已达到规定位置和状态
- 严禁在压力容器运行时进行修理。出现蒸汽泄漏现象时，不得拆卸设备的螺钉、更换垫片等，避免产生更大的泄漏。停机修理时，关闭供蒸汽源管路的阀门，灭菌器的内室压力应在大气压状态，压力表指针在“0”的位置
- 有效处理故障，及时上报灭菌器出现的隐患。根据制定的故障分类级别，明确采取紧急处理的措施和程序，并及时上报
- 规范故障处理原则：分级处理，根据设备厂商维护手册，划分故障的级别。一般分为故障和报警提示两类；预案及处理：明确规定发生故障问题的处理流程，利于快速处理解决问题；记录故障问题和处理结果
- 灭菌工作岗位应备有常用的维修工具，例如扳子、钳子、螺丝刀等

2. 维护与检查要求

压力蒸汽灭菌的维护与保养是确保设备正常运行的前提，操作人员应认真执行灭菌器维护制度，根据灭菌器厂商提供的使用说明进行设备维护及保养并建立灭菌器维护、修理记录，灭菌器维护与检查要求包括以下内容。

维护与检查要求

- 每天进行灭菌器门、仪表的表面擦拭，灭菌器设备间地面至少清洁1次
- 每天清理灭菌室内排泄口处滤网的杂质，避免灭菌器运行中杂质进入真空泵
- 灭菌器运行前检查门封是否平整、完好，无脱出和破损
- 每天应检查仪表指针的准确度，观察灭菌器运行停止后，温度仪表、压力仪表指针是否归在“0”位；观察打印记录笔是否完好，并备有使用量的打印纸；观察蒸汽、水、压缩空气等介质管路和阀件有无泄漏；观察灭菌器运行指示灯是否完好；一旦发现以上部件出现问题，停用灭菌器，经维护修理后使用
- 每周进行灭菌室内的清洁擦拭
- 每季度进行灭菌设备外部的清洁，避免因积尘缩短空气滤器的使用寿命。应避免元器件与连线和水接触，一旦沾水应擦干后方可接通电源
- 根据厂商建议，每季度检查各连线的插座、接头是否松动，松动的应插紧
- 每6个月根据厂商建议和提供的方法清理安全阀表面
- 每周检查清理蒸汽管路过滤器1次，记录结果
- 每年对灭菌器进行年检1次，安全阀、压力表、温度表每年效验至少1次，记录并留存检查结果。空气滤器应定期更换，并根据厂商的建议制订相应的更换制度

三、压力蒸汽灭菌的SOP

1. 灭菌器运行前操作（预真空）

操作准备	（1）环境准备：CSSD清洁区，环境整洁、光线充足 （2）物品准备：操作台、器械灭菌篮筐、灭菌器装载车架、灭菌记录本、监测用品等 （3）人员准备：操作人员防护符合WS 310.2-2009附录A要求

续 表

操作步骤	（1）灭菌器安全检查：①接通电源；待机指示灯开启；②接通供应蒸汽管线阀门或开启自发蒸汽；③检查蒸汽管线、阀门无漏气；④检查仪表完好，总汽源的压力表显示蒸汽指标为 0.30～0.60kPa；灭菌器压力表指针在“0”位；⑤检查灭菌器门缝是否平整、完好，无脱出和破损；⑥灭菌设备处于备用状态 （2）灭菌预热：①观察仪表变化；②当夹层压力表达到 205.8kPa、温度表达到 132～134℃时，预热程序结束；③B-D 测试、仪表观察、监测结果判定并记录

2. 待灭菌物品装载操作

操作目的	对待灭菌物品合理规范地装载，防止湿包、破包发生，确保灭菌效果
操作准备	（1）环境准备：周围环境宽敞整洁、光线充足 （2）物品准备：灭菌锅架、篮筐、待灭菌物品、化学监测包、生物监测包 （3）人员准备：着圆帽（需遮盖全部头发）、工作服、防烫手套、专用鞋
装载前检查	（1）各阀门压力表的安全检查：接通电源，待机指示灯开启 （2）检查蒸汽压表、水压力表、压缩空气压力表、内腔压力表及夹层压力表完好。蒸汽压力表显示蒸汽指标应达到相应要求，内腔压力表指针在“0”位 （3）接通供应蒸汽管线阀或开启自动蒸汽，检查蒸汽管线、阀门有无漏气，查看蒸汽供应压力是符合灭菌器要求 （4）打开冷却水阀门，查看水压力表，该压力应符合灭菌器厂家提供的使用压力，不同品牌、不同容积的灭菌器所需压力各不相同 （5）查看空气压力表中压缩空气供应情况，必要时需排出过滤器中的水以保持压力平衡 （6）检查灭菌器门缝是否平整、完好，无脱出和破损 （7）灭菌设备预热，同时观察所有仪表变化：当夹层压力表到达 205.8kPa 时，温度应达到 132～134℃，以证明压力传感器和温度传感器的比值相符 （8）需对 B-D 测试、仪表观察、监测结果等进行判定并记录

续 表

装载	（1）确认该批次待灭菌物品能否使用压力蒸汽灭菌 （2）按要求将待灭菌包规范放置于器械专用篮筐内或灭菌锅架上，包与包之间应留有间隙，利于灭菌介质穿透和冷空气排出 （3）根据物品材质选择相对应的灭菌程序，同种类物品宜置于同一批次进行灭菌。器械包平放；布类包竖放；盆、盘、碗类物品斜放或倒立；底部无孔的器皿应倒立或侧放 （4）应根据该批次物品的不同类型或特殊性质做出相应的处理：①无纺布包装的手术器械可先在锅架上铺一层纺织布；②当布类与器械混装时，金属包应放置在下层，布类包则放置在上层；③易碎物品应轻拿轻放，防止受压变形；④如果有植入物，应放置综合挑战测试包，其内第5类化学指示卡可作为植入物紧急使用提前放行的标准 （5）检查各种待灭菌物品是否符合装载要求，然后将装有待灭菌物品锅架推入腔内 （6）下排气压力蒸汽灭菌器的装载量不应超过柜室容积80%，预真空和脉动真空压力蒸汽灭菌器的装载量不应超过柜室容积的90%和95%，同时也不应小于灭菌器容积的10%和5%，以防止“小装量效应” （7）按下关门键，选择相应的灭菌程序进入灭菌循环
注意事项	（1）装载前应检查包装是否松紧适度，过紧蒸汽不易穿透，会影响灭菌效果，过松易发生散开造成污染。包外应粘贴化学指示胶带，其长度与灭菌包体积重量相适应，封包应严密，保持闭合的完好性 （2）下排气压力蒸汽灭菌器在装载待灭菌物品时体积不宜超过30cm×30cm×25cm，脉动预真空灭菌器不宜超过30cm×30cm×50cm，敷料包重量不宜超过5kg，器械包重量不宜超过7kg （3）装载硬质容器时应检查安全闭锁装置的完好性，当无菌屏障完整性破坏时可识别 （4）装载物品时禁止堆放，应使用专用灭菌架或篮筐 （5）物品不应接触灭菌器的内壁及舱门，以防止吸入冷凝水 （6）橡胶类制品、导管、塑料制品等不能弯折或重叠放置 （7）滑石粉、液状石蜡、凡士林油纱不可用预真空压力蒸汽灭菌器进行灭菌 （8）在装锅前应检查灭菌器密封圈和与之衔接的密封凹槽内有无污垢和积尘，如果有，应用湿润软布轻轻擦拭，切勿损伤密封圈，以防漏气 （9）每日操作前应清洁灭菌器舱体排气口的过滤网

3. 灭菌操作

操作目的	正确使用压力蒸汽灭菌器，完成灭菌工作，判断识别灭菌有效性，确保灭菌质量
操作步骤	（1）灭菌器操作前根据灭菌物品选择相应的灭菌程序 （2）灭菌周期结束，灭菌器蜂鸣提示打开灭菌出口处舱门，取出物品，再关闭舱门 （3）检查该批次已灭菌物品是否合格并做好相应记录。如外包装材料上有水珠或明显潮湿，化学指示胶带及 PCD 监测包内指示卡变色不合格，均视为灭菌失败，不能发放，查找原因并详细记录 （4）将合格的灭菌物品放置于无菌物品存放区人流量较少的区域，至少停留 30 分钟。待灭菌物品均冷却后方可发放或储存 （5）每天结束使用后，关闭舱门，轻触“待命”图标，灭菌器进入待命状态，蒸汽和进水阀随之自动关闭。必要时可关闭灭菌器电源
注意事项	（1）操作前应清扫灭菌器柜内的排气口过滤网，启动灭菌器前要将蒸汽管路中的冷凝水排尽 （2）灭菌前必须进行 B-D 测试，启动循环前查看压力表是否正常 （3）灭菌物品体积宜小于 30cm×30cm×50cm。应尽量将同类物品放在同批次灭菌 （4）避免“小装量效应”，灭菌物品放得过少，灭菌效果反而较差。小装量效应的发生主要由于物品体积越小，在柜内残留空气越多，对蒸汽接触物品的阻隔作用越大所致 （5）装锅前应检查灭菌器密封圈和与之衔接的密封凹槽有无污垢和积尘。如果有，应用湿润软布轻轻擦拭，勿损伤密封圈，以防漏气 （6）装载物品时包与包之间应留间隙，保证蒸汽对流，易于渗透到包裹中央。物品不得触及灭菌器内壁和舱门 （7）布类物品应放在金属类物品之上，避免蒸汽遇冷凝聚成水珠，使包布受潮，从而阻碍蒸汽进入包裹中央，导致灭菌失败 （8）液体灭菌禁止使用脉动真空循环 （9）如遇特殊情况需终止循环，轻触停止键（STOP），该灭菌器开始自动排汽，终止循环。紧急危险情况下，迅速按下灭菌器紧急停止键（通常紧急停止按键为大红色），灭菌器将停止一切工作

4. 灭菌器运行观测、记录

<table>
<tr><td>操作准备</td><td>（1）环境准备：CSSD 清洁区灭菌岗的环境整洁、光线充足
（2）物品准备：灭菌器运行记录表、灭菌打印记录、监测产品、记录笔等
（3）人员准备：操作人员个人防护符合 WS 310. 2-2009 附录 A 要求</td></tr>
<tr><td>操作步骤</td><td>（1）预热阶段准备阶段：①在灭菌器运行记录表格中填写灭菌日期、灭菌设备号、灭菌程序、灭菌方法、灭菌物品数量、操作者；②移植物灭菌填写专用灭菌记录单
（2）灭菌器运行阶段：①进入灭菌阶段时，记录观察的压力（一般设定 205. 8kPa）和温度（一般预设为 132~134℃）；②灭菌结束后复核物理监测的打印记录，复核相关内容；③对照物理监测打印记录，可在灭菌器运行记录单填写相关信息；④填写灭菌监测结果，经质检员复核并签字；⑤整合灭菌文档；⑥整理移植物灭菌记录单，填写记录监测结果</td></tr>
<tr><td>注意事项</td><td>（1）信息的填写须准确，无误，字迹工整，记录表整洁
（2）监测结果必须经由质检员复检并签字
（3）参照灭菌记录单填写见表 7-5-1</td></tr>
</table>

表 7-5-1　灭菌物品记录单

<table>
<tr><td colspan="3" rowspan="2">灭菌日期</td><td colspan="3">灭菌设备号</td><td colspan="2">操作人/复检人</td></tr>
<tr><td>灭菌程序</td><td colspan="2">灭菌器运行数</td><td colspan="2"></td></tr>
<tr><td colspan="4">灭菌参数设定：
温度　　时间　　压力</td><td colspan="4">B-D 测试：
生物测试：</td></tr>
<tr><td colspan="4">灭菌阶段观测：
温度　　压力</td><td colspan="4">打印记录观测：
灭菌开始时间灭菌结束时间：</td></tr>
<tr><td>物品名称/编号</td><td>数量</td><td colspan="2">物品名称/编号</td><td>数量</td><td colspan="2">物品名称/编号</td><td>数量</td></tr>
<tr><td></td><td></td><td colspan="2"></td><td></td><td colspan="2"></td><td></td></tr>
</table>

第六节　干 热 灭 菌

一、干热灭菌的原理与适用范围

干热的灭菌能力差，因此灭菌所需要的温度高，时间长。灭菌时间是从灭菌升温时间结束后开始计算。干热灭菌周期所需要的时间包括升温时间（烤箱升温时间与物品升温时间，直到物品全部达到要求温度）、持续时间（杀菌时间）、冷却时间。

干热灭菌器有两种基本类型，即重力对流灭菌器和机械对流灭菌器。在重力对流灭菌器中，空气按腔内温度的差异被动循环。热空气从腔底的加热元件上升，遇装填物和腔壁损失部分热量，然后因冷却而下沉。从腔顶排气口排出的空气被从腔底入气口进入的新鲜空气所替代。由于这一空气流通方法相对较慢且被动，所以重力对流干热灭菌器使灭菌物品达到预期温度需要较长的时间（与机械对流灭菌器相比），才能达到腔内温度分布均匀。因此，重力对流干热灭菌器只适用于不需精确温度控制的物品。机械对流灭菌器提供强制性空气流动，它对空气速度、流动方向及加热强度的控制更精确，使其中的灭菌物品温度分布更一致。

灭菌原理	通过高温氧化作用致细菌死亡，并能灭活热原
适用范围	由于干热可对大部分医疗器械、物品造成损坏，所以干热灭菌只适用于特定物品的灭菌。例如，在高温下不损坏、不变质、不蒸发的物品，不能被水分渗透或会被水分损坏又不能进行压力蒸汽或低温灭菌的器械、器具和物品。总之，干热灭菌适用于耐热、不耐湿、蒸汽或气体不能穿透物品的灭菌，如玻璃、油脂、粉剂等物品的灭菌

二、干热灭菌的 SOP

1. 灭菌前准备

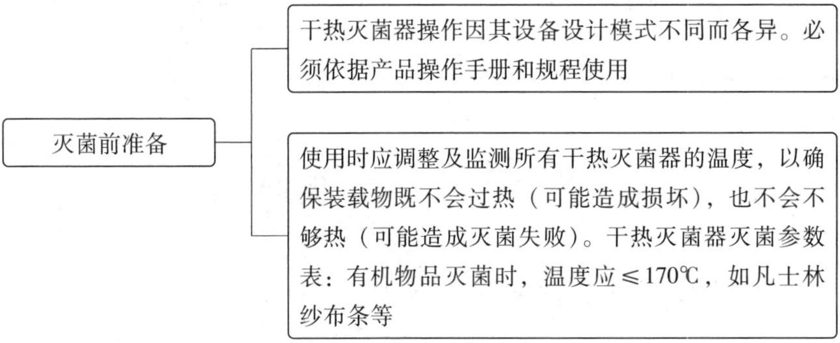

灭菌前准备

- 干热灭菌器操作因其设备设计模式不同而各异。必须依据产品操作手册和规程使用
- 使用时应调整及监测所有干热灭菌器的温度，以确保装载物既不会过热（可能造成损坏），也不会不够热（可能造成灭菌失败）。干热灭菌器灭菌参数表：有机物品灭菌时，温度应≤170℃，如凡士林纱布条等

2. 待灭菌物品装载操作

操作目的	利用电热或红外线烤箱高热烘烤对待灭菌物品合理地装载，保证灭菌效果
装载前检查	（1）物品准备：周围环境宽敞整洁，准备相应用物如灭菌锅架、篮筐、待灭菌的物品等 （2）人员准备：着圆帽、工作服、防烫手套、专用鞋 （3）确认干热灭菌的范围：玻璃、油脂、粉剂等物品均适用于该灭菌方式 （4）待灭菌物品的包装应符合要求：体积不应超过 10cm×10cm×20cm，油剂、粉剂的厚度不应超过 0.6cm，凡士林纱布条厚度不应超过 1.3cm （5）将待灭菌的物品摆放在干热灭菌器柜内的搁物架上，包与包之间应有间隙，不重叠，物品装载量不应超过灭菌腔体的 2/3 才能保证空气对流，达到灭菌效果 （6）关闭门后即可接通电源，待温度逐步上升达到所要求的标准后，维持灭菌温度规定的时间：160℃所需最短灭菌时间为 2 小时；170℃所需最短灭菌时间为 1 小时；180℃所需最短灭菌时间为 30 分钟。灭菌完毕即可切断或自动关闭电源 （7）待腔内温度下降至 40℃时，方可取物，并做好相关记录
注意事项	（1）待灭菌物品干热灭菌前应洗净，玻璃器皿灭菌前应洗净并干燥，防止造成灭菌失败或污物炭化 （2）放置灭菌物品时不应与灭菌器炉腔底部及四壁接触，特别是玻璃器皿类，以防损坏。灭菌后温度降至 40℃再开启灭菌器柜门 （3）物品不要重叠，装载高度不应超过灭菌器腔内高度的 2/3。物品间应留有空隙，保持空气流通，以免影响灭菌效果 （4）设置灭菌温度应充分考虑灭菌物品对温度的耐受力，灭菌有机物品或纸包装物品时，温度应不高于 170℃，以免引起焦化着火 （5）纺织品、合成纤维、塑料、橡胶制品及导热性差的物品不可用于干热灭菌

3. 灭菌操作

操作目的	正确使用灭菌器，完成物品的灭菌，判断识别灭菌有效性，确保灭菌质量
操作步骤	（1）人员准备：着圆帽、工作服、手套、专用鞋 （2）物品准备：周围环境宽敞整洁，准备相应用物如灭菌锅架、篮筐、生物监测包等

续 表

	（3）灭菌器操作前检查：①灭菌器舱体及内部各部件清洁，及时清除舱内的残留物料；②舱门闭合是否紧密，确保工作状态时无缝隙，能快速加热；③各仪表运行是否正常，各旋钮、按键、开关是否处于功能状态 （4）打开舱门，放置生物监测包 （5）把待灭菌物品规范放置于灭菌器舱体内，关闭舱门 （6）接通电源，开始预热，同时把位于舱体顶部的通气孔适当打开，保证舱体内湿空气能顺利逸出。根据待灭菌物品的材质设定相应灭菌温度和时间 （7）当舱内温度达到100℃时，关闭舱体顶部的通气孔。调节温度控制器旋钮，直至舱内温度达到所需要温度为止 （8）观察舱内温度是否稳定，若不稳定，再行调节。待舱内温度稳定后。进入灭菌程序，此时不可再拨动温度控制旋钮和通气孔 （9）灭菌结束，切断电源，待舱内温度降至40℃时，打开舱门，取出灭菌物品 （10）将温度调节旋钮调到零点，打开舱体顶部的通气孔 （11）完善相关记录
注意事项	（1）灭菌时间应该在预热程序结束之前设定，一旦进入保温阶段（即定时器开始工作）再变更保温时间则无效 （2）生物指示剂应放在待灭菌物品最难灭菌的位置 （3）预热程序前必须保证舱门关闭严密，否则不能进入加热工作状态 （4）温度不得超过180℃，防止纸张、棉花焦化着火，玻璃器皿严禁用油纸包装 （5）必须维持灭菌所需温度规定的相应时间才能达到灭菌效果 （6）灭菌结束时，必须待温度降至40℃，防止玻璃器皿因急剧的温度下降导致破裂 （7）运行中应随时注意观察各仪表运行是否正常，设定的温度、时间是否符合工艺要求

4. 表格的设计与记录

记录项目主要包括设定的灭菌温度和时间以及灭菌运行中测试的灭菌温度和时间（表7-6-1）。其他监测项目可借鉴热力灭菌记录方法。

表 7-6-1 干热灭菌物品记录单

<table>
<tr><td colspan="2">灭菌日期</td><td colspan="2">灭菌设备号:</td><td colspan="2">操作人/复检人</td></tr>
<tr><td colspan="2"></td><td colspan="2">灭菌器运行数:</td><td colspan="2"></td></tr>
<tr><td colspan="6">灭菌参数设定：温度时间</td></tr>
<tr><td colspan="6">灭菌测试点：温度时间</td></tr>
<tr><td>物品名称/编号</td><td>数量</td><td>物品名称/编号</td><td>数量</td><td>物品名称/编号</td><td>数量</td></tr>
<tr><td></td><td></td><td></td><td></td><td></td><td></td></tr>
</table>

第七节 环氧乙烷灭菌

一、环氧乙烷（EO）灭菌的原理与适用范围

医疗机构中最常用的环氧乙烷灭菌器通常是100%EO“单次剂量”药筒的灭菌器或混合EO罐或缸的灭菌器2种。EO灭菌器最好安在单独房间，隔离灭菌器的目的是尽量减少人员暴露的风险。

灭菌原理	EO是一种无色气体，气味（浓度>500ppm）与乙醚相似，但浓度低时无味。EO气体通过对微生物的蛋白质、DNA、和RNA产生非特异性的烷基化作用，使微生物（包括细菌芽胞）失去了新陈代谢所需的基本反应基，而对微生物进行杀灭，起到灭菌作用
适用范围	EO适用于不耐热、不耐湿的诊疗器械、器具和物品的灭菌，如电子仪器、光学仪器、纸质制品、棉纤和化纤制品、塑料制品、木制品、陶瓷及金属制品等诊疗用品以及器械厂商特别说明要用EO灭菌的物品不适用于食品、液体、油脂类、滑石粉等的灭菌

二、环氧乙烷灭菌的SOP

1. 灭菌器运行前检查

CSSD所用的环氧乙烷灭菌器必须严格遵守厂商的特定操作说明，以确保灭菌有效性和工作人员的安全。

灭菌器运行前检查
- 检查灭菌设备电源保持在接通状态。压缩空气源的压力值应达到厂商要求的技术标准
- 根据所用设备进行特定的设备检查

2. 待灭菌物品装载操作

操作目的	对待灭菌物品合理地装载，确保灭菌效果
装载前检查	（1）打开空压机电源，启动空压机。确认压缩空气管路末端压力表读数符合厂家标定值，当灭菌器压力不足时，应打开灭菌器电源开关。如果使用中央压缩空气可直接观察压力表是否达到所需压力值 （2）手动排放各级空气过滤器内的水和油 （3）检查蒸馏水箱内蒸馏水是否充足；门封是否平整、完好；密封圈有无脱出和破损
注意事项	（1）液体、油剂、粉剂和具有潜在易燃性物品均不能采用此灭菌方式，因为环氧乙烷遇水后会形成有毒的乙二醇，所以也不能用于食品的灭菌 （2）灭菌器周围禁止有火源，因环氧乙烷是易燃易爆的有毒气体，在4℃时相对密度为0.884g/cm^3，当达到沸点10.8℃时，相对密度为1.52g/cm^3。故而在室温条件下极易挥发成气体，当浓度过高时可引起爆炸 （3）待灭菌物品需去除水滴并烘干 （4）物品间应留有空隙，纸塑包装袋纸塑同方向排列 （5）安装气罐时应检查卡槽内有无异物，气管是否通畅无堵塞 （6）消毒人员应在环氧乙烷灭菌过程中随时观察灭菌器运行状态并记录

3. 灭菌操作

操作目的	正确使用环氧乙烷灭菌器，完成物品的灭菌，判断识别灭菌有效性，确保灭菌质量
操作步骤	（1）灭菌器操作前检查：在待机状态下，灭菌器会监测蒸馏水的液平面、压缩空气的供气状况等相关条件及参数。如有异常，灭菌器均会自动报警

续　表

	（2）灭菌循环选择：应根据厂家说明及物品的材质选择适宜的循环，以达到最灭菌效果。某些 EO 灭菌器有 37℃和 55℃两种灭菌循环，选择哪一种循环是根据被灭菌物品对温度的敏感性，如选择 37℃灭菌循环程序，灭菌时间为 3 小时，解毒时间 32 小时；选择 55℃灭菌循环程序，灭菌时间为 1 小时，解毒时间 10 小时 （3）在炉腔内装入 EO 气罐，安装之前应检查气瓶重量及失效期 （4）将生物指示剂放在待灭菌物品最难灭菌的位置，即 EO 灭菌器内腔几何中心点，将待灭菌物品载荷篮筐推入灭菌器，关上舱门 （5）设置排气时间 （6）按下开始键（START），锁上炉门，灭菌器自动进入灭菌过程。开始对载荷（灭菌物品）进行预处理。预处理阶段大约需 45 分钟，使炉腔达到所需的真空、温度和湿度。注入环氧乙烷气体进行灭菌，待灭菌结束后通风、解析 （7）灭菌完成后，打开灭菌器炉门，取出灭菌物品 （8）取出已用过的气罐并按规定丢弃 （9）查看打印记录，取出生物监测包，及时完成生物培养并记录
注意事项	（1）环氧乙烷灭菌器及环氧乙烷气罐应远离火源并防止静电。气罐也不应存放冰箱内 （2）环氧乙烷空气罐的存放处理应严格按照国家有关易燃易爆物品储存要求 （3）定期对灭菌设备进行清洁保养和维修调试 （4）生物指示剂应放在待灭菌物品最难灭菌的位置 （5）环氧乙烷残留量浓度在灭菌物品中应低于 15.2mg/m³，在灭菌环境中应低于 1.82mg/m³（1ppm）。每年应对灭菌环境中环氧乙烷气体残留浓度进行监测 （6）每台环氧乙烷灭菌器必须安装排气管道系统。灭菌器必须连接在独立的排气管路上，排气管应选环氧乙烷不能穿透的材料，排气管牵至室外无人流动的地方，排气口向下，距排气口 7.6m 范围内不应有任何易燃易爆物和建筑物的入风口，如门或窗等，排气管的垂直部分长度超过 3m 时应加辅助排气设施 （7）严格掌握环氧乙烷通风要求，聚乙烯材料物品解析 60%时需 8 小时，50%时需 12 小时 （8）灭菌器须取得卫生部卫生许可批件，应符合 WS310 和《医院消毒技术规范》等规定 （9）设备安装及设计必须由专业工程师等人员承担，对操作人员进行从业知识和紧急事故处理的培训

4. 监测

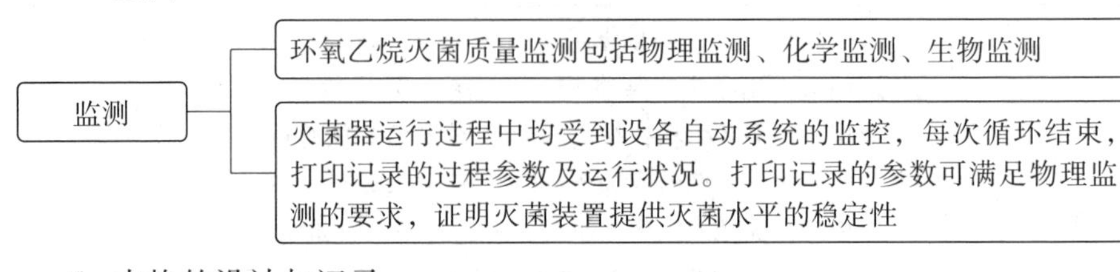

5. 表格的设计与记录

环氧乙烷灭菌监测记录主要包括灭菌器设定的温度和灭菌时间；记录生物监测、（标准测试包）包内卡监测结果；记录灭菌结束后记录仪打印结果中复核灭菌开始时间和灭菌结束时间（表 7-7-1）。记录内容和监测结果存档。

表 7-7-1　EO 灭菌物品记录单

<table>
<tr><td colspan="2">灭菌日期</td><td colspan="3">灭菌设备号：</td><td>操作人/复检人</td></tr>
<tr><td colspan="2"></td><td>灭菌程序：</td><td colspan="2">灭菌器运行序号</td><td></td></tr>
<tr><td colspan="3">灭菌参数设定：温度　　时间　　湿度</td><td colspan="3">包内卡监测结果</td></tr>
<tr><td colspan="3">打印记录：
灭菌开始时间灭菌结束时间</td><td colspan="3">生物监测结果：</td></tr>
<tr><td>物品名称/编号</td><td>数量</td><td>物品名称/编号</td><td>数量</td><td>物品名称/编号</td><td>数量</td></tr>
<tr><td></td><td></td><td></td><td></td><td></td><td></td></tr>
<tr><td></td><td></td><td></td><td></td><td></td><td></td></tr>
</table>

6. 设备维护与故障排除

设备维护与故障排除

- 设备维护与故障排除参考设备厂商操作、维护手册
- 每天进行灭菌室内壁、灭菌室出口处边缘、灭菌器门内面、灭菌器外面、门封条的清洁擦拭和清理
- 每天开始工作之前，排去积存在压缩空气管道过滤器集液瓶中的水和油。根据厂商建议更换油水分离器的粗滤芯和细滤芯。不洁净的压缩空气会导致过滤器的滤芯早期失效并有可能导致灭菌器出故障，严重的可能造成 EO 泄漏，使操作人员接触到环氧乙烷气体
- 100%EO 气体的新型灭菌器使用一套报警故障显示系统和代码检索表，为操作人员提供灭菌器的状态信息。如果出现报警代码，灭菌器不会中断运行，只是警示操作人员灭菌器处于特殊的状态。如果出现故障代码，灭菌器将中断灭菌过程

第八节　过氧化氢低温等离子灭菌

一、过氧化氢低温等离子灭菌的原理与适用范围

灭菌原理	过氧化氢低温等离子灭菌属于低温灭菌技术，等离子体是某些气体在电磁场作用下，形成气体放电及电离而产生的。过氧化氢气体低温等离子体灭菌装置首先通过过氧化氢液体经过弥散变成气体状态后对物品进行灭菌，然后再通过产生的等离子体进行第二阶段灭菌。等离子过程的另一个作用是加快和充分分解过氧化氢气体在物品和包装材料上的残留。目前常用的过氧化氢等离子体灭菌器工作温度为45~55℃，灭菌周期为28~75分钟，具有液晶屏显示、报警装置和打印功能。排放产物为水和氧气。灭菌后物品可以直接使用
适用范围	适用于金属和非金属器械灭菌处理，包括内镜、某些陶瓷和玻璃制品及其他不耐湿热器材、外科使用的电线、电极和电池等。具体使用应遵从厂家说明书

二、过氧化氢低温等离子灭菌的SOP

过氧化氢低温等离子灭菌操作程序包括灭菌前准备、灭菌器运行前检查灭菌物品装载、灭菌过程监测、灭菌物品卸载等。准备电压220V或380V的电源及辅助设施，具体请参阅厂家说明

1. 灭菌前准备

供电：电压220V或380V，辅助设施情况：无（水、气）辅助设施特别要求。

2. 灭菌器运行前检查

（1）电气检查

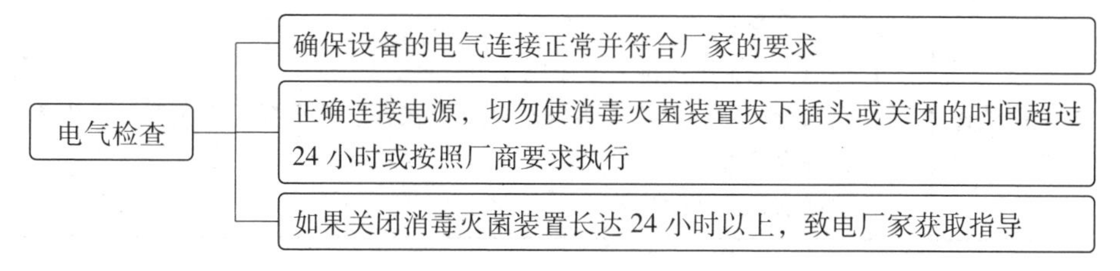

（2）过氧化氢卡匣或罐装液体检查

过氧化氢卡匣或罐装液体检查
- 启动循环前，应按照消毒灭菌装置显示器上的信息更换空的或过期的卡匣
- 如果过氧化氢卡匣外包装上的化学监测指示条是红色的，切勿拆除卡匣包装的塑料外包装
- 红色表示卡匣可能已损坏，为了确信卡匣的质量致电厂家
- 切勿从卡匣收集箱上取出用过的卡匣，须根据当地废物处理法规弃置密封的卡匣收集箱
- 未使用过的过氧化氢卡匣也是危险物，应依法规弃置
- 如果需要操作使用过的卡匣，应戴乳胶、乙烯基（PVC）或腈纶手套
- 切勿使手套接触脸或眼睛。罐装的过氧化氢液体，要保证过氧化氢储存在适合的环境条件下（有些需冷藏保存），并有足够的过氧化氢量来保证灭菌成功

（3）灭菌舱检查

灭菌舱检查
- 切勿用磨料擦拭灭菌舱门
- 灭菌柜密封圈是保持灭菌舱处于真空状态的关键部件，切勿在门座或灭菌舱组件上使用粗糙的清洁工具如线刷或钢制毛刷等，否则会损坏密封圈真空密封

3. 待灭菌物品装载操作

操作目的	对待灭菌物品合理地装载，保证灭菌效果
装载前检查	（1）电气检查 （2）过氧化氢卡匣或罐装液体检查 （3）灭菌舱清洁度或排水检查。对于含有真空排水泵的灭菌器，应先进行排水检查 （4）灭菌器打印功能检查

续 表

注意事项	(1) 装载前应检查是否采用特卫强专用灭菌袋和无纺布作为包装材料. 按照要求规范包装 (2) 待灭菌物品不得超出器械架范围，且不能碰触舱门、舱底部、等离子电极网，勿遮挡过氧化氢监测灯 (3) 不宜将不同材质待灭菌物品混合放置于同一批次灭菌舱内 (4) 器械盒应平放于灭菌架上，不得重叠，保证各物品间留有缝隙，便于过化氢低温等离子均匀扩散和注入 (5) 禁止用物品或外力强压舱门 (6) 装载量以 60%~70% 为宜，无最小量限制，不应多于 80% (7) 应严格检查待灭菌物品是否与灭菌器兼容，因不同厂家不同型号的灭菌器对管腔器械的要求有所差异，有管腔器械还应对管腔器械材质、管径及长度行判断，以符合过氧化氢低温等离子灭菌器要求

4. 灭菌操作

操作目的	正确使用过氧化氢低温等离子灭菌器，完成物品的灭菌工作。判断识别灭菌有效性，确保灭菌质量
操作步骤	(1) 灭菌器操作前检查：①擦拭舱体内部面板，保持清洁、干净；②检查储气罐内是否有水；③检查打印纸是否充足；④检查舱门的升降速度是否正常；⑤检查灭菌器门封条是否破损 (2) 卡槽内插入新卡匣，查看生产日期及失效期，确认卡匣的有效性 (3) 输入操作人员工号及密码，打开灭菌器门，放置生物监测包 (4) 将灭菌物品按装载要求放于灭菌架或篮筐内，并推入灭菌器舱内，关闭舱门 (5) 备注该批次灭菌物品的品名、数量、配送地点等相关数据，点击程序、选择项目，根据物品的类型选择长循环或短循环，确认循环信息无误后，点击开始键（START）进行灭菌 (6) 屏幕上显示“CYCLE COMPLETED”表示循环完成，灭菌器将自动打印灭菌循环记录，认真查看物理打印记录无误后，点击“DONE”键确认循环完成 (7) 点击屏幕的开门“OPEN DOOR”键，取出物品，关闭舱门“CLOSE DOOR”灭菌器及屏幕回到待机备用状态

续 表

注意事项	（1）适用于不耐热、不耐湿的医疗用品如各种内镜、电子电源器材、金属器材、导线及光学设备、陶瓷制品等的灭菌。不适用于纸、海绵、棉布、木质类、油类、粉剂等灭菌 （2）待灭菌物品必须充分干燥，生物指示剂应放在待灭菌物品最难灭菌的位置 （3）管腔器械的灭菌应选择与该灭菌器兼容的管腔器械材质和规格。不同厂不同型号、规格的灭菌器对管腔器械的要求均有差异，应严格按照厂家说明指导进行操作，确保灭菌成功 （4）装载时塑面须朝一个方向；灭菌物品不得接触灭菌腔内壁 （5）过氧化氢具有较大刺激性，尤其在浓度较高时，按照美国职业健康协会（OSHA）的规定：过氧化氢 8 小时时间加权平均暴露浓度不高于 1ppm。如果灭菌后物品中的过氧化氢没有彻底地分解和排除，残留在包裹外或器械上，将对医务工作者造成职业暴露和健康的直接危害

5. 灭菌监测

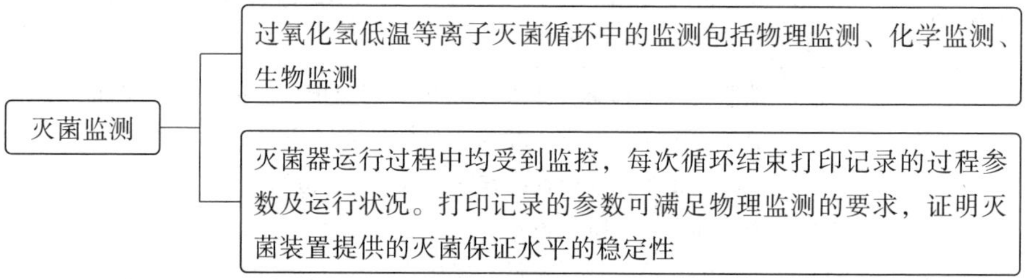

灭菌监测

- 过氧化氢低温等离子灭菌循环中的监测包括物理监测、化学监测、生物监测
- 灭菌器运行过程中均受到监控，每次循环结束打印记录的过程参数及运行状况。打印记录的参数可满足物理监测的要求，证明灭菌装置提供的灭菌保证水平的稳定性

6. 表格设计与记录

过氧化氢灭菌物品记录单见表 7-8-1。

表 7-8-1 过氧化氢灭菌物品记录单

<table>
<tr><td colspan="2" rowspan="2">灭菌日期：</td><td colspan="2">灭菌设备号：</td><td colspan="2">操作人/复检人</td></tr>
<tr><td>灭菌程序：</td><td>灭菌器运行序号</td><td colspan="2"></td></tr>
<tr><td colspan="3">灭菌参数设定：</td><td colspan="3">包内卡</td></tr>
<tr><td colspan="3">灭菌阶段参数观测：</td><td colspan="3">打印记录观测：
灭菌开始时间灭菌结束时间：</td></tr>
<tr><td>物品名称/编号</td><td>数量</td><td>物品名称/编号</td><td>数量</td><td>物品名称/编号</td><td>数量</td></tr>
</table>

7. 设备维护与故障排除

设备维护与故障排除

- 根据设备厂商提供的操作手册和制度进行设备维护和故障排除
- 每天使用清水或中性清洁剂进行灭菌器门、仪表的表面擦拭，勿使用研磨剂或粗糙的清洁工具，也勿使用酒精或其他高强度的清洁剂；每天清理灭菌器柜室内杂质；每天进行灭菌器设备间的台面、地面等环境清洁至少1次
- 每月进行灭菌设备柜体的清洁，避免积尘。应避免元器件与连线和水接触，一旦湿水应擦干后方可接通电源。根据厂商建议，检查各连线插座、接头是否松动，松动的应插紧
- 每年根据厂商的建议制订相应的元器件更换或再生制度，进行设备的定期维护保养
- 使用灭菌系统信息解决消毒灭菌装置故障。通常系统会提供不同的错误信息代码提示，根据代码可了解到错误信息的大致情况，并根据故障处理权限要求，由专职操作人员、专业工程技术人员或厂家的技术人员解决故障

第八章

消毒供应中心无菌物品存放区操作常规

第一节　灭菌后物品卸载操作

一、压力蒸汽灭菌后物品的卸载

操作目的	为确认灭菌质量，检查灭菌程序的完整性；为避免湿包及灭菌包的二次污染，需合理规范的卸载操作
操作准备	（1）环境准备：CSSD 清洁区无菌物品储存间，环境整洁、光线充足 （2）物品准备：操作台、器械灭菌篮筐、灭菌器装载车架、灭菌记录表格等 （3）人员准备：操作人员个人防护符合 WS 310. 2-2009 附录 A 要求
操作步骤	（1）高压蒸汽灭菌蜂鸣声响提示灭菌循环结束 （2）消毒员检查打印记录纸各项参数是否合格、灭菌循环是否完成。确认灭菌循环合格后在打印记录上签字并将其交给发放人员 （3）发放人员再次检查打印记录，确认合格并将打印记录粘贴于批量监测登记本上 （4）发放人员戴上防烫伤隔热手套做好防护，将灭菌器柜门打开；将灭菌卸载车与灭菌器内的轨道对接 （5）待物品在灭菌器内停留一定时间，将车架拉出，放置于人流量少、避开空调出风口的位置冷却 30 分钟以上，近室温为宜 （6）检查该批次批量监测包内化学指示卡变色是否合格 （7）将化学指示卡粘贴于批量监测登记本上并登记。若有生物监测，应及时完成该批次生物监测 （8）检查灭菌包外指示胶带变色是否合格及有无湿包、破包、污渍等

续 表

注意事项	(1) 灭菌后物品在冷却时，应避开空调设施冷风口，避免湿包 (2) 卸载时无菌包掉落地上或误放到不洁处应视为被污染，须重新灭菌 (3) 卸载前清洁洗手，戴防护手套，卸载中尽量避免用手直接接触无菌物品 (4) 灭菌物品必须冷却后才能使用塑料防尘罩（无菌保护罩）或其他封闭运送用具

二、干热灭菌后物品的卸载

操作目的	为确认灭菌质量，检查灭菌程序的完整性；为避免灭菌包二次污染，需合理规范的卸载操作
操作准备	(1) 环境准备：观察环境是否干净、整洁，如周围环境有杂物需清理 (2) 用物准备：防烫手套、干热灭菌卸载车
操作步骤	(1) 干热灭菌循环结束，消毒员检查物理监测打印记录纸各项参数是否合格。灭菌温度和所需时间是否达到要求；灭菌循环是否完成；确认灭菌循环合格后在打印记录上签字并将其交给发放人员 (2) 发放人员再次检查打印记录，确认合格并将打印记录粘贴于登记本上 (3) 发放人员戴上防烫伤隔热手套做好防护 (4) 待柜内温度下降至 40℃ 以下时，打开柜门，将灭菌卸载车与灭菌器对接卸载 (5) 经一个灭菌周期后，观察化学指示物，判断其颜色及性状的改变是否达到灭菌条件
注意事项	(1) 卸载前需确认灭菌器工艺监测合格 (2) 卸载时应待柜内温度下降至 40℃ 以下时再打开柜门 (3) 卸载时注意职业防护、防止烫伤

三、环氧乙烷灭菌后物品的卸载

操作目的	为确认灭菌质量，检查灭菌程序的完整性；为避免灭菌包二次污染，需合理规范的卸载操作
操作准备	(1) 环境准备：观察环境是否干净、整洁，如周围环境有杂物需清理 (2) 用物准备：防护用具、环氧乙烷灭菌卸载车

续 表

操作步骤	(1) 环氧乙烷灭菌结束后，消毒员检查打印记录纸各项参数是否合格、灭菌循环是否完成，并与发放人员双方再次核对确认灭菌循环合格，双方在打印记录上签字 (2) 消毒员戴上防护用具，将环氧乙烷柜门打开 (3) 打开灭菌器柜门，将物品卸载 (4) 检查环氧乙烷灭菌生物监测包化学指示物变色是否合格并及时完成生物监测 (5) 检查环氧乙烷灭菌包内化学指示卡及包外化学指示胶带是否变色合格 (6) 检查灭菌包装是否完整、无破损、无污渍、6项信息完整
注意事项	(1) 卸载时注意职业防护 (2) 应始终依据设备及灭菌器通风装置厂商说明执行有关卸载要求，卸载前应充分检查灭菌关键参数，包括时间、温度、湿度、通风时间等 (3) 运送物品注意避免挤压、碰撞、保护物品安全 (4) 卸载操作人员应具备针对环氧乙烷灭菌紧急事故判断及处理的能力

四、过氧化氢低温等离子灭菌后物品的卸载

操作目的	为确认灭菌质量，检查灭菌程序的完整性；为避免灭菌包二次污染，需合理规范的卸载操作
操作准备	(1) 环境准备：观察环境是否干净、整洁，如周围环境有杂物需清理 (2) 用物准备：防护用具、等离子灭菌卸载车
操作步骤	(1) 机器面板显示循环通过，灭菌结束。消毒员检查物理监测打印记录纸各项参数是否合格、灭菌循环是否完成，并与发放人员双方再次核对确认灭菌循环合格，双方在打印记录上签名确认 (2) 消毒员标准防护，将过氧化氢等离子灭菌器柜门打开，将物品卸载 (3) 将灭菌卸载车与灭菌器内的轨道对接，将灭菌架拉出并检查灭菌包外化学指示物变色及灭菌包内化学指示卡变色是否合格 (4) 检查灭菌包是否包装完整、6项信息齐全、无污渍、无血渍、无破损 (5) 检查过氧化氢等离子灭菌生物监测包外化学指示物变色情况并及时完成生物监测
注意事项	(1) 卸载时注意职业防护，防止烫伤 (2) 卸载前需确认灭菌器工艺监测合格

第二节　储　　存

储存是指有物品待用，保管是保护物品在储备期间不受损害的过程，是储存的继续。储存是影响无菌质量的重要环节。

一、储存的原则

1. 洗手或消毒

接触无菌物品前应洗手或手消毒。

2. 质量验收和记录

无菌物品进入存放区应确认灭菌质量监测合格并记录物品名称、数量等。每日复核备用无菌物品的有效期，杜绝出现过期物品。

3. 按照“先进先出”的原则摆放物品。

4. 建立基数

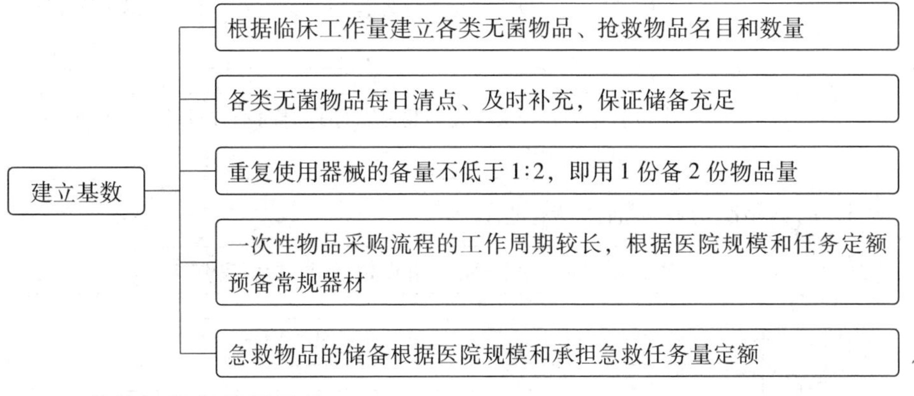

5. 物品摆放位置规格化

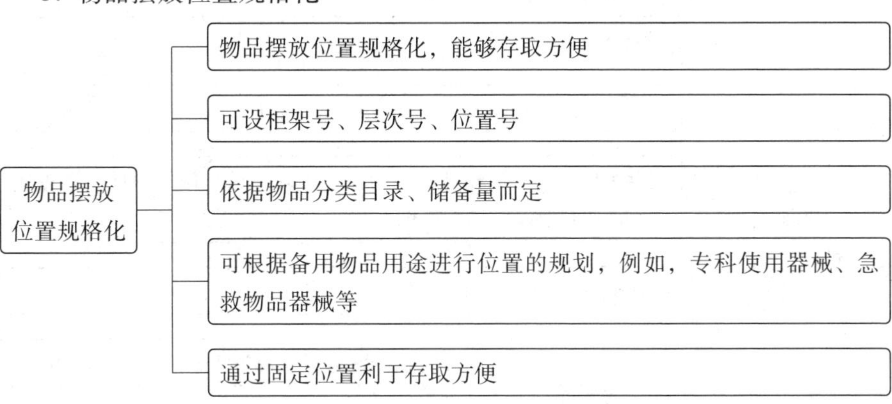

6. 灭菌后物品应分类、分架存放

灭菌后物品应分类、分架存放
- 灭菌后物品应分类、分架存放在无菌物品存放区，不应堆放或混放
- 通常灭菌包分为手术器械包类、手术敷料包类、病区通用的无菌包类、专科无菌包类、低温无菌包类、紧急突发事件和抢救用无菌包类、一次性无菌物品类、贵重物品类等
- 手术器械包摆放一般不超过两层，同类名称的器械宜放置同一层架上或同一灭菌篮筐内储存
- 手术敷料包应和手术器械包分开层架码放
- 病区普通诊疗包应分类放置在同一层架上或同一灭菌篮筐内储存
- 较小、不规则的无菌包应分类放置在固定的容器中储存
- 一次性使用无菌器材应去除外包装，避免外包装污染无菌物品储存环境
- 中包装存放的一次性无菌物品，储存时间不宜过长，以免包装外面有积尘的污染

7. 消毒物品应在清洁区储存保管

消毒物品应在清洁区储存保管
- 消毒物品应设专架存放，并设置标识，标识应醒目清楚
- 消毒用物品应保证干燥彻底，须包装后储存
- 避免细菌繁殖或受到真菌污染

8. 安全管理措施

安全管理措施
- 认真执行灭菌物品卸载、存放的操作流程
- 储存中应保护无菌物品不受污染和损坏，周转使用率低和急救物品有防尘措施
- 搬运无菌物品须借助专用的篮筐、车
- 无菌物品放在不洁的位置或掉落地上应视为污染包，不得使用

二、储存环境与设施的要求

1. 一般环境要求

一般环境要求
- 无菌物品存放区温度<24℃，相对湿度<70%
- 保持清洁整齐，内部通风、采光良好，无可见的灰尘
- 每日定时清洁整理地面、台面至少2次
- 清洁专用无菌电梯每月至少1次，天花板、墙面卫生，至少每月1次

2. 储存设施

储存设施
- CSSD进行无菌物品储存、运输时必须借助专用的设施，包括储物架（柜）、车、塑料封闭箱等
- 禁止将无菌物品放置在规定区域或专用设施以外的地方，以防止污染，保证安全
- 无菌物品储备设施宜选用耐腐蚀、表面光滑、耐磨的材质，如不锈钢等材料
- 无菌物品存放架或柜应距地面高20~25cm，与地面保持一定的高度，可降低灰尘的污染，易于清洁整理
- 离墙5~10cm的距离，避免无菌物品被墙污染，因墙面材料受湿度和温度的影响，易产生真菌等
- 与天花板应保持50cm的距离
- 无菌物品存放可使用开放式或封闭式的架子
- 开放式的架子易于保持清洁、便于取物，是常用的方法，使用带轮子的活动车架储存，兼有储存和运送的功能
- 使用中可覆盖防尘罩，防止无菌物品污染
- 使用封闭的柜子或容器，易于储存周转较慢的无菌物品
- 无论采用以上哪种方式储存物品，都须关注储存期间影响无菌有效期的相关事件，避免无菌包被环境中水、潮气、尘粒污染以及不适当的搬运方法造成包装破损所致的污染

3. 标识种类及用途

无菌物品储存管理使用标识，利于达到物品分类、固定放置的管理要求，便于快速、准确拿取无菌物品。一般可设柜架号、层次号、位置号或无菌物品名称标识。

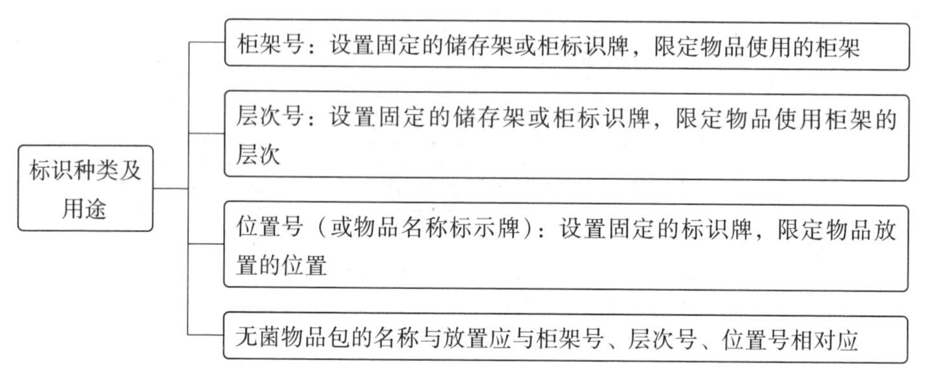

三、灭菌物品质量与要求

1. 无菌物品储存效期

WS 310. 2-2009 中无菌物品储存效期的规定有如下几点。

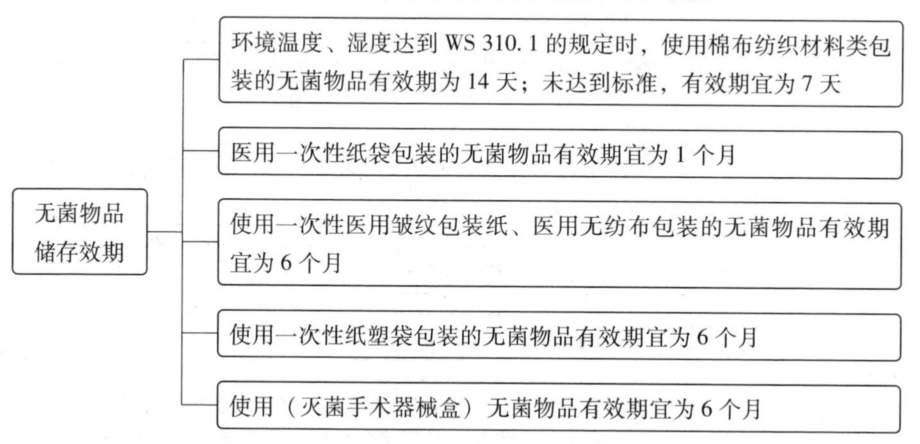

2. 无菌物品质量检查的要求

无菌物品储存时应确认监测结果（物理监测、化学监测、生物监测）符合 WS 310. 3-2009 灭菌质量要求。应进行包装完好性、湿包等质量检查。不符合标准的物品应分析原因，重新处理和灭菌。质量检查主要包括以下原则。

（1）灭菌质量监测合格

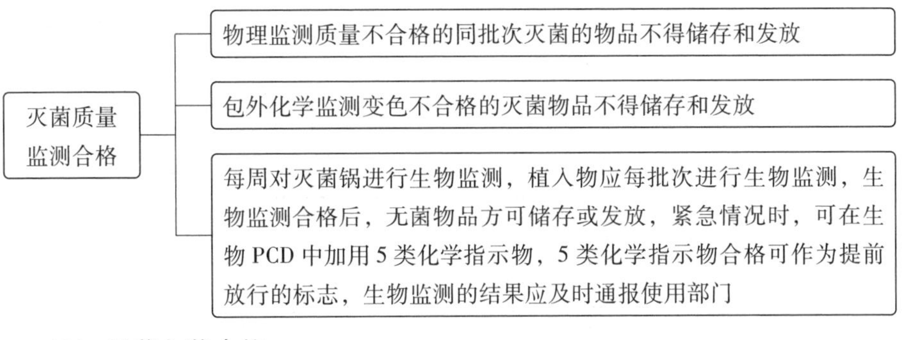

（2）无菌包装合格

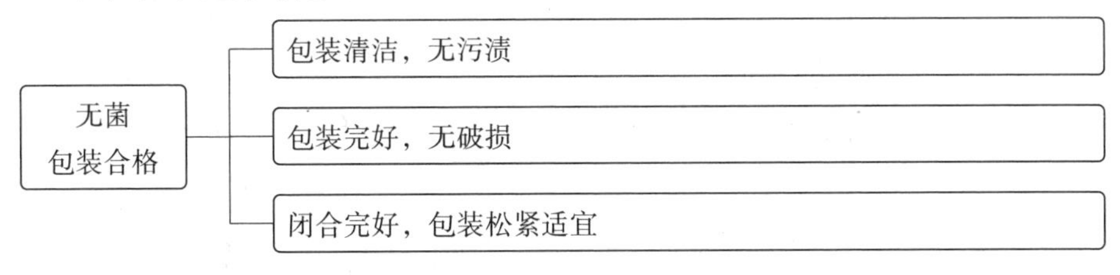

（3）无菌物品标签合格

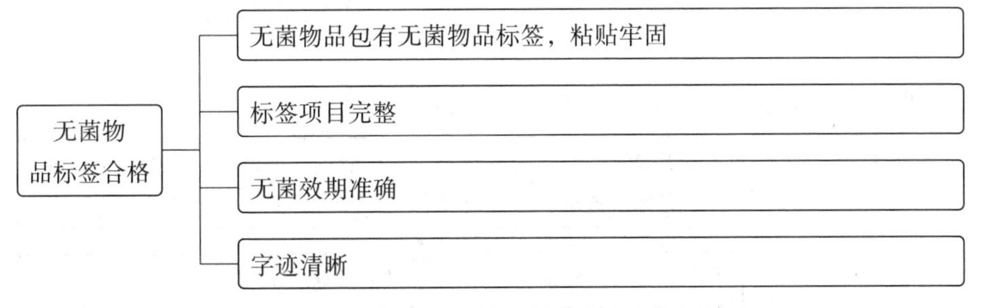

（4）无菌物品没有湿包问题：湿包不能作为无菌包储存。

3. 湿包的界定方法

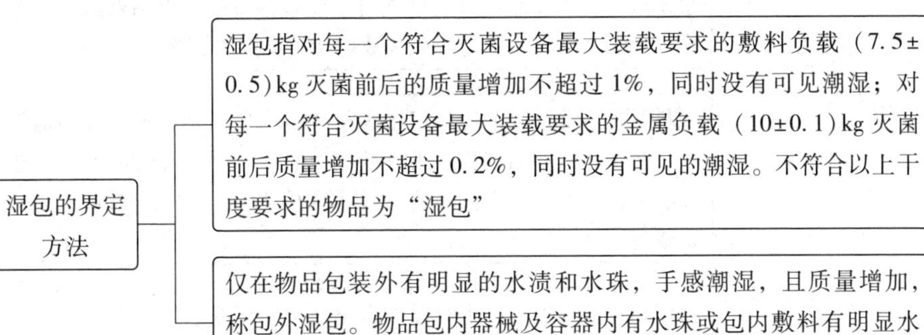

续流程

湿包的界定方法

- 湿包应视为污染包，因为水分子能够破坏无菌包装的生物屏障，成为微生物的载体，造成包内无菌器械的污染。所以湿包不能作为无菌物品储存
- 造成湿包的常见原因是器械和物品超过重量或体积标准；灭菌装载不规范；设备及管线等部件问题影响蒸汽质量等
- 无菌储存操作中应特别加强湿包问题的检查，灭菌的器械物品经冷却后，在进行卸载时检查每件物品包装外、纸塑包装物品内有无水迹、水珠、手感潮湿等情况，主要依靠目测方法判定湿包
- 卸载时发现湿包问题，湿包应重新灭菌处理，并进行记录和原因分析
- 使用者发现的包内湿包问题应及时反馈 CSSD，其物品和器械不能再作为无菌物品使用，并进行问题记录和分析

4. 储存工作常用表格

根据无菌物品管理要求，选用工作表格。

储存工作常用表格

- 各类无菌物品基数清点记录。每日清点。表格项目主要包括日期、物品名称、数量、操作员签名
- 手术器械灭菌物品记录表格项目主要包括日期、灭菌器编号、批次号、物品名称、数量、灭菌效期、主要操作员签名
- 手术敷料灭菌物品记录表格项目主要包括日期、灭菌器编号、批次号、物品名称、数量、灭菌效期、主要操作员签名
- 专科、贵重器械灭菌物品记录表格项目主要包括日期、灭菌器编号、批次号、物品名称、灭菌效期、数量、主要操作员签名（包装、灭菌、发放等岗位人员）、接受物品科室、发放和接收人员确认或签字等
- 植入物及外来器械需生物监测合格后填写记录。紧急情况下按照紧急放行填写记录。主要包括日期、灭菌器编号、批次号、物品名称、灭菌效期、数量、主要操作员签名、接收物品科室、手术间患者姓名或手术名称等、发放和接收人员确认并签字等

续流程

储存工作常用表格
- 一次性使用无菌物品接收记录（无菌物品储存区）主要包括日期、名称、规格、数量、生产厂家、生产批号、灭菌日期、失效日期等
- 一次性使用无菌物品出库记录主要包括日期、名称、规格、数量、生产厂家、生产批号、灭菌日期、失效日期等

四、无菌物品的储存操作

1. 清洗消毒后物品的储存

操作目的	（1）为避免再次污染，需确保清洗消毒后物品的质量 （2）保证临床科室使用
操作准备	（1）环境准备：观察环境是否干净、整洁，如周围环境有杂物，需清理 （2）用物准备：专用储存架及储存筐、转运车、标识牌
操作步骤	（1）洗手或手消毒 （2）选择摆放位置，能够存取方便。可设柜架号、层次号、位置号 （3）按照“先进先出”的原则进行储存摆放，避免产生过期物品 （4）将物品分类并悬挂醒目标 （5）整理消毒后物品，清点数目并记录
注意事项	（1）消毒后物品应设专架存放，与无菌物品分开放置，并设置标识，标识应醒目清楚 （2）消毒后物品在清洁区储存保管。按照“先进先出”的原则进行储存或周转 （3）储存中应保护消毒物品不受污染和损坏；搬运消毒物品须使用专用篮筐、车、架 （4）清洗消毒物品储存环境保持清洁整齐，内部通风、采光良好，无可见的灰尘；需定时进行清扫 （5）清洁消毒物品存放架或柜应距地面 20～25cm。与地面保持一定的高度，可降低灰尘的污染。与墙保持 5～10cm 的距离，避免清洁消毒物品接触墙而被污染，与天花板保持 50cm 的距离

2. 常规无菌物品的储存

操作目的	（1）确保无菌物品的有效性及质量 （2）保证临床科室无菌物品使用
操作准备	（1）环境准备：存放架或搁物柜保持清洁、干燥，无杂物，操作开始 30 分钟前停止清扫 （2）物品准备：根据无菌物品卸载量准备卸载车、篮筐、存放架或搁物柜、手消毒液 （3）人员准备：换鞋、戴帽、着专用服装，洗手
操作步骤	（1）灭菌物品冷却：从灭菌器中拉出灭菌架，放于无菌储存区进行冷却并悬挂“冷却”字样的标识牌，冷却时间应超过 30 分钟 （2）确认灭菌质量：从灭菌架上取下已冷却物品时，须进行灭菌质量确认。检查灭菌器的物理参数；检查包外化学指示物变色情况；检查包外标识；检查有无湿包；检查包装及闭合完好性 （3）物品储存放置：按照无菌物品名称、编号分类放置，灭菌日期应按先后顺存摆放 （4）依据灭菌物品记录清点存储物品的名称、数量并记录。根据临床工作量建立各类无菌物品、抢救物品名目和数量 （5）各类无菌物品每日清点、及时补充，保证储备充足。急救物品的储备根据医院规模和承担急救任务量定额 （6）整理环境
注意事项	（1）无菌物品应设专架存放，并设置标识，标识应醒目清楚 （2）无菌物品储存环境保持清洁整齐，内部通风、采光良好，无可见的灰尘。定时清洁整理地面、台面和专用无菌电梯；定时清洁天花板、墙面；无菌物品存放区温度 24℃，相对湿度应 70%；根据管理需要进行环境卫生监督和评价 （3）保证足够的冷却时间，防止产生湿包。无菌包潮湿、包装破损、字迹不清、误放于不洁处或掉落地面，均应视为污染，须重新处理和灭菌 （4）手术器械、敷料包的搬运应使用器械车、器械篮筐或手术器械箱，搬运中平移，防止器械碰撞和磨损 （5）注意手部卫生，取放无菌物品前后均应洗手，手部不佩戴戒指等饰物，防止划破物品外包装 （6）物品分类放置。各类物品均应分架或分开摆放，不应堆放或混放，物品摆放位置应固定，能够存取方便。可设柜架号、层次号、位置号

续 表

	(7) 无菌物品存放架或柜应距地面20~25cm。与墙保持5~10cm的距离。与天花板应保持50cm距离，使用中可覆盖防尘罩，防止无菌物品污染。防尘罩的厚度应大于3mm；使用封闭的柜子或容器储存使用周转较短的无菌物品 (8) 各类无菌包按照灭菌日期先后顺序摆放，发放时遵循先进先出的原则：一次性使用无菌器材应去除外包装后，再存放于无菌物品存放区，避免外包装污染储存环境 (9) 发现存在的灭菌质量问题应及时反馈给灭菌人员和相关负责人 (10) 质量验收、记录：无菌物品进入储存区应进行质量确认、数量记录等工作

3. 一次性无菌物品的储存

操作目的	(1) 确保无菌物品的质量及有效性 (2) 保证临床科室无菌物品的使用
操作准备	(1) 环境准备：存放架或搁物柜保持清洁、干燥，无杂物，开始操作30分钟前停止清扫 (2) 物品准备：一次性无菌物品、卸载车、存放架或搁物柜、手消毒液等 (3) 人员准备：操作人员符合着装要求，洗手或手消毒
操作步骤	(1) 一次性无菌物品入库前，首先检查产品验证是否具备省级以上卫生或药监部门颁发的《医疗器械生产企业许可证》《工业产品生产许可证》《医疗器械产品注册证》《医疗器械经营企业许可证》等；进口产品还要有卫生部监督管理部门颁发的《医疗器械产品注册证》。属于三类医疗器械的一次性无菌物品应有热原和细菌监测报告，妥善保留资料以备查证 (2) 一次性无菌医疗用品入库前，检查每箱产品的检验合格证、灭菌标识、产品标识和失效期，检查每批产品外包装。外包装应包装严密、清洁、无破损、无变形、无污渍、无霉变、无潮湿等质量问题 (3) 按照类别、灭菌日期先后顺序分类、分架存放在固定位置 (4) 一次性无菌物品进入无菌储存区时，由专人负责拆除大包装。以中包装形式传送到无菌物品储存区。按效期先后顺序存放，不同种类不同型号分类放置 (5) 登记每批物品到货时间、批号、失效期、数量、品名、规格、厂家及送货人签字等 (6) 整理环境

续 表

注意事项	（1）按照“先进先出”的原则进行储存或周转，定时核查各类、各型号用品数和有效期，合理安排供应，避免超量储存或过期，造成浪费 （2）专职人员负责一次性物品的验收入库 （3）一次性无菌物品存放架或柜应距地面 20~25cm。与地面保持一定高度，可减轻灰尘的污染，易于清洁整理。与墙保持 5~10cm 的距离，与天花板保持 50cm 距离。 （4）储存环境保持清洁整齐，内部通风、采光良好，无可见的灰尘。每日定时清洁整理地面、台面和无菌专用电梯；每日用空气消毒机消毒 1 次；定时清洁天花板、墙面 （5）各类物品均应分架或分开摆放，不应堆放或混放

第三节 发 放

无菌物品发放是指将储存的无菌物品发放给使用部门时，进行的无菌物品质量确认检查、配装、运送等操作。

一、发放的原则

无菌物品发放是实施无菌物品供应和服务的过程。在这个过程中一是把好无菌物品质量关，保证使用的安全。二是及时、准确、完好地将无菌物品发送至临床，满足医疗、护理工作的需要，为患者抢救和突发事件提供无菌器械、器具和物品。无菌物品发放应遵循以下原则。

发放的原则
- 无菌物品发放时，应遵循先进先出的原则，先储存的物品先进行发放使用
- 建立严格的查对制度，发放时应确认无菌物品的有效性。植入物及植入性手术器械应在生物监测合格后方可发放
- 建立无菌物品下送服务制度，及时供应无菌物品；根据临床无菌物品需求，建立常规物品（一次性无菌物品）、专科物品（手术器械等）、急救物品、突发事件所需物品等供应服务方式；通过预约申请单、紧急请领单、网络申请、污染回收清点单等方式，准备临床需要的无菌物品
- 各类物品发放记录应具有可追溯性
- 建立无菌物品质量问题的反馈制度，持续改进工作质量
- 运送无菌物品的器具应清洁处理、干燥

二、发放的准备与要求

1. 发放用品的运输

无菌物品发放运输应采用封闭方式，即使用封闭的车或塑料箱。

发放用品的运输

- 封闭箱：发放前认真检查盛装无菌物品的容器是否严密、清洁；有无破损、污渍、霉变、潮湿；严禁将无菌物品和非无菌物品混放；封闭箱应标明接受物品的部门等，防止错发；运送中封闭箱应保持关闭状态，防止污染；盛装无菌物品的容器每天清洗1次，干燥备用。视污染情况进行消毒，可选用物理消毒或化学消毒
- 运转车：无菌物品可直接装入专用运转车，也可将无菌物品装放在运转箱中，再放入运转车内运送发放。运转车应有编号等标识，标明发放的病区或部门。运转中车门应保持关闭；运转车每天彻底清洗1次，干燥备用。视污染情况进行消毒
- 专用电梯：CSSD和手术部门可使用专用电梯发放，运输无菌物品可使用转运车或转运箱
- 传递窗：临时或特殊情况下，可在无菌物品储存区传递窗口，直接发放无菌物品，领取无菌物品后应放入封闭容器中传送

2. 发放用品的方式

CSSD无菌物品供应方式主要有两种，即按需分配、按基数标准分配。

（1）按需分配

按需分配

- 根据回收物品记录或污染区器械回收清点核查，产生无菌物品申请单，然后传至无菌储存区的人员进行分配、发放
- 根据使用部门临时预约申请单，分配和发放无菌物品。侧重无菌物品的借用或急救物资的供应。也可通过网络传送申请表，或由使用部门直接到CSSD领取
- 根据手术室手术通知单制定无菌手术器械、敷料等器材的申请单。通常申请单在使用的前一天递交到CSSD。CSSD可采用运转车准备物品，即每台手术需要的器械、敷料等无菌器材集中装放在一个车上，并注明手术房间、手术名称等信息，通过专用电梯或货梯运送到手术室

（2）按基数标准分配：适用于网络化无菌物品供应及管理。使用部门建立无菌物品基数，通过网络 CSSD 可查询手术室等使用部门基数的变化，及时进行物品的补充。

3. 发放物品的质量查对

无菌物品发放时应严格执行查对制度。基本要求是“三查”：物品储存时查、发放时查、发放后查。依据领物申请单或发放单核对发放物品。包括 6 项核对：核对物品名称、核对灭菌效期、核对灭菌标识、核对数量、核对科室、核对签名。

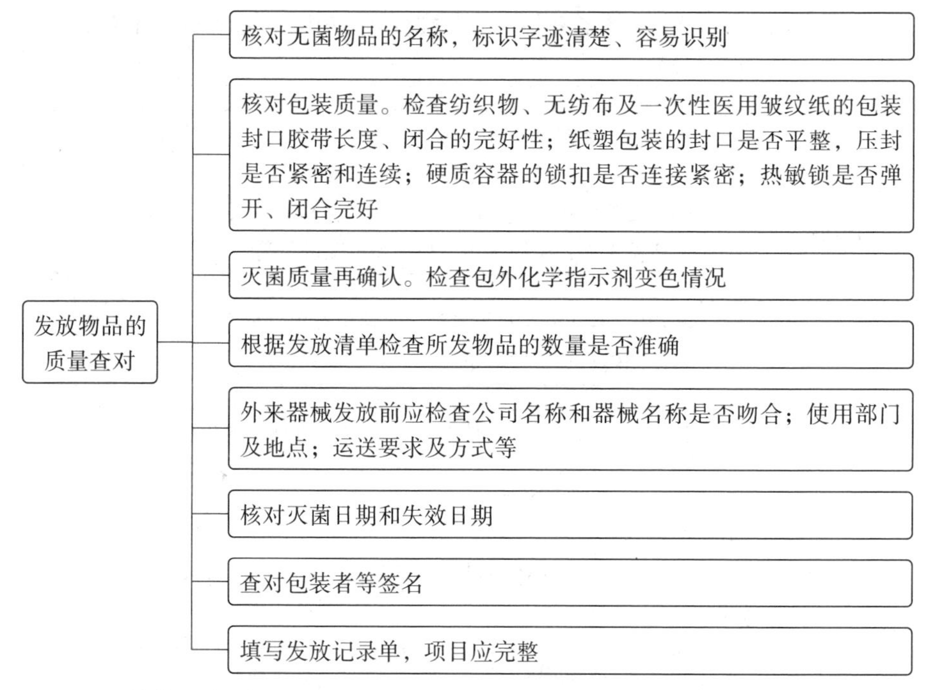

4. 无菌物品发放记录表格

无菌物品发放表格和申领表格可以联合使用或分开使用。无菌物品发放和接受的人员应确认或签名，双方认可。表格填写项目应完整，字迹工整，应具有可追溯性，保存备查 3 个月以上时间。常用的物品发放的表格有各类无菌物品发放记录表格、无菌手术敷料发放记录表格、无菌手术器械发放记录表格、植入物及手术器械和外来器械记录表格、无菌专科、贵重器械发放记录表格、一次性使用无菌物品出库记录表格、召回物品记录表格。

三、发放操作

1. 临床无菌物品的发放

操作目的	（1）为避免不合格物品的发放，需保证无菌物品的灭菌质量 （2）为保障临床安全使用，需正确合理地发放
操作准备	（1）环境准备：观察环境是否干净、整洁，如周围环境有杂物需先清理 （2）用物准备：发放车架、转运车、发放台及发放垫、发放清单 （3）人员准备：工作人员进入该区须换鞋、着装符合要求，洗手或手消毒
操作步骤	（1）在发放台上铺发放垫 （2）根据清单准备无菌物品并再次核查无菌物品灭菌质量是否合格，包括包外标识、包外化学指示胶带；有无破包、湿包、污渍包；检查批量监测结果 （3）根据临床回收清单发放并与下送人员核对 （4）发放完毕，将发放信息进行登记汇总 （5）将汇总清单与回收清单进行核对，以保证收发一致 （6）清点库存基数 （7）整理搁物架及环境
注意事项	（1）无菌物品发放时，应遵循“先进先出”的原则 （2）发放前应清洁双手，禁止佩戴首饰，以免划破无菌包装 （3）发放时严格执行消毒隔离及查对制度 （4）应根据回收清单进行发放 （5）无菌物品一经发出，即使未使用过，一律不得返回无菌物品存放区 （6）实行专人专车制，运送车辆应及时清洁、消毒处理，干燥备用 （7）异常情况及时汇报，以便处理

2. 手术室无菌物品的发放

操作目的	（1）为避免不合格物品的发出，需检查无菌物品的灭菌质量 （2）为保障临床安全使用，正确合理地发放
操作准备	（1）环境准备：干净、整洁，如周围环境有杂物需先清理 （2）用物准备：发放车架、发放台及发放垫、发放清单 （3）人员准备：工作人员进入该区须换鞋、着装符合要求，洗手或手消毒
操作步骤	（1）在发放台上铺发放垫，根据清单准备无菌物品 （2）再次核查无菌物品的灭菌质量是否合格，包括包外标识、包外化学指示胶带；有无破包、湿包、污渍包；检查批量监测结果 （3）根据手术器械回收清单发放并与下送人员核对 （4）发放后在清单上签字确认 （5）整理搁物架及环境

续　表

注意事项	（1）无菌物品发放时，应遵循“先进先出”原则 （2）发放前应清洁双手 （3）发放时严格执行查对制度，应进行灭菌包质量的再次核查 （4）应根据回收清单进行发放 （5）异常情况及时汇报，以便处理

3. 对外服务无菌物品的发放

操作目的	（1）为避免不合格物品的发出，需检查无菌物品的灭菌质量 （2）为保障对外单位安全使用，需正确合理地发放
操作准备	（1）环境准备：观察环境是否干净、整洁，周围环境有杂物需先清理 （2）用物准备：发放车架、转运车、发放箱及发放垫、发放清单 （3）人员准备：工作人员进入该区须换鞋、着装符合要求，洗手或手消毒
操作步骤	（1）在发放台上铺发放垫，根据清单准备无菌物品 （2）再次核查无菌物品灭菌质量是否合格，包括包外标识、包外化学指示胶带：有无破包、湿包、污渍等；检查批量监测结果 （3）根据对外服务包装清单进行发放并与对方工作人员核对 （4）发放完毕双方签字确认 （5）整理搁物架及环境
注意事项	（1）无菌物品发放时，应遵循“先进先出”的原则 （2）发放前应清洁双手，禁止佩戴首饰，以免划破无菌包装 （3）发放时严格执行消毒隔离及查对制度 （4）应根据对外包装清单进行发放 （5）无菌物品一经发出，即使未使用过，一律不得返回无菌物品存放区 （6）实行专人专车制，运送车辆应及时清洁、消毒处理，干燥备用 （7）异常情况及时汇报，以便处理

4. 一次性物品的发放

操作目的	（1）为避免不合格物品的发出，需检查一次性物品的质量 （2）为保障临床安全使用，需正确合理地发放
操作准备	（1）环境准备：发放台、传递窗保持清洁、干燥，无杂物 （2）物品准备：运转车、封闭箱、各类物品申领单、消毒干手液等 （3）人员准备：工作人员进入该区须换鞋、着装符合要求，洗手或手消毒

续　表

操作步骤	（1）根据科室一次性物资申领单准备相应物资 （2）核查一次性无菌物品质量是否合格，包括包外灭菌标识、生产日期、失效日期、规格型号；有无破包、湿包、污渍等 （3）发放后进行账务录入并再次核查
注意事项	（1）发放前应清洁双手 （2）一次性无菌物品发放时，应遵循“先进先出”的原则 （3）发出的一次性使用无菌物品，即使未使用过，也不得再返回无菌物品储存区储存 （4）应根据科室申领单进行发放 （5）应采用封闭式运送方式运送一次性无菌物品 （6）及时反馈使用过程中发生的不良事件并立即停止使用，详细登记事件发生的时间、种类、经过、结果、涉及产品单位、批号，汇报护士长和相关部门；及时封存取样送检，不得擅自处理

第九章

消毒供应中心质量检查标准

一、CSSD管理质量检查标准

CSSD管理质量检查标准

- 供应室物品的回收、分类、清洗、消毒、干燥、检查、包装、灭菌、储存、发放达到质量标准
- 各种无菌物品、敷料的消毒供应能满足临床工作需要，保证医疗安全
- 医疗器械消毒灭菌合格率100%。无菌物品和一次性医疗用品要专室专柜存放，每包标识正确，无过期、无湿包、无破损
- 布局合理，符合功能流程，三区标志明确，无逆流
- 严格执行《医院感染管理办法》和《消毒供应中心管理规范》《医疗消毒技术规范》《消毒卫生标准》，无交叉感染
- 环境卫生学监测、高压灭菌效果监测、植入器械生物监测符合要求
- 急救器材完好率100%，贵重、精密仪器无损坏、无丢失
- 认真执行查对制度，落实防范措施，无差错事故
- 消毒人员持证上岗，高压灭菌器无安全事故发生
- 坚持下收/下送，临床科室满意度>90%

二、下收/下送质量检查标准

下收/下送质量检查标准

- 服务态度好，与临床科室进行有效沟通
- 做好个人防护，戴手套，不污染公共环境，按照手消毒规定正确使用快速手消毒液
- 下收下送及时，按规定的时间、路线下收下送；将无菌物品放置到临床科室指定地点
- 无菌物品和污染物品分车放置，密闭下收下送，不得混装，人车同步
- 物品数量清点正确
- 坚守工作岗位，遵守劳动纪律
- 工作结束后，清洁处理消毒车辆及车辆存放区并做好记录
- 熟练掌握本岗位工作制度、职责

三、物品回收质量检查标准

物品回收质量检查标准

- 职业防护到位，离开该区洗手、脱防护服、换鞋，及时关闭缓冲间门窗
- 酶液、消毒液配比合适，更换及时，有浓度检测记录；每日监测水质
- 回收器械清点数量准确无误，正确使用锐器盒，发现问题及时与相关科室沟通
- 清洗前认真核对腔镜数量，检查腔镜性能是否完好，清洗、消毒、冲洗流程符合规范
- 器械物品分类放置，装篮筐规范，器械清洗符合流程
- 清洗消毒器的装载、时间、温度、流程记录准确清晰
- 坚守工作岗位，遵守劳动纪律。正确指导、管理工人操作
- 工作结束后，清洁用品、台面、清洗槽等清洗消毒彻底
- 每日检查本区域交接班本、工作区域物品、常用物品准备情况
- 熟练掌握本岗位工作制度、职责

四、物品清洗质量检查标准

物品清洗质量检查标准

- 每日确保使用中的消毒液及酶浓度在有效范围内
- 清洗物品分类放置，清洗设备维修保养及时
- 金属器械清洁、无锈、无污垢、无血迹，刀、剪刃面锋利，各器械关节灵活，卡口紧密
- 管腔类器械清洗后无污渍，内面光亮
- 保证管腔类器械管腔通畅、清洁、无锈、无污垢、无血迹
- 盆、碗、弯盘清洁，无锈、无污垢、无血迹
- 针头锐利无钩，针梗通畅，无弯曲、无污垢、无锈迹，穿刺针配套准确
- 橡胶类物品无污迹、无裂痕、无破裂及粘连，保证管腔通畅
- 玻璃类物品光亮、透明，无污垢、无裂痕及破损

五、物品检查、包装质量检查标准

物品检查、包装质量检查标准

- 盘、盆、碗等器皿类物品尽量单独包装，若需多个包装，器皿间应由吸湿毛巾或纱布隔开
- 各种包内物品齐全、性能好，包名与包内容物相符
- 打包程序规范，标签清楚，包内有指示卡，包外有指示胶带
- 待灭菌物品如能拆卸，拆卸包装。有筛孔的容器应将筛孔打开，容器内存装物品不宜过多、过紧
- 物品封包不宜过紧。采用下排式压力蒸汽灭菌的物品包体积不得超过 30cm×30cm×25cm；用预真空和脉动真空压力蒸汽灭菌器的物品包体积不得超过 30cm×30cm×50cm；金属包重量不得超过 7kg；敷料包重量不得超过 5kg

续流程

物品检查、包装质量检查标准

- 采用环氧乙烷灭菌时，灭菌包体积不得超过 25cm×25cm×30cm
- 采用干热灭菌时，灭菌包体积不得超过 10cm×10cm×20cm；油剂、粉剂厚度不得超过 0.635cm；凡士林纱布条厚度不得超过 1.3cm
- 外包布清洁、无破损，做到一洗一用
- 包装时松紧适宜，密闭性要好
- 着装符合要求，规范进出缓冲间，包装前手卫生处理
- 包装前检查器械的关节、齿牙处光洁，无血渍、无污渍、无水垢、无残留物、无锈斑，性能良好
- 包装材料符合规范要求，无破损，符合不同的灭菌方式要求
- 装配数量、规格正确，包内有指示卡，包外 6 项标识齐全、准确
- 各类包包装严密，松紧适度，大小、重量适宜；严格按流程操作
- 认真核对去污区的物品包装单，保证科室物品数量正确
- 坚守工作岗位，遵守劳动纪律
- 工作结束后，整理环境和安全检查，必要时交班
- 熟练掌握本岗位工作制度、职责

六、手术敷料包装质量检查标准

手术敷料包装质量检查标准

- 着装符合要求，规范进出缓冲间，包装前手卫生处理
- 接收敷料，整理分类后放入敷料橱
- 包装前湿式擦拭敷料打包台，对光检查敷料质量
- 严格执行查对制度，掌握各种手术敷料包内物品的数量、规格、包装注意事项；装配数量、规格准确无误

续流程

手术敷料包装质量检查标准
- 包装材料符合规范要求，无破损；包内有化学指示卡，包外标识齐全、准确；包装严密，松紧适度，大小、重量适宜
- 坚守工作岗位，遵守劳动纪律
- 熟练掌握本岗位工作制度、职责
- 工作结束后，整理环境和安全检查，必要时交班

七、灭菌物品装载质量检查标准

灭菌物品装载质量检查标准
- 下排式灭菌器的装载量不得超过柜室容量的80%；预真空灭菌器的装载量不得超过柜室容积的90%，同时预真空和脉动真空压力蒸汽灭菌器的装载量又分别不得小于柜室容积的10%和5%
- 物品装放时，上下左右需有一定空间，以利于蒸汽流通
- 混合装载时，难于灭菌的大包放在上层，较易灭菌的小包放在下层；敷料包放在上层，金属物品放在下层
- 金属包应平放，布类物品应垂直放置，玻璃瓶应使开口向下或侧放，以利蒸汽进入和空气排出
- 小包应采用标准篮筐装载存放
- 纸塑包装物品灭菌时，应将纸塑相间交错并垂直放置
- 有筛孔的容器，应将筛孔打开
- 不同性能的物品同时灭菌，以最难达到灭菌要求的物品所需的温度和时间为准

八、低温灭菌质量检查标准

低温灭菌质量检查标准
- 着装符合要求，规范进出缓冲间；操作前手卫生处理，负责完成需低温灭菌物品的包装、装载、灭菌工作
- 监测医用热封机是否合格并可以使用

续流程

低温灭菌质量检查标准
- 完成灭菌过程中的物理、化学和生物监测，做好灭菌过程各类监测结果的登记整理
- 详细记录每锅次装载的灭菌物品
- 熟练掌握过氧化氢低温等离子灭菌器、环氧乙烷灭菌器的操作规程、灭菌原理、装载要求、灭菌适用范围及注意事项，确保各类灭菌物品的灭菌质量
- 负责过氧化氢低温等离子灭菌器、环氧乙烷灭菌器的日常清洁、维护和保养
- 熟练掌握本岗位工作制度、职责
- 坚守工作岗位，遵守劳动纪律
- 工作结束后，整理环境和安全检查，必要时交班

九、高温灭菌质量检查标准

高温灭菌质量检查标准
- 着装符合要求，规范进出缓冲间，职业防护到位；负责完成待灭菌包的装载、灭菌工作
- 完成灭菌过程的物理、化学和生物监测，做好灭菌过程中各类监测结果的登记整理
- 详细记录每锅次装载的灭菌物品
- 熟练掌握高温高压灭菌器的操作规程、灭菌原理、装锅要求、灭菌适用范围及注意事项，熟练掌握相关设备仪器的操作规程、注意事项，确保各类灭菌物品的灭菌质量
- 负责高温高压灭菌器、蒸汽发生器的日常清洁、维护和保养
- 严格坚守工作岗位，遵守劳动纪律，密切观察运行中的灭菌器
- 熟练掌握本岗位工作制度、职责
- 工作结束后，整理环境和安全检查，必要时交班

十、无菌物品储存质量检查标准

无菌物品储存质量检查标准

- 物品摆放有序，分类固定放置
- 无菌物品应放在洁净的储物架（柜）上，储物架（柜）应不易吸潮、表面光洁。一次性无菌物品须去除外包装后方可进入无菌间保存
- 无菌物品应放于离地面20~25cm、离天花板50cm、离墙远于5cm处的储物架（柜）上
- 下送的无菌物品应封闭存放或加防尘罩
- 储存有效期：在温度<24℃、相对湿度<70%的条件下，棉质包装材料的有效期为14天，未达到环境标准时有效期应为7天；医用无纺布及硬质容器包装的物品有效期为6个月；医用皱纸包装的物品有效期为6个月；纸塑包装袋包装的物品有效期为6个月；医用一次性纸袋包装的无菌物品有效期为1个月

十一、无菌物品发放质量检查标准

无菌物品发放质量检查标准

- 按照区域规定着装，规范进出缓冲间；接触无菌物品前洗手、干手并做手消毒处理
- 无菌物品分类摆放，符合储存要求，无菌物品应放于离地面20~25cm、离天花板50cm、离墙5cm处的储物架上（柜）上
- 按回收物品清单发放无菌物品。一次性无菌医疗用品按科室申请计划发放，计划装车
- 按先进先出的原则发放无菌物品
- 严禁非灭菌物品进入无菌区，一次性无菌医疗用品必须拆除外包装后进入无菌区
- 每日检查灭菌物品的数量、有效期
- 发放无菌物品时，要认真核对品名、数量、有效期、科室，无湿包、无过期包、无破损包

续流程

无菌物品发放质量检查标准

- 无菌物品储存区严格进行空气消毒，每日动态消毒机消毒 2 小时，保持空气中的细菌菌落总数≤4cfu/（5 分钟，直径 9cm 平皿）
- 接清灭菌物品数量，并查对每锅次灭菌时压力、温度、时间，检查纸塑包中 3M 指示带、3M 爬行卡颜色是否变为标准黑色，各种无菌包包外胶带是否变为标准黑色
- 及时发放无菌物品，对发放的无菌物品必须进行登记和统计，保证数量正确
- 做好无菌物品存放橱内、工作台面的卫生工作，保证无尘
- 做好无菌包发放记录，便于追溯

十二、腔镜处理质量检查标准

腔镜处理质量检查标准

- 职业防护到位，着装符合要求，规范进出缓冲间
- 认真核对腔镜数量，检查腔镜性能是否完好，清洗、消毒、干燥保养流程符合规范
- 物品干燥彻底，高压气枪、医用烘干机使用流程规范
- 负责完成需低温灭菌物品的装载、灭菌工作
- 完成灭菌过程中的物理、化学和生物监测，做好灭菌过程各类监测结果的登记整理
- 熟练掌握过氧化氢低温等离子灭菌器、环氧乙烷灭菌器的操作规程、灭菌原理、装载要求、灭菌适用范围及注意事项，确保各类灭菌物品的灭菌质量
- 熟练掌握本岗位工作制度、职责
- 工作结束后，整理环境和安全检查，必要时交班
- 坚守工作岗位，遵守劳动纪律

十三、磨口瓶质量检查标准

磨口瓶质量检查标准

- 职业防护到位，着装符合要求，规范进出缓冲间
- 磨口瓶干燥彻底，医用烘干机使用流程规范
- 包装前认真核对磨口瓶数量，检查磨口瓶是否完好
- 按科室明细包装，装配数量、规格正确，包内有指示卡，包外6项标识齐全、准确
- 包装材料合适，无破损，符合灭菌方式要求
- 各包包装严密，松紧适度，大小、重量适宜；严格按流程操作
- 熟练掌握本岗位工作制度、职责
- 工作结束后，整理环境和安全检查，必要时交班
- 坚守工作岗位，遵守劳动纪律

十四、封口机性能质量检查标准

封口机性能质量检查标准

- 使用前检查电源插座有无松动
- 封口机开关按钮是否正常
- 每日使用前检查封口机主要参数的准确性和闭合完好性（温度、压力、时间：加热元件决定温度，压力滚轴决定压力，传递速度决定时间）
- 预热5~7分钟，温度120~170℃
- 每日使用前检查参数的准确性和闭合完好性
- 包装受压区凹凸明显、紧密
- 用有色试剂检查封口性完好
- 使用后及时关闭电源
- 半小时后将盖放回机身

十五、护士长质量检查标准

CSSD 护士长应认真履行护士长职责，做好跟班工作和各室工作的检查，除随时检查指导外，还需定期对每个工作间的工作质量及卫生责任区进行系统全面的检查，为了防止走过场，起到抽查监管作用，可不安排具体时间，但每周保证至少检查一次。

护士长质量检查标准

- 查无菌物品存放区：室内清洁整齐，每季度空气培养符合要求；无菌柜内物品摆放有序，数目相符，不得过期；柜内无积灰，一次性无菌物品贮存发放基数相符；着装符合要求；紫外线登记齐全；借物还物手续齐全；服务良好，解答耐心
- 查器械室：室内清洁整齐，物品摆放有序；各类包布清洁，无污迹、无破损，大小尺寸符合要求；各类器械清洁，关节灵活、性能良好，剪刀锐利，针头锋利无钩，针座无污垢，针柄光亮弯曲；器械包内物品齐全，标识清楚；手套无破损、无污迹、对号配对、润滑适度；各种管道通畅；无粘连；固定牢固。工作有登记
- 查消毒间：室内清洁整齐，物品放置有序，灭菌与待灭菌的物品严禁混淆；灭菌器内清洁干燥，消毒架清洁、牢固，排气孔通畅，各种监测数据齐全，有完整登记；查灭菌后物品是否干燥；各种推车是否按要求处理；待灭菌物品摆放是否正确；着装是否符合要求；纯水机操作是否符合要求并登记
- 查回收间：室内清洁干燥，物品摆放有序，处理物品严格分开；查各类消毒液浓度是否符合要求，定期更换；查服务态度满意率，解答是否耐心，查对制度是否落实；着装符合要求，回收物品齐全，质量保证，回收处理符合要求
- 查下收下送：跟班工作，车内清洁整齐，物品齐全，数目相符，清、污分开，听取科室意见
- 以上各室工作检查，如有不合格者，根据情况进行登记，利用科周会进行批评，严重者扣发奖金，经常征求科室意见和建议，随时和本室（组）人员见面，以便及时改进工作

第十章

消毒供应中心质量监测

第一节　质量监测技术

通过监测数据和信息，可以客观反映质量水平，综合评价工作流程的稳定性，促进质量持续改进和质量标准的落实。

《WS 310. 3-2009 医院消毒供应中心第 3 部分：清洗、消毒及灭菌质量监测标准》《WS 310. 1-2009 医院消毒供应中心第 1 部分：管理规范》和《WS 310. 2-2009 医院消毒供应中心第 2 部分：清洗消毒及灭菌技术操作规范》共同构成 CSSD 监测技术的管理、技术操作和监测标准及要求的依据。

一、质量监测的概念

质量监测包括监测方法、监测对象、监测频次、采样操作及培养、监测结果判定和处理、记录等相关知识和技能。可见，质量监测是开展质量管理的重要工具。

1. 过程监测与终末监测

过程监测与终末监测

- 随着 CSSD 的发展，对质量监测的认识也发生了变化，监测对象更加全面，从单纯灭菌的终末质量监测，扩展到与灭菌质量相关的再处理全过程的控制和监测，包括回收、分类、清洗、消毒、干燥、器械检查与保养、包装、灭菌、储存、无菌物品发放共 10 个流程
- 根据 WS 310. 3-2009 的规定，需建立清洗、消毒、灭菌过程的监测
- 过程监测与终末监测的控制概念不同，过程监测重视全工作流程和流程中步骤之间的关系和整体性的质量控制理念，终末监测着眼于最终灭菌质量是否合格

续流程

过程监测与终末监测

- 一般情况下把最终质量合格认为是整个再处理过程有效的评价指标
- CSSD 终末质量控制的重点是灭菌质量
- 灭菌是一种非常特殊的过程，是通过一些间接手段，全面地考核灭菌全过程和效果，最终确保灭菌合格
- 过程监测包含了影响终末质量的重要因素，例如，机械清洗过程中程序步骤的选择、清洗时间、清洗水的质量和温度、清洗剂等；又如灭菌过程中灭菌物品、灭菌设备、灭菌温度、压力、时间、蒸汽质量等因素
- 根据 WS 310. 3-2009 的规定，应针对清洗、消毒、灭菌过程以及影响因素进行监测和校验

2. 质量可追溯定义

质量可追溯定义

- WS 310. 1-2009 对质量可追溯的定义是指对影响灭菌过程和结果的关键要素进行记录，保存备查，实现可追踪
- 开展质量可追溯的基本方法是建立手工或电子化的质量追溯记录。建立质量可追溯的重要意义是实现质量持续改进
- 质量可追溯是建立全面质量控制的条件之一，它需要与质量标准、操作规程、召回制度等其他质控管理工作相呼应
- 记录是重现过程的方式。通过记录清洗、消毒、灭菌过程中的方法、设备、程序、参数以及监测结果等能够随时发现和排查问题，定期统计和分析质量情况，保证质量稳定
- 记录内容必须详细、准确、符合真实情况

二、质量监测的原则与要求

CSSD 应建立清洗、消毒、灭菌效果的监测制度，并应符合 WS 310. 3-2009 规定，主要包括以下内容。

1. 专人负责

- 专人负责
  - 消毒供应中心应安排专人负责整个清洗、消毒、检查与打包、灭菌等全过程的质量监测工作
  - 包括日常质量监测的复核；承担定期各项监测工作，结合日常监测的情况进行综合分析，总结并汇报主管领导；参与质量控制和管理，进行问题的分析和解决
  - 质检人员应具备较高的专业知识与技能，满足质量监测工作的需要

2. 开展器械清洗监测

- 开展器械清洗监测
  - 开展器械清洗质量和清洗消毒设备效能、清洗用水的日常监测和定期监测，符合 WS 310. 3-2009 的相关规定
  - 包括每件器械清洗质量的目测检查；每月抽查器械清洗质量及综合评价；设备每次运行后物理参数打印记录复核和记录存档；定期使用清洗效果测试指示物进行的监测等

3. 开展器械消毒监测

- 开展器械消毒监测
  - 开展器械消毒效果、消毒剂、消毒设备效能的监测，符合 WS 310. 1-2009 的相关规定
  - 湿热消毒应监测、记录消毒的温度与时间或 A_0 值；消毒后直接使用的物品每季度进行细菌性检查；化学消毒应监测并记录消毒剂的浓度、消毒时间和消毒的温度

4. 开展器械灭菌监测

- 开展器械灭菌监测
  - 开展器械灭菌效果、灭菌设备效能监测，应符合 WS 310. 1-2009 的相关规定
  - 包括采用物理监测法、生物监测法和化学监测法进行压力蒸汽灭菌监测；环氧乙烷灭菌监测；干热灭菌监测；低温甲醛蒸汽灭菌监测；过氧化氢等离子灭菌监测

5. 质量检测和校验

质量检测和校验
- 清洗、消毒、灭菌设备在新安装或移位、大修后应进行质量检测和校验，符合 WS 310. 1-2009 的相关规定
- 包括设备所有程序的温度、时间或压力等关键参数以及物品装载量及效果的监测。检测校验合格后方可使用

6. 年检和校验

符合 WS 310. 1-2009 的相关规定，清洗、消毒、灭菌设备应进行年检和校验。

7. 记录并存档

符合质量控制过程的可追溯要求，建立清洗、消毒、灭菌操作的过程记录并存档。

8. 材料质量监测

自制测试标准包应符合 WS 310. 1-2009《医疗机构消毒技术规范》等相关要求，定期检查监测材料质量。

第二节　清洗质量的监测

大量研究证实，清洗质量直接影响后续的消毒、灭菌过程。缺少有效可靠的清洗质量，消毒或灭菌工作可能会失败。可见，清洗质量监测意义重大。但目前国内外还没有被广泛接受的清洗合格标准。

一、清洗监测的对象

清洗监测的对象
- 根据 WS 310. 3-2009 的规定，清洗监测的对象包括清洗后的手术器械、器具和物品；清洗用水质量；清洗消毒设备等
- 监测的目标是评定器械清洗、消毒的质量
- 评定清洗消毒设备运行状况和效能，包括清洗程序、消毒时间和温度
- 评定清洗用水的质量

二、清洗监测的方法

1. 目测方法

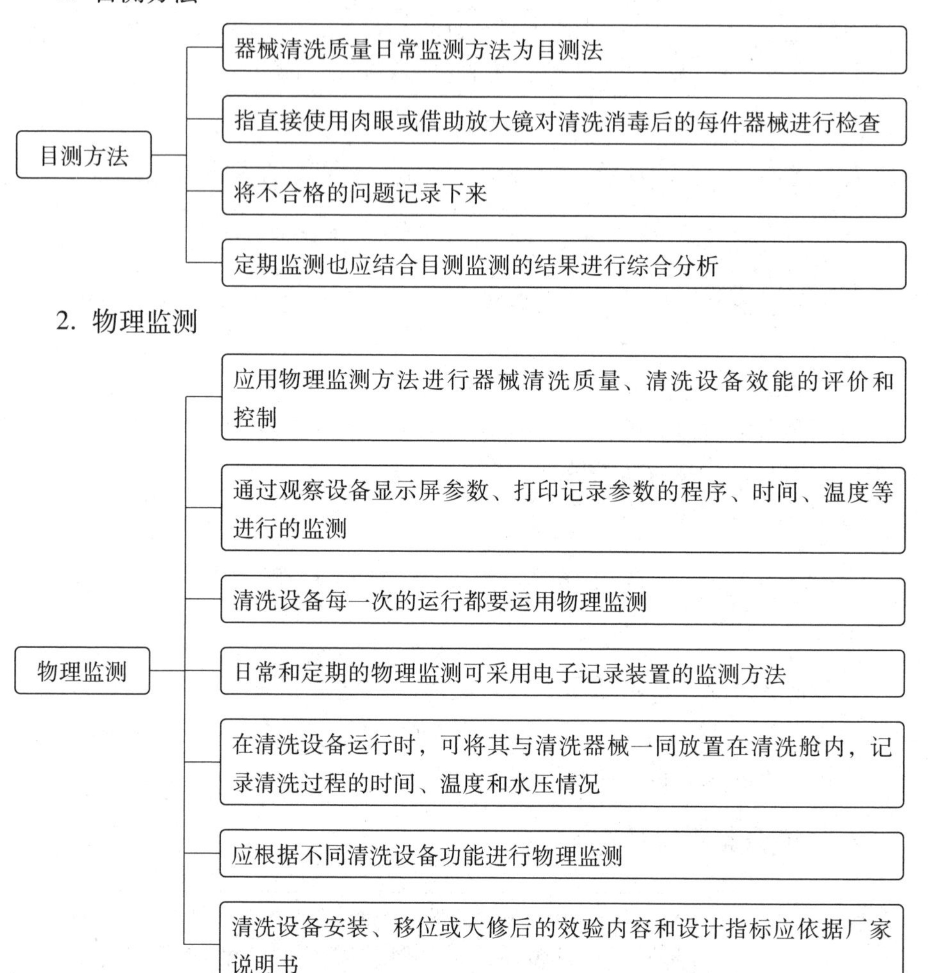

3. 清洗测试物

清洗效果测试物是采用监测产品进行清洗质量定性或定量分析的监测方法。目前还没有一个被医院广泛接受、公认的标准方法。一般来说，对于医疗器械清洗效果的评价主要是肉眼结合放大镜观察和有选择地对特殊医疗器械进行蛋白质残留和三磷酸腺苷（ATP）法测定；对于清洗器可选用人工血污染物和清洗测试物等。清洗效果测试物使用方法包括以下内容。

（1）ATP 监测

ATP 监测

- ATP 是高能磷酸键的有机化合物，存在于所有活的生物细胞中
- 测试涂抹棒和灌洗液中的 ATP，以间接反映微生物水平
- ATP 法测试时需添置专门设备
- 需要细胞存在（真核细胞或原核细胞）
- 仅有蛋白质或碳水化合物存在，无法检出 ATP
- ATP 荧光法专门用以测试金黄色葡萄球菌和大肠埃希菌
- ATP 法主要用于环境清洁程度、内镜清洁和器械清洗效果的评价

（2）标准污染物测试

标准污染物测试

- 使用标准污染物进行挑战或验证
- 按照 ISO15883-1 清洗效果试验方法，取羊血制成人工血污染物，将测试物彻底清洁干燥，在室温下用刷子把试验污染物涂在普通外科器械表面的结合处
- 试验污染物的总用量应为清洗器清洗阶段总用水量的 0.05%，每个托盘水平和随意放置 20 个样本，清洗完毕后，用肉眼判断，至少 95%的测试物品没有可见的残留试验污染物
- 对于微创外科器械，污染物应充满内腔且保持通畅，用刷子将薄层血液刷在模拟物品外表面，清洗完毕后用肉眼进行观察
- 测试物品的外表面应没有可见的残留试验污染物
- 自行制作污染物不方便
- 人工模拟血污染物和蛋白质测试棒等可供选择使用，如 TOSI 等主要用于评价清洗设备的清洗效果
- 若选择清洗测试物，具体操作应严格参照厂商说明书进行
- 按照目前 CSSD 行业标准的要求，当清洗物品或清洗程序发生改变时，也可采用该技术进行检测

（3）蛋白残留量测定

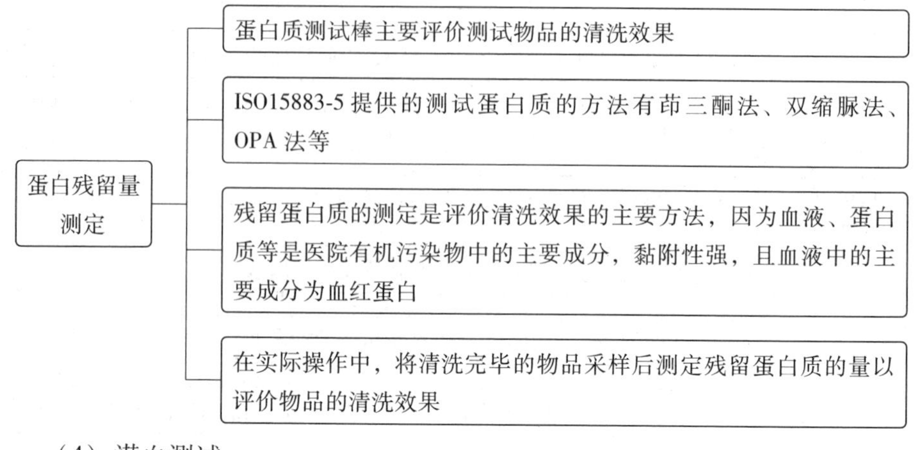

（4）潜血测试

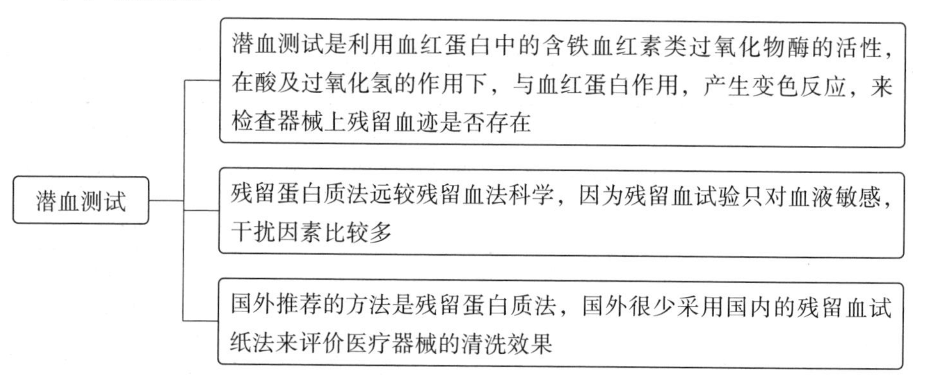

4. 其他测试方法

主要包括测试清洗用水的电导率仪，测试水硬度的方法，测试水 pH 值等方法。

三、器械清洗的监测操作

1. 目测操作

按照 WS 310. 3-2009 的要求，目测检测为日常监测，每件清洗后的器械、器具和物品都应检查，因操作简单，容易开展，是目前全世界比较公认的一种清洗效果监测方法。

器械和物品经清洗、消毒后，包装之前应对物品清洗质量进行日常监测。操作时光源照明条件是器械的检查平均照度为 750lx，精细器械的检查平均照度为 1500lx。

应确保每一件清洗消毒后的器械经过目测检查。材质表面光滑的器械如盆、盘、碗等，可通过肉眼直接观测检查；复杂器械、器械关节或缝隙处等，应使用带光源放大镜（4~6倍）检查；管腔器械可以采用专用探条进行探查。

（1）操作前评估方法及要求

操作前评估方法及要求

- 清洗质量的日常监测是依赖目测法和（或）配合带光源的放大镜，对清洗后的物品进行监测
- 开始之前应确保相关设施设备齐全，待检查的物品应清洗、干燥完毕

（2）操作步骤：正常光线下肉眼观察。

（3）操作注意事项

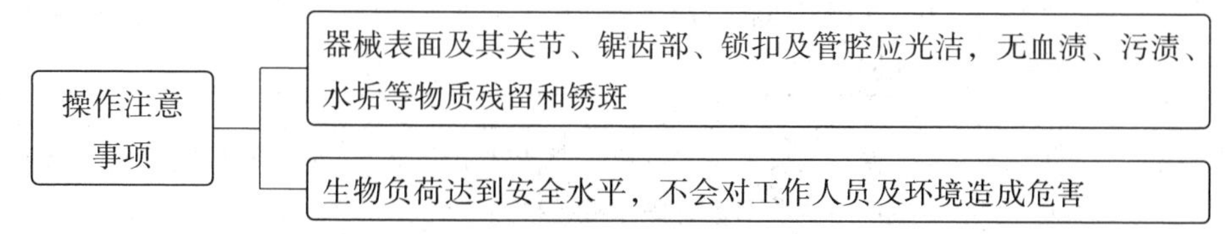

（4）结果判定及处理

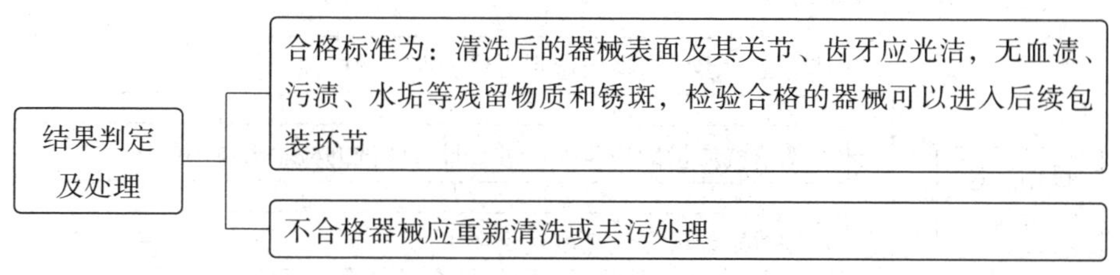

（5）标识及记录

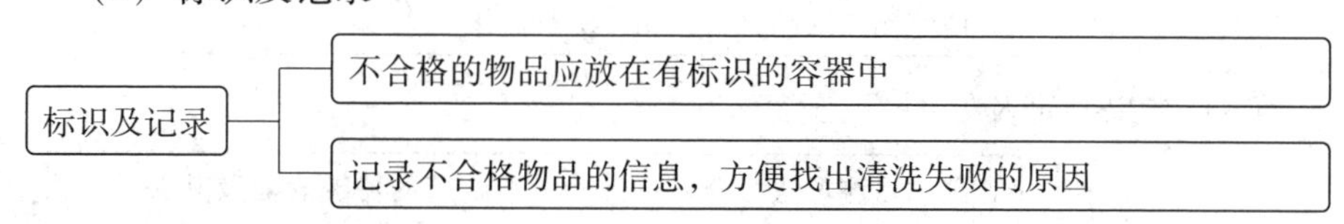

2. 定期监测

定期监测作为日常监测的有效补充，采用目测的清洗效果监测的方法。按照WS 310. 3-2009《医院消毒供应中心》第3部分的要求，每月应至少随机抽取3个待灭菌包内全部物品的清洗质量。

定期监测工作应由质检员负责。目测方法同日常监测的检查内容保持一致，并记录检查内容。发现清洗不合格，采取相应措施。

（1）操作前评估方法及要求

- 操作前评估方法及要求
  - 清洗质量的定期监测与常规监测内容应保持一致，即依赖目测法和（或）配合带光源的放大镜
  - 如有条件，可以开展实验室技术方法对清洗质量进行更高要求，开始前应确保相关设施设备齐全，待检查的物品应清洗、干燥完毕，严格按照实验要求或产品使用说明书进行物品准备、采样操作和结果判定

（2）操作步骤

- 操作步骤
  - 在打好的器械包中，随机抽取3~5个不同类型的待灭菌包裹进行定期清洗质量检查
  - 若使用目测和(或)带光源放大镜进行检测，操作流程与日常监测相同
  - 若使用实验室技术进行定期清洗质量检查，应严格按照实验要求或产品说明书进行操作和结果判定

（3）操作注意事项

- 操作注意事项
  - 待灭菌包裹的选择应做到有代表性和随机性
  - 定期清洗质量的检验人员可与日常清洗的检验人员不同
  - 检测时要保证光线亮度达到要求
  - 其他监测步骤同日常目测方法及操作

（4）结果判定及处理

- 结果判定及处理
  - 若采用目测方法，合格标准为：清洗后的器械表面及其关节、齿牙应光洁，无血渍、污渍、水垢等残留物质和锈斑
  - 若采用实验室技术进行测定，应依据相关文件和产品说明书做结果判定
  - 记录检查结果，如出现清洗不合格物品，应分析清洗失败原因，并制订相应改进措施

（5）标识及记录

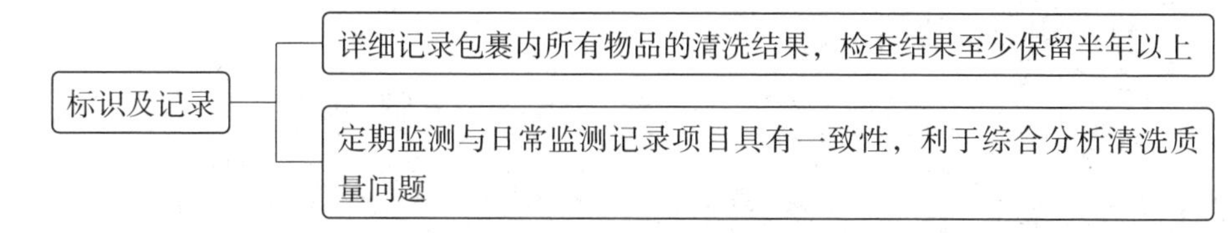

四、清洗消毒器设备的效能监测

清洗消毒设备效能监测需综合分析评定主要依据设备运行中显示的参数，结合器械清洗质量的目测检查、清洗测试物监测结果、清洗用水监测等情况。此外，清洗消毒器械的实验室细菌检测评定也是重要的依据。

根据 WS 310. 3-2009 规定，须开展器械清洗、消毒设备效能的日常和定期监测。在设备每次运行中还应观测机械性能情况如喷淋臂的旋转、喷水口有无堵塞等。

影响器械清洗消毒质量和设备效能的主要因素是清洗用水，根据 WS 310. 3-2009 规定，应建立日常和定期的清洗用水监测，综合分析和评价设备效能应根据清洗用水质量状况。

1. 日常清洗设备监测

清洗设备日常监测是确保在每日工作中，清洗消毒器能够维持良好的工作状态，及时发现和解决问题，主要采用物理监测方法进行设备运行质量的控制。

（1）操作前评估方法及要求

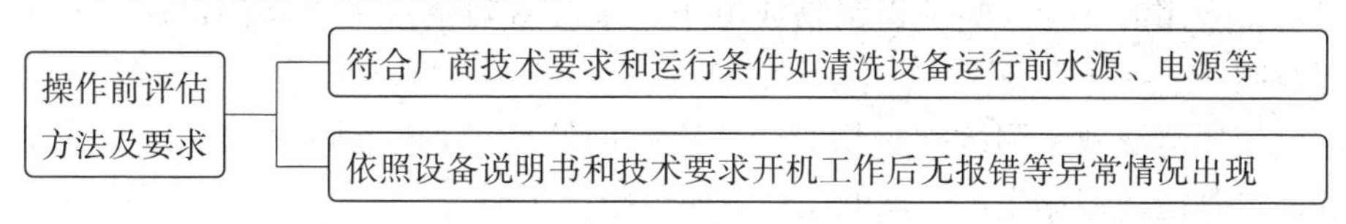

（2）操作步骤

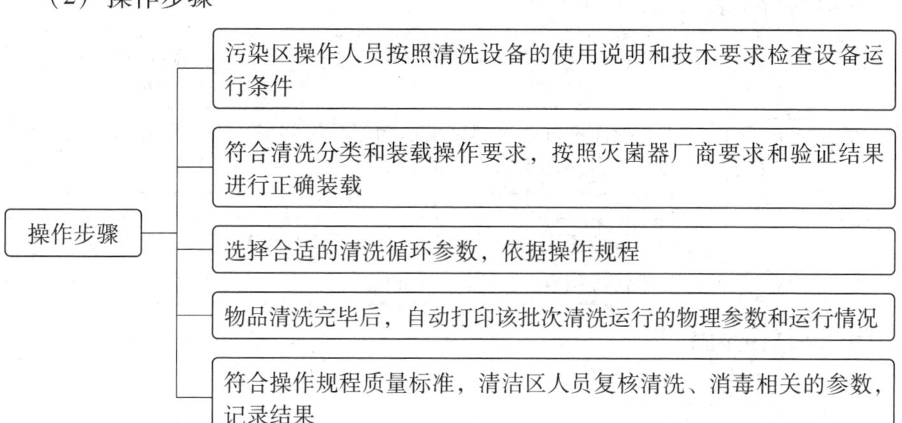

（3）操作注意事项

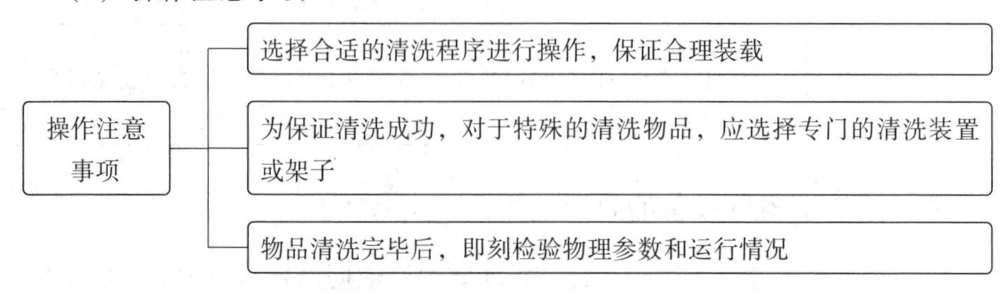

（4）结果判定及处理

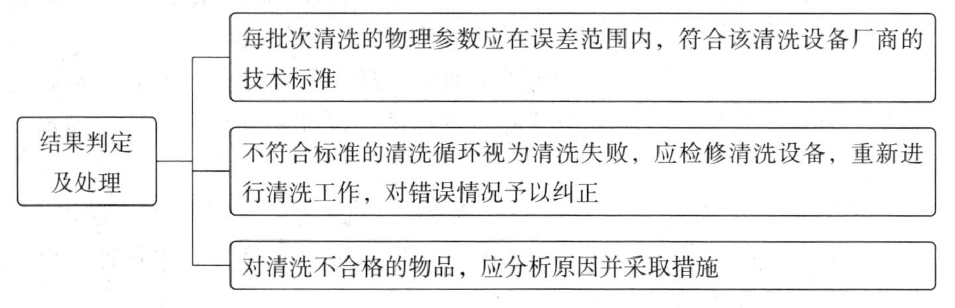

（5）标识及记录：每次清洗及时打印和记录清洗器的运行参数、运行情况和清洗效果，并做记录，至少留半年以上。

2. 定期（每年）监测

清洗设备的定期监测作为日常监测的补充，根据 WS 310. 3-2009 规定，可每年采用清洗效果测试指示物或电子记录装置对清洗消毒器的清洗效果进行监测。

使用清洗效果测试指示物对清洗设备的性能进行监测和校验，操作方法和结果判定须遵循生产厂家的使用说明或指导手册。

（1）操作前评估方法

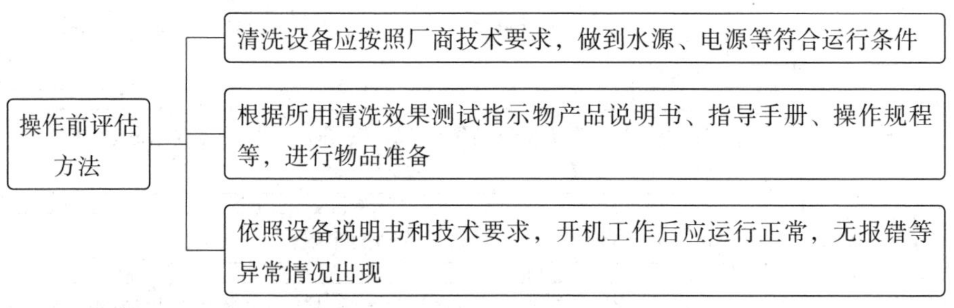

（2）操作步骤

操作步骤
- 符合操作规程要求，选择符合标准的清洗效果测试指示物，具体操作按照生产厂商的指导手册或使用说明书进行
- 清洗效果指示物放置或采样点应选择每层清洗架最难清洗的位置，可以根据需要多点放置测试物采样。清洗设备的四角处一般放在清洗架对角位置，每层交叉即左上角对右下角，或右上角对左下角，在两层交叉摆放的中间一层，选择清洗架两侧边中间位置
- 运行结束后，选取相应位置上的器械进行测试，或者取出清洗效果测试物，评价清洗效果

（3）操作注意事项

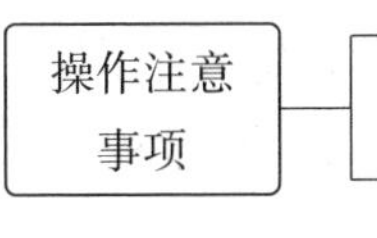

操作注意事项
- 应选择符合清洗消毒设备功能的清洗效果测试指示物
- 应结合清洗消毒设备厂商的要求进行设备效能的效验

（4）结果判定及处理

结果判定及处理
- 监测结果不符合要求的，应结合设备打印的记录综合分析
- 清洗消毒设备循环不符合标准的，视为清洗失败，清洗设备应停止使用
- 测试物监测结果不符合标准，但设备循环参数符合标准，需查找原因予以纠正

（5）标识及记录：将定期监测结果记录在案。

3．改变物品装载或清洗程序监测

根据 WS 310. 3-2009 规定，清洗物品或清洗程序发生改变时，须做效果测试。这些改变包括改变器械清洗时的装载方式，改变清洗程序时间或温度，更换清洗产品等，采用目测方法并结合清洗效果测试指示物进行清洗效果的监测。

（1）操作前评估方法及要求：需对首次进行清洗的器械物品、首次采用（或变动）的装载方式和装载量进行监测和评价；保证清洗装载操作规范化。

（2）操作步骤

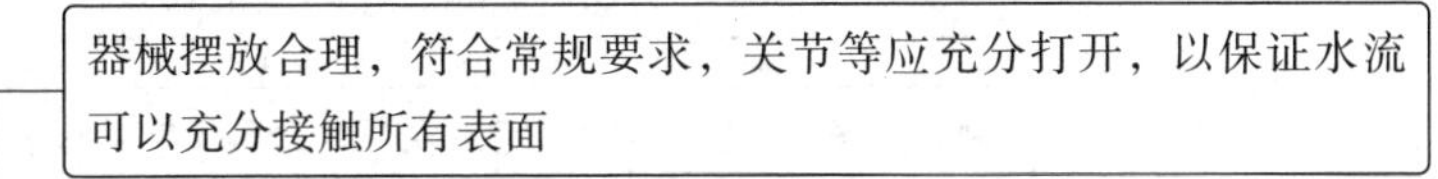

操作步骤
- 器械摆放合理，符合常规要求，关节等应充分打开，以保证水流可以充分接触所有表面
- 按照所使用的清洗效果测试产品说明进行清洗采样

（3）操作注意事项：清洗程序和参数设定应符合清洗设备设计能力，符合法规和操作规程。

（4）结果判定及处理

结果判定及处理
- 目测质量检查符合要求，所用清洗效果指示物监测结果合格，效验结果为合格；如目测质量检查结果与清洗效果指示物测试结果不相符，应综合判断
- 监测和校验合格，应修订技术操作规程，及时补充新的程序和清洗装载方法，规范人员操作

（5）标识及记录：监测和校验的结果应记录并存档。

4. 设备安装、移位、大修后效果监测

符合有关法律法规的要求，遵循生产厂家对设备的检测及校验的要求，按照设备安装（使用）手册中的项目进行监测。清洗消毒设备的检测与校验方法包括以下原则。

设备安装、移位、大修后效果监测
- 检测与校验设备运行条件要与产品设计要求一致
- 监测和校验设备安装后，在给定条件下运行时的状况需符合厂家的产品设计效能，包括启动前、程序运行中和运行结束的过程，主要测试的参数和效能包括设备程序、清洗时间和温度、消毒时间和温度、显示屏指示灯显示、清洗泵及泵管功能。打印记录功能、警报复位按钮功能等正常
- 清洗消毒的性能校验，即设备正确安装并在给定条件下运行时，其清洗消毒效果符合要求。通过目测监测、实验室细菌检测、物理监测或清洗指示物检测方法综合评价分析
- 大修后的监测校验内容和方法根据与大修部件有关联的性能和质量进行监测和校验
- 任何监测与校验需由有资质的厂家或单位指定的专业人员在给定的条件下进行，并使用厂家规定的检验设备及检验方法或符合的有关法律法规，且所有原始资料均应记录并存档备查
- 测试表格记录内容可参考有关 EN 15883 条款设备效能测试程序表中的项目或遵循清洗消毒设备厂家维修和测试的项目

5. 清洗水质的监测

（1）监测要求

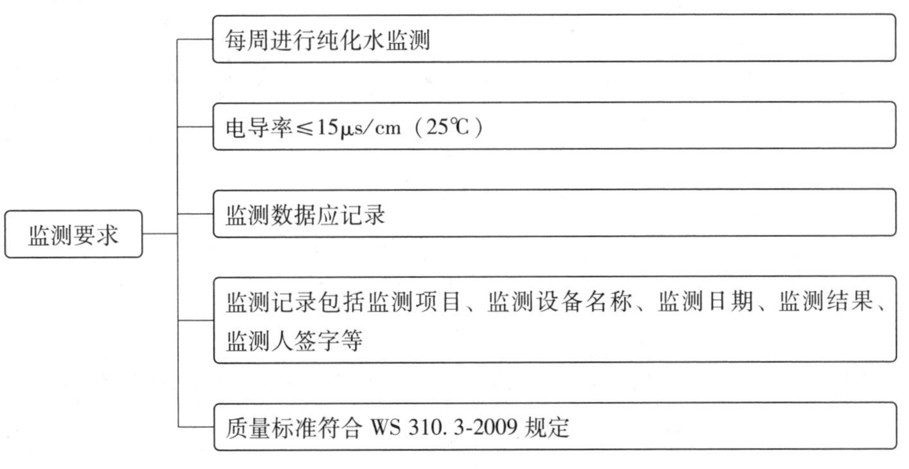

（2）测试方法

测试方法

- 设备自动测试系统观测：指通过设备自带的测试系统观测电导率。并可同时观测相关温度、水压力等数据；监测操作应遵循设备使用说明，测试系统显示符合设备设计能力的参数；每天开启设备后进行观测和记录；如测试不合格，应及时查找原因，调整再生制水系统，例如清洗滤器、更换滤膜，加盐再生处理等措施
- 其他测试仪器和方法测试：宜采用电导率测试仪测试。可采用 pH 值测试卡综合评价氢离子含量，纯化水 pH 5. 0~7. 0

第三节　消毒质量的监测

消毒是重要的质量控制环节，CSSD 在物品检查包装前应对其进行消毒，以保障操作人员的安全。应根据使用的消毒方法和器械消毒效果进行质量监测，如化学消毒、湿热消毒、消毒器械的细菌监测等。消毒监测方法和质量标准应符合 WS 310. 3-2009 中 4. 3 消毒质量监测的相关规定。

一、湿热消毒的监测操作

1. 监测对象

湿热消毒监测对象是消毒设备运行中维持消毒温度和时间的参数及设备效能。监测的湿热消毒设备有清洗消毒器、煮沸消毒设备。

2. 质量标准

质量标准

- WS 310.3-2009 5.4.2 规定，消毒后直接使用的诊疗器械、器具和物品湿热消毒温度应≥90℃，A_0 值≥3000，或时间≥5分钟
- 消毒后继续灭菌处理，其湿热消毒温度应≥90℃，时间≥1分钟，或 A_0 值≥600
- 一般器械物品经消毒后直接使用应至少达到 A_0 值 3000，经消毒后还要进行灭菌的应至少达到 A_0 值 600
- A_0 值是用来描述热力消毒过程的有效性或者达到何种等级的一个常用标量
- A 值是指在特定的 Z 值条件下，为达到特定的消毒水平，在 80℃下所需要的等效时间，常使用分钟或秒来表示
- 一般当 Z 值为 10℃时，即消毒对象为嗜热脂肪杆菌芽胞时所对应的 A 值就是 A_0 值
- 热力消毒质量的控制主要是控制消毒的时间和温度
- 在 A_0 值评价系统中，要达到一定等级的 A_0 值，需配合适当的温度和时间，温度越高、时间越短；温度越低、时间越长

3. 监测方法

采用物理监测方法，通过消毒湿度与时间参数判定 A_0 值，该方法的优点是方便、经济，存在的问题是不准确，需要定期校验自动控制系统。这种监测方法有 2 种，一种是通过清洗消毒器设备自动控制系统对温度和时间进行测试和记录。另一种是通过专用测试产品进行测试，如电子记录装置或温度测试产品等，在设备运行时将专用监测产品放入设备中，运行结束后观测结果。

监测方法

- 日常监测：应符合消毒质量标准，每次消毒设备运行时，通过设备自动测试打印记录，观测消毒维持的时间和温度或 A_0 值
- 定期监测：新安装的设备和大修后设备也应该进行上述参数的检测，检测方法与检测结果应符合生产厂家的使用说明书或指导手册中的要求；每年应对消毒设备消毒温度和消毒时间参数进行检测
- 结果判断处理：监测不合格，应及时修正参数并查找原因；消毒后直接使用的物品应重新消毒处理
- 监测记录：消毒质量表格记录的内容包括消毒设备号、监测日期、消毒温度、消毒时间或 A_0 值。使用监测产品进行湿热监测，消毒监测记录保存时间≥6 个月，包括记录测试产品名称、测试结果

二、化学消毒监测的操作

化学消毒剂须以足够的浓度在适当温度下保持与所有表面接触特定的时间，方能达到消毒要求。不同种类的消毒剂所需的浓度、温度及暴露时间不同，须严格按照消毒产品卫生许可批件中的规定使用，包括使用中的注意事项。

1. 监测对象

化学消毒剂监测对象为消毒剂浓度。

2. 质量标准

符合 WST367-2012《医疗机构消毒技术规范》规定消毒剂使用浓度。酸化水质量检测符合 WS 310.2 附录 C 酸性氧化电位水应用指标与方法。

3. 监测方法

（1）日常监测

日常监测

- 若使用消毒剂，应在配制后监测其浓度并记录
- 酸性氧化电位水应每日在开机后进行监测
- 有效氯含量试纸检测方法：使用精密有效氯检测试纸，酸化水含氯有效氯含量为（60±10）mg/L，其有效氯范围应与酸性氧化电位水的有效氯含量接近。具体使用方法见试纸使用说明书
- pH 试纸检测方法：使用精密 pH 检测试纸，pH 值为 2.0~3.0，其 pH 值范围与酸性氧化电位水的 pH 值接近。具体使用方法见 pH 值试纸使用说明书
- 氧化还原电位（ORP）的检测：可在设备自动监测仪上直接检测读数，氧化还原电位（ORP）≥1100mV

（2）定期监测

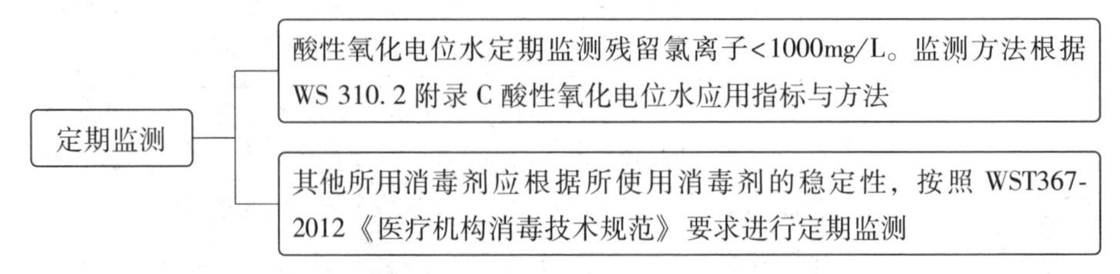

（3）监测记录：应记录消毒剂名称、消毒剂监测日期、具体监测的浓度、监测结果、监测人签名等。监测记录留存≥6个月，监测不合格应立即纠正后使用。

三、器械消毒的效果监测

经过消毒后直接用于患者使用的器械物品应定期进行消毒效果测试。

1. 监测要求及方法

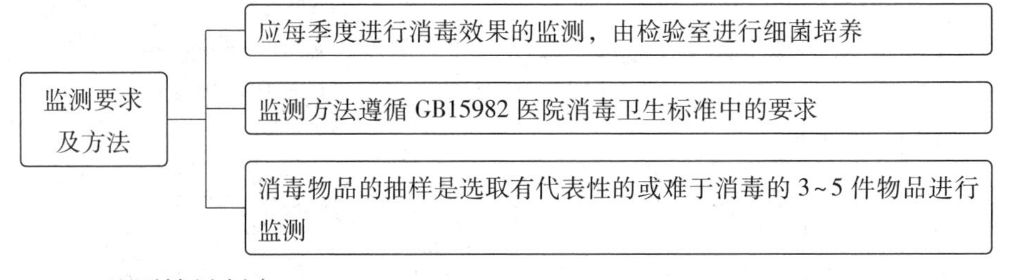

2. 监测结果判定

如监测结果不合格，应从清洗、消毒等多方面查找原因并改进，保证消毒器械质量合格。

3. 监测记录

消毒效果的监测应记录监测物品、监测项目、监测时间、监测方法和结果等并留存检验科检验报告。记录保存时间≥6个月。

第四节　灭菌质量的监测

灭菌过程无法用肉眼或其他直接的方法进行监测，可通过间接的手段对其过程进行监控，确保灭菌质量的合格。灭菌质量监测包括物理监测、化学监测和生物监测。这3种监测各有特点，必须综合分析3种监测方法的结果，以保证灭菌合格。

一、监测的方法

1. 物理监测

物理监测

- 物理监测指通过灭菌器设备自动控制系统对关键物理参数进行监测和记录的方法
- 以压力蒸汽灭菌为例，每次灭菌循环开始至结束应连续监测压力蒸汽灭菌的关键物理参数包括温度、时间和压力
- 自动控制系统能实时显示和记录运行中以上参数的变化，及时发现灭菌失败
- 物理监测局限性是灭菌器自动控制系统的温度探头一般位于排气口上方，监测结果只能反映灭菌器室内空间的温度，无法监测包裹中心部位温度，如局部灭菌物品装载过密，则该部位的实际温度可能比显示的温度低
- 物理监测的缺陷是探头等需要定期校验，物理监测不能代替化学监测和生物监测

2. 化学监测

化学监测

- 化学监测指利用某些化学物质针对某一杀菌因子的敏感性，使其发生颜色或形体改变，以指示杀菌因子的强度（浓度）和（或）作用时间是否符合灭菌处理要求的制品
- 化学监测能帮助发现因不正确的装载、不正确的包裹及灭菌器故障等引起的灭菌失败
- 化学监测的优点是直接考核每个包裹的灭菌情况并可马上显示监测结果，如是多参数化学指示物，无需添置专用设备，可同时反映多个灭菌参数的最低要求
- 其局限性是化学监测“合格”并不能证明该监测物品无菌
- 应同时结合物理监测、生物监测来综合评价灭菌过程的有效性，化学监测仅是整个灭菌质量考核体系中的一部分

3. 生物监测

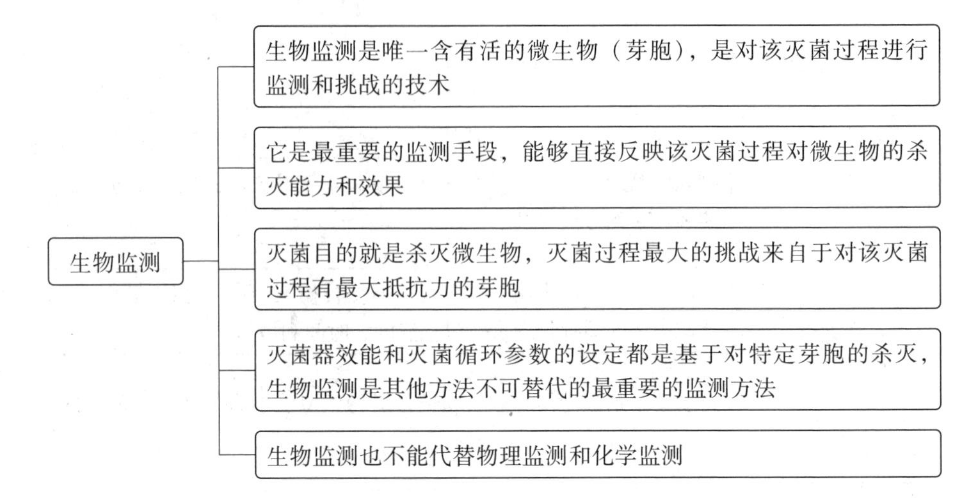

二、监测使用的产品与分类

1. 化学指示物

ISO11140-1:2005 将化学指示物分为 6 类，该分类方法和我国现行的分类方法有相异之处。我国将化学指示物分为包外化学指示物和包内化学指示物，其中 B-D 测试作为专门的一项被单独列出。国际上现已通行包括 B-D 测试的 6 类分类法，在国际分类体系中，这 6 类化学指示物之间没有高低好坏的概念，类别本身仅表示该化学指示物应该有何特点、如何使用、有何意义、注意的要点是什么等等。下面就以压力蒸汽和环氧乙烷灭菌为例，针对各类化学指示物的国际分类和其特点进行介绍。

（1）第一类：过程指示物用于每个待灭菌的单位（如包裹、容器），以证明该单位已经暴露于灭菌过程和用于分辨已处理和未处理灭菌单位的化学指示剂。常用产品包括化学指示胶带、生物菌管外标签上的染料块、纸塑包装袋上的化学变色块、监测信息记录卡上的染料条等。在我国，该类化学指示物一般统称为包外化学指示物。依照 ISO11140-1:2005 中的要求，医疗机构中常用的 3 种灭菌方法的过程指示物技术参数如下。

1）压力蒸汽灭菌用化学指示物

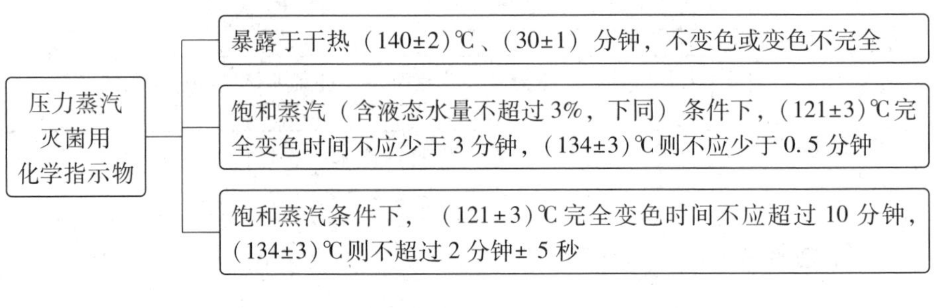

2）环氧乙烷灭菌用化学指示物

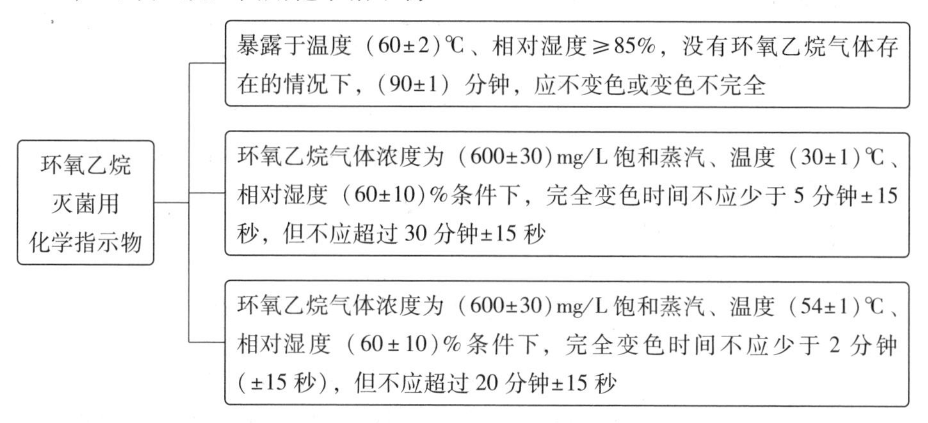

（2）第二类：用于特定试验的指示物，包括B-D测试等装置。使用在某种特定测试过程的化学指示物。

1）B-D测试包的要求

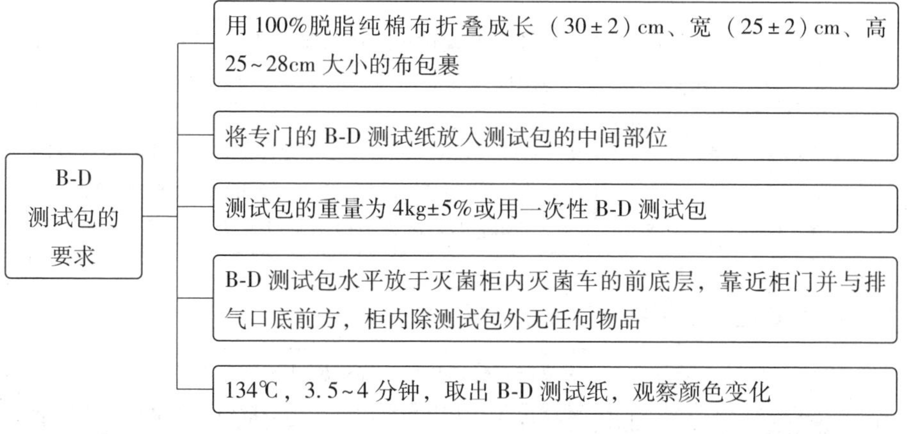

2）美国ANSI/AAMI ST 79

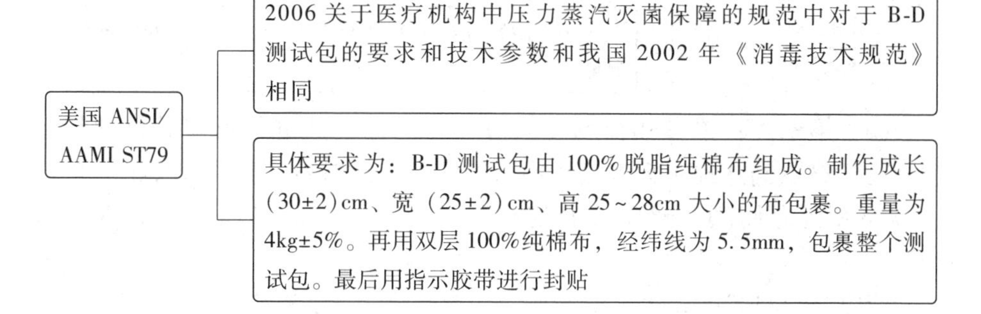

3）欧洲 EN285 中 B-D 测试包的技术参数

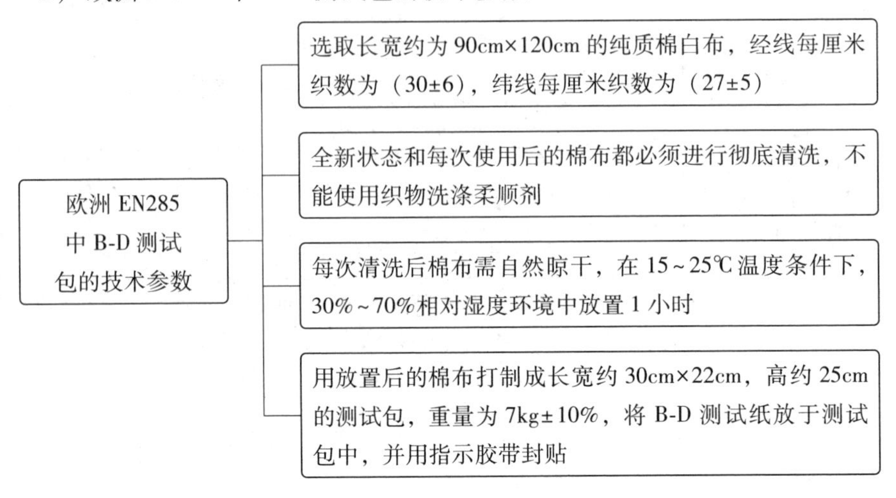

4）ISO 11140-4 测试包的要求

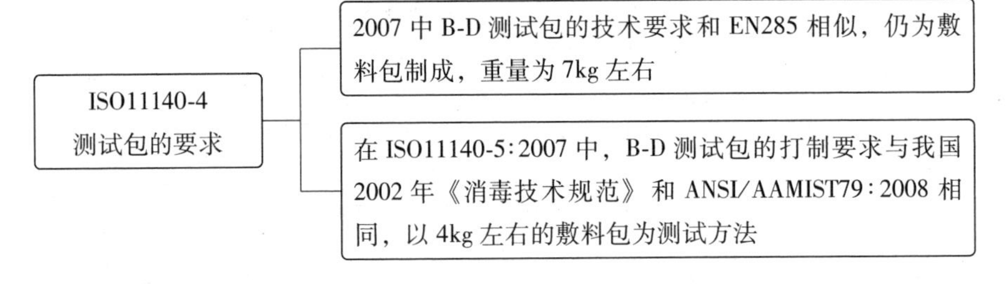

5）B-D 测试的标准测试要求和操作流程

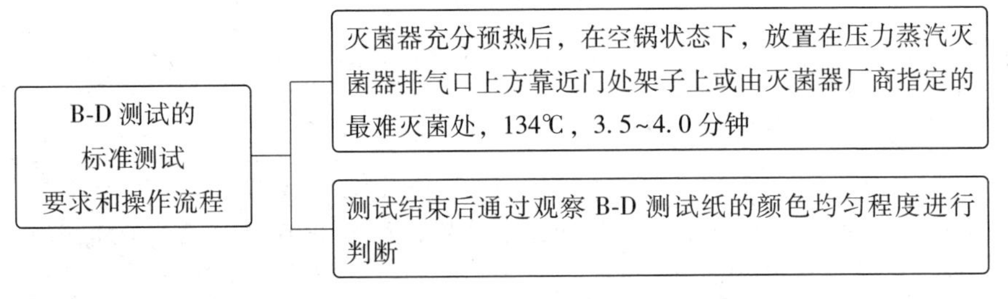

（3）第三类：单参数指示物只对一个关键参数进行反应的化学指示物，化学终点到达提示灭菌过程中所监测的关键参数达到预设标准。以压力蒸汽灭菌为例，不能反映温度持续的时间，一般只能反映温度是否到达。

依照 ISO11140-1:2005 中的要求，单参数化学指示物在单个参数的技术要求上和多参数化学指示物保持一致，一般来讲可有下列 3 项。

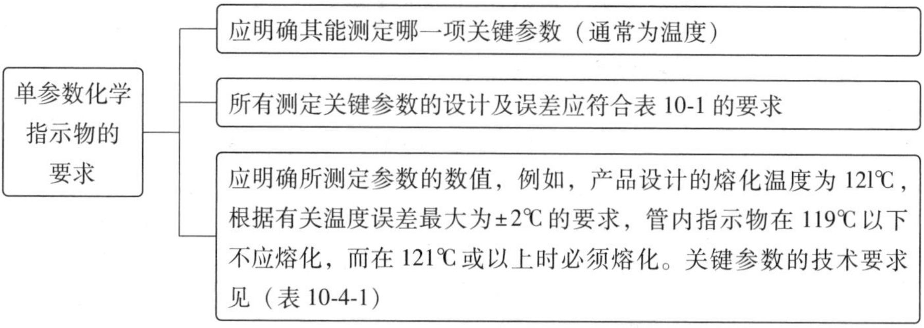

单参数化学指示物的要求

- 应明确其能测定哪一项关键参数（通常为温度）
- 所有测定关键参数的设计及误差应符合表 10-1 的要求
- 应明确所测定参数的数值，例如，产品设计的熔化温度为 121℃，根据有关温度误差最大为±2℃的要求，管内指示物在 119℃以下不应熔化，而在 121℃或以上时必须熔化。关键参数的技术要求见（表 10-4-1）

表 10-4-1 单参数及多参数化学指示物中关键参数的技术要求

灭菌方法	时间（min）	温度（℃）	气体浓度（mg/L）	相对湿度（%）
压力蒸汽	SV-25%	SV-2℃	—	—
干热	SV-25%	SV-2℃	—	—
环氧乙烷	SV-25%	SV-2℃	SV-25%	>30%

（4）第四类：在我国的分类中，多参数指示物属于包内化学监测，是指对灭菌过程中两个或者两个以上关键参数进行反应的化学指示物，化学终点到达提示灭菌过程中所监测的关键参数达到预设标准。

依照 ISO 11140-1:2005 的要求，多参数化学指示物在性能设计上也有类似的要求，通常为以下 3 项。

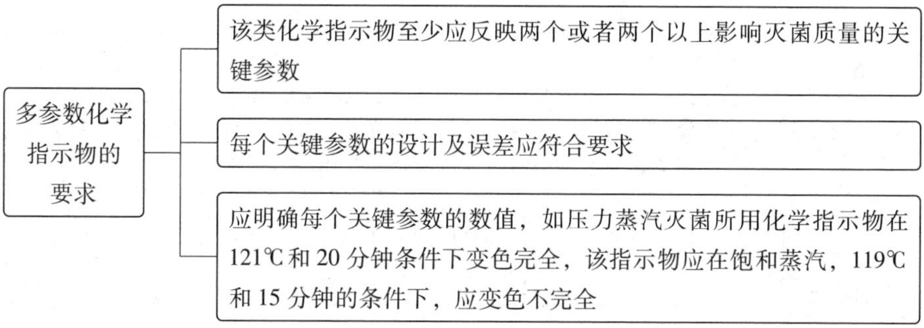

多参数化学指示物的要求

- 该类化学指示物至少应反映两个或者两个以上影响灭菌质量的关键参数
- 每个关键参数的设计及误差应符合要求
- 应明确每个关键参数的数值，如压力蒸汽灭菌所用化学指示物在 121℃和 20 分钟条件下变色完全，该指示物应在饱和蒸汽，119℃和 15 分钟的条件下，应变色不完全

（5）第五类：综合指示物是对灭菌过程中特定周期范围内的所有关键参数进行反应的化学指示剂，在所标注的使用情况下，模拟监测该灭菌过程的微生物的性能。依照 ISO11140-1:2005 应对第 5 类化学指示物严格技术要求。

第五类化学指示物的技术要求

- 压力蒸汽综合化学指示物必须在特定参数下通过终点到达，提示有效的暴露于灭菌循环
- 在121℃下的宣称参数必须明确指出，且不能低于16.5分钟
- 在暴露于（121±0.5）℃，121℃宣称参数中时间的饱和蒸汽条件下，综合化学指示物必须达到或者超过其终点，即合格循环
- 在暴露于（121±0.5）℃，121℃宣称参数中时间的63.6%的饱和蒸汽的条件下，综合化学指示物不能达到其终点，即失败循环
- 指示物的终点必须在饱和蒸汽条件下，于（135±0.5）℃和一个或者多个在121~135℃范围内的等间距温度点上进行确认
- 综合化学指示物温度系数≥6℃，但是<14℃，且按照最小二乘法线性回归得到曲线的相关系数≥0.9
- 当综合化学指示物在温度为（135±0.5）℃，时间为135℃条件下宣称时间的63.6%，已确定的状态下，综合化学指示物必须提示失败结果，即失败循环
- 当综合化学指示物在宣称的温度下，时间到达宣称值的63.6%的状态下，综合化学指示物必须提示失败结果，即失败循环
- 当暴露于干热状态下（137±1）℃、（30±1）分钟，指示物不能提示终点达到

（6）第六类

第六类指示物的要求

- 模拟指示物标定值以所选各灭菌周期的设定值为依据，是对灭菌周期规定范围内所有评价参数起作用的指示物
- 第六类的化学指示剂是周期确认型的化学指示剂，在实际使用时，每一种不同的循环需要使用相应的化学指示剂进行监测
- 第六类化学指示剂不能模拟生物指示剂的性能，受灭菌循环中准备阶段的影响非常大，在医院的使用意义相对有限，在美国国标ANSI/AAMIST79：2006中没有放入

上述各类化学指示物中，除了第二类化学指示物较为特殊，其他所有的化学指示物根据包装材料分为包内化学指示物和包外化学指示物，在实际操作中包外化学指示物（第一类过程化学指示物）应该使用在每一个待灭菌的物品之外，包内化学指示物（第三，四，五和六类化学指示物）应使用在高度危险性物品的待灭菌包裹内进行包内化学监测，其结果判读等应严格按照产品的使用说明和我国卫生部授予的卫生许可批件中的要求进行。

2. 生物测试物

生物监测与抽样无菌试验是两个不同的概念。生物监测是通过标准化的菌株和符合要求的抗力来考核整个负荷是否达到 SAL 10^{-6} 水平，抽样无菌试验仅能说明受试包裹是否已达到无菌要求，并不能检查同一负荷的其他包裹。在对灭菌物品进行灭菌质量监控时，不能用抽样做无菌试验来考核整个负荷灭菌质量的好坏。

（1）生物指示物的种类：生物指示物有 3 种，即菌片条、密封安瓿和自含式指示管。

生物指示物的种类

- 菌片条：将染有细菌的菌片放于密封的玻璃纸袋中，灭菌后通过无菌操作将它从袋中取出，并无菌移种菌片至自配的溴甲酚紫蛋白胨水培养基中，培养 7 天后观察结果，是传统生物指示剂
- 密封安瓿：一般用于蒸汽水浴清洗灭菌（安瓿或可保护菌液不受水的污染）和液体灭菌的生物监测。密封安瓿是将芽胞和染料配制成混悬液，封装在玻璃安瓿瓶中使用。由于芽胞封装于安瓿中，蒸汽不能直接接触到，故不宜用作压力蒸汽灭菌的生物监测
- 自含式生物指示物：将菌片和预先装有培养液的安瓿一同放入塑料软管中，软管的顶端有一用滤纸片密封好的通气孔，对外界微生物进行阻隔，可允许灭菌因子进入。灭菌后，压碎安瓿，将培养液和菌片混合在一起，培养 48 小时即可得到结果。此外，还有快速生物监测方法，3 小时或 1 小时即可得到结果

（2）生物监测：生物监测是灭菌质量控制的关键，生物指示物有对应的国际标准，其中主要部分是 ISO11138-1，-2，-3，-4∶2006 等，对环氧乙烷、湿热、低温蒸汽甲醛灭菌中的生物指示物提出了明确的要求。生物指示物的质量和使用应包括以下方面。

1）选择符合国际标准的生物指示物

选择符合国际标准的生物指示物

- 压力蒸汽灭菌生物指示物的指示菌通常是嗜热脂肪杆菌芽胞（ATCC7953），培养温度一般为56℃（快速自含式生物指示物为60℃）。国内标准：存活时间>73.9分钟、杀灭时间≤19分钟（121℃），菌量为5×10^5~5×10^6，D值为1.3~1.9分钟（121℃）；ISO标准：菌量≥1.0×10^5，D值≥1.5分钟（121℃）
- 环氧乙烷灭菌生物指示物的指示菌是枯草杆菌黑色变种芽胞（ATCC9372），培养温度为37℃。ISO标准：菌量≥1.0×10^6，在54℃、50%~70%RH和（600±30）mg/L的气体浓度下，D值≥2.5分钟，在30℃、50%~70%RH和（600±30）mg/L的气体浓度下，D值≥12.5分钟
- 干热灭菌生物指示物的指示菌是枯草杆菌黑色变种芽胞（ATCC9372），培养温度为37℃。美国药典标准：存活时间≥4分钟、杀灭时间≤30分钟（160℃）

2）抗力检测器

抗力检测器

- 检测和评估过程需要抗力检测器
- 对压力蒸汽灭菌来说，抗力检测器的技术指标：温度控制以0.1℃为单位；时间控制以秒为单位；加热至预定温度的时间应≤10秒；排气时间≤5秒；试验期间柜室内温度误差≤0.5℃
- 目前只有极少数厂商能够提供合乎要求的抗力检测器
- 鉴于抗力检测器的精度要求高，一般的仪器和手段不能作为生物指示物的质量考核和参数计算

3．灭菌过程验证装置（PCD）

PCD在灭菌监测中早有运用，如制作的16条手术巾的生物测试包。对于灭菌过程验证装置这一专门的提法，近几年出现了一些新的技术（如化学PCD），而且标准中专有名词的规范统一，统称为灭菌过程验证装置，包括生物PCD和化学PCD两种。

按照ISO/TS11139中的定义，PCD用于评价灭菌过程效果，即对灭菌过程构成预设抗力的挑战装置。PCD最重要的特点是对灭菌过程的挑战大于或者等于常规最难灭菌的物品对灭菌过程的挑战，并通过这种方式对灭菌过程进行考核，从而评价灭菌过程的有效性。

在 ANSI/AAMIST79 中，对于压力蒸汽灭菌过程中使用的生物 PCD 由 16 条全棉手术巾组成，与我国生物 PCD 的标准保持一致。

在灭菌器的测试和批量监测中，还有管腔状 PCD。关于管腔状 PCD 用于低温蒸汽甲醛的验证和监测，其使用历史可以追溯到 30 年前。当时最初的管状 PCD 长度为 3m，内径为 2mm，将菌片放置在管腔的中点。由于这样的长度无法直接放置在灭菌器腔体中，于是将其制作成螺旋状。在 EN867-5 中提示其可以在低温蒸汽甲醛灭菌过程中模拟最难灭菌的装载，对灭菌过程进行验证。

管腔状 PCD 在本身的使用中也有很多特点。

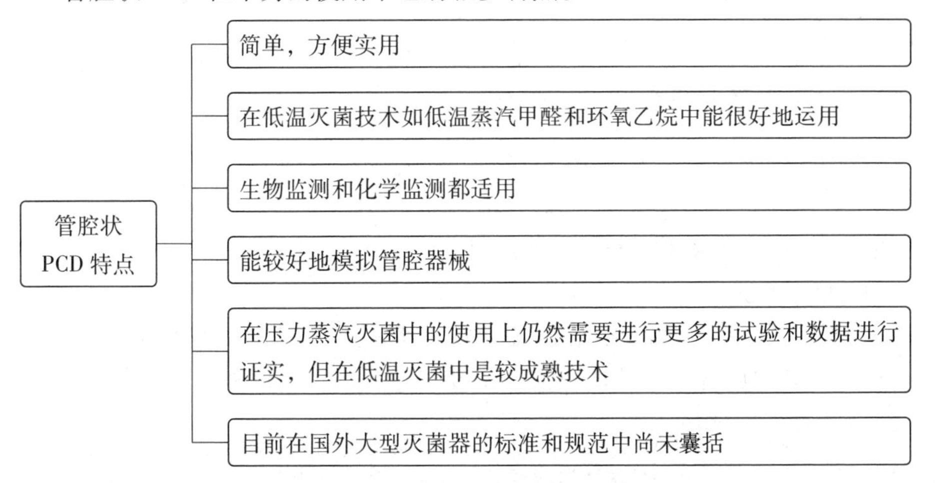

依据 WS 310. 3-2009 医院消毒供应中心要求，PCD 的选择原则和制作标准可以根据装载物品的情况，选择有代表性的 PCD 进行监测。PCD 作为过程验证装置，对待灭菌物品有代表性和有挑战性是其需要具备的两个基本特点。敷料装置 PCD 可以很好地代表待灭菌的敷料、手术器械和一般的管腔器械；管腔型 PCD 对敷料、手术器械的代表性较差，但对管腔型器械有更好的代表性。鉴于压力蒸汽灭菌一般很少用于复杂的管腔器械的灭菌，主要用于敷料、手术衣、手术器械等的灭菌，因此，一般可以用 16 条 41cm×66cm 的全棉手术巾制成 23cm×23cm×15cm 大小的生物或化学测试包或 PCD，作为压力蒸汽灭菌的常规 PCD。

ANSI/AAMI ST 41 医疗机构中环氧乙烷灭菌安全性和有效性中，包括了常规监测生物 PCD 和环氧乙烷灭菌的挑战型生物 PCD。对于常规监测生物 PCD 来说，由 1 条常规使用的手术巾（长边折叠为 3 份，短边折叠为 3 份，形成 9 层的厚度）、1 支生物指示剂、1 支可以放置生物指示剂的注射针筒、1 支化学指示剂、1 只纸塑包装袋进行封装组成。在进行常规生物监测时，将这样的常规生物 PCD 放置在待灭菌物品的中央，在满负荷状态下进行测试，旨在对物品进行批量监测放行和该负荷灭菌质量的考核。对于挑战型生物 PCD 来说，由 4 条大小约为 45cm×76cm 纯棉布手术巾、2 支生物指示剂、2 支可以放置生物指示剂的注射针筒、成人口腔气管插管、1 支橡胶管（长 25cm 左右、内径约 5mm、厚度约 0.16mm）、2 张长宽均约为 61cm 的棉布作为包布共同组成，空锅进行。

ANSI/AAMI ST 79 和我国对于压力蒸汽灭菌生物 PCD 的标准保持一致。PCD 由 16 条全棉手术巾组成，每条 41cm×66cm，将每条手术巾的长边先折成 3 层，短边折成 2 层然后叠放，做成 23cm×23cm×15cm 大小的测试包，作为生物 PCD 监测。

三、压力蒸汽灭菌的监测操作

压力蒸汽灭菌器一般分为下排气式和预真空（脉动真空）两种模式。其中又按腔体的内部体积大小，体积>60L 为大型压力蒸汽灭菌器，体积<60L 为小型压力蒸汽灭菌器。对压力蒸汽灭菌的监测有多种方法。

1. 物理监测

物理监测对压力蒸汽灭菌过程来说，是最基础、最重要的监测手段之一。化学和生物监测合格，但物理监测不合格，也不应认定该锅次灭菌合格。

（1）操作前评估

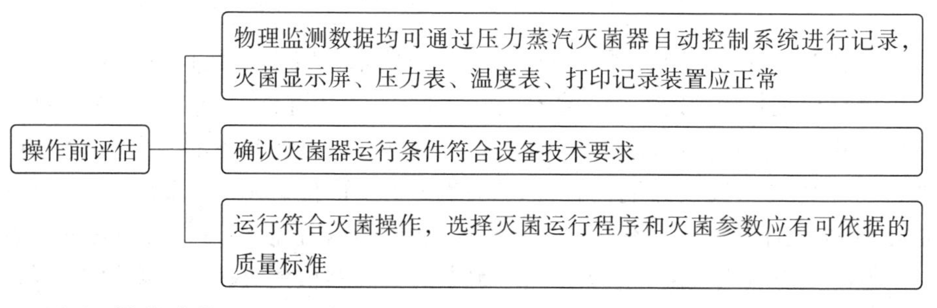

（2）操作步骤

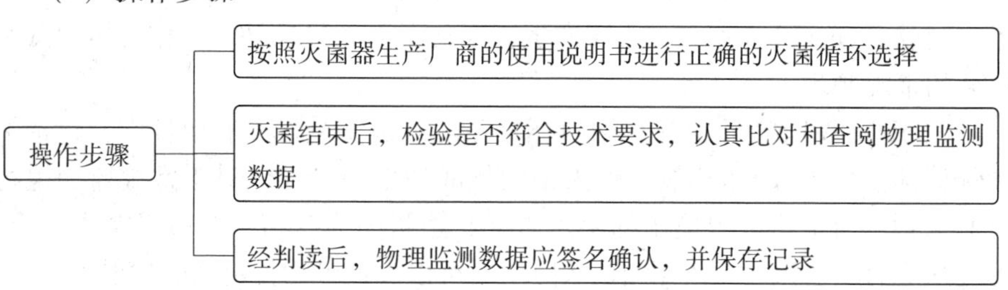

（3）操作注意事项

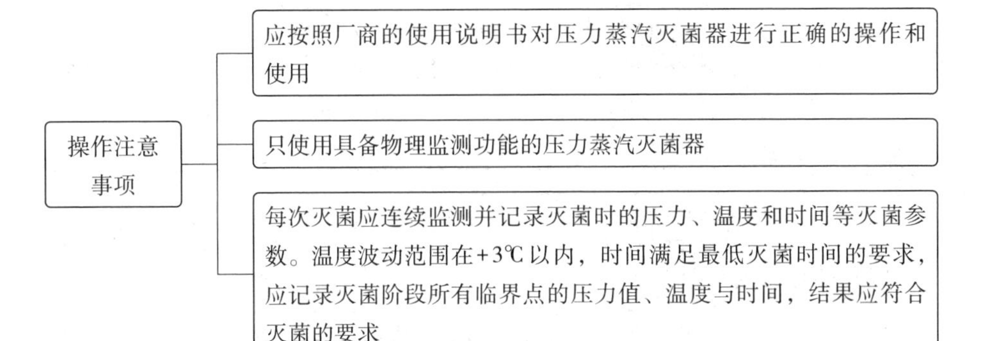

（4）结果判定及处理

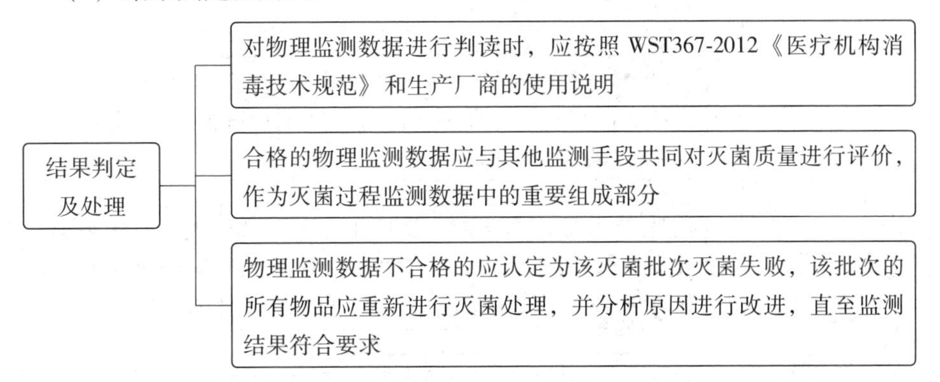

（5）记录：应记录灭菌器每次运行情况，包括装载的主要物品、灭菌日期、灭菌器编号、批次号、灭菌程序号、主要运行参数、操作员签名或代号、灭菌质量的监测结果等，存档保存至少 3 年。

2. B-D 监测

压力蒸汽灭菌过程中，冷空气的存在会严重影响灭菌质量，导致灭菌失败。

B-D 测试专用于预真空压力蒸汽灭菌器，主要针对灭菌过程中冷空气排出效率的标准化测试。

（1）操作前评估

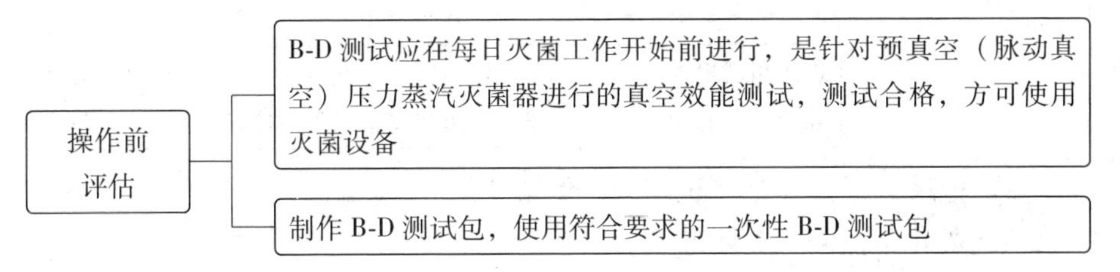

（2）操作步骤

操作步骤
- 灭菌器经预热后，空锅状态将B-D测试包放置在压力蒸汽灭菌器排气口上方，靠近灭菌器柜门的架子上（或由灭菌器厂商指定的最难灭菌处），B-D测试温度134℃，测试时间3.5~4.0分钟
- 测试结束后通过观察B-D测试纸的颜色变化和均匀程度进行判断

（3）操作注意事项

操作注意事项
- 预热：充分的预热是B-D测试成功的关键，B-D测试前必须有预热过程，不充分的预热可能造成B-D测试结果假阳性，充分的预热有助于排出管道里的残留空气
- 空锅状态：B-D测试一定是空锅情况下的测试，任何多余的负载会导致结果无效，只有在一个测试包存在的情况下，如果有冷空气存在即能被测试包探测到
- 位置：一定放在“冷点”，即最难灭菌的位置，是冷空气最容易残留的点。值得注意的是，测试时B-D测试包不能接触灭菌器腔体内壁，这样会造成超高热现象，造成测试结果不准确
- 时间：测试时间首选为3.5分钟。如果压力蒸汽灭菌器不能调整0.5分钟的数值，则可以设定为4分钟，但是要≤4分钟。任何超过4分钟的B-D测试循环都是无效的。因为B-D测试通过温度差值来体现是否有冷空气的存在。延长测试时间，可以将温度差消除掉，从而不能正确的反映测试结果

（4）结果判定及处理

结果判定及处理
- 一般通过的测试结果为棕黑色至黑色，颜色均匀一致
- 典型的失败测试结果为中央出现浅色光亮区域，周围颜色比中央深
- B-D测试出现失败后，可重复一次，如再次测试不合格，该灭菌器应该停止灭菌工作，进行检修和实施纠正性操作

（5）记录：记录B-D测试结果，保留3年以上。

3. 包外化学监测（指示胶带）

（1）操作前评估：包外化学监测作为灭菌包裹是否进行灭菌过程的标志，

每个灭菌包裹外均应使用。

（2）操作步骤

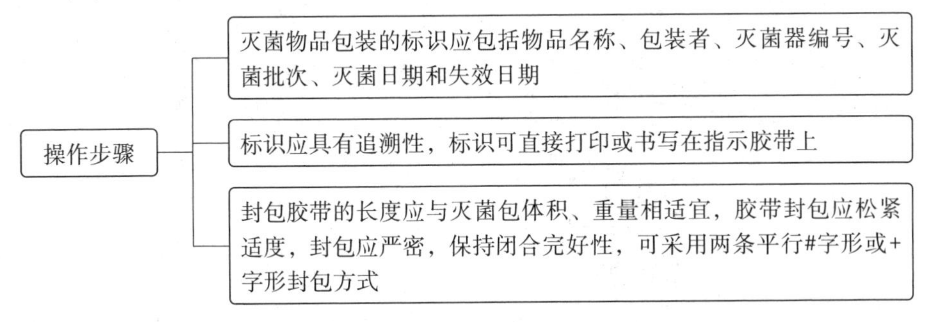

（3）操作注意事项

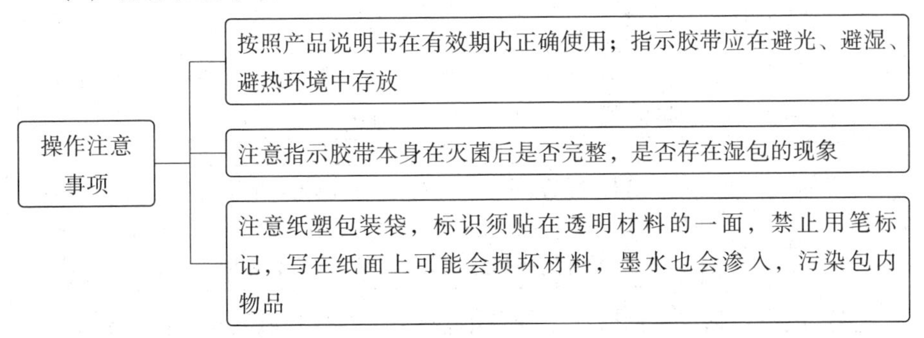

（4）结果判定及处理：包外灭菌指示胶带颜色由米白色变为深褐色即认定为变色合格，变色不均匀或不彻底应认定为该包裹灭菌失败，该包裹重新打包灭菌，灭菌合格后放行。

4. 包内化学检测

（1）操作前评估：包内化学监测作为灭菌包裹是否灭菌合格的依据，高度危险性物品包内应放置包内化学指示物，置于最难灭菌的部位。

（2）操作步骤

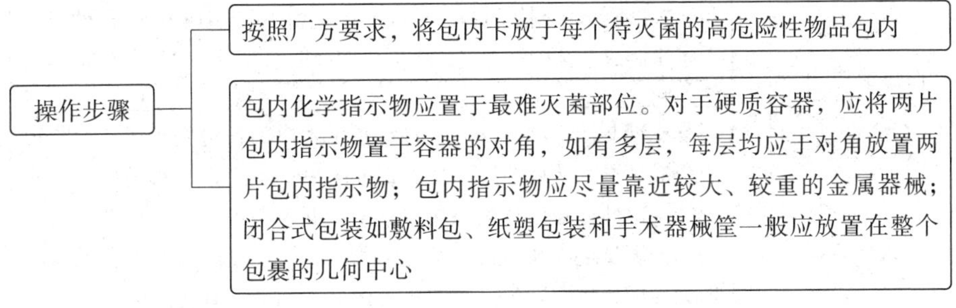

（3）操作注意事项

操作注意事项
- 选择有卫生许可批件的产品，必须使用完整的包内卡，不得任意裁减
- 注意冷凝水对包内卡染料的影响，以避免出现假阳性
- 不管包裹大小，每个待灭菌的高危险性物品包内均应放置包内化学指示物
- 化学 PCD 必须选择第五类和第六类化学指示物
- 采用快速压力蒸汽灭菌程序灭菌时，应直接将一片包内化学指示物置于待灭菌物品旁边进行化学监测

（4）结果判定及处理

结果判定及处理
- 通过包内化学监测可发现不正确包装、装载过密和灭菌器故障等问题，用于考核每个包的灭菌情况
- 使用者打开包裹后，应首先观察包内化学指示物是否达到产品合格要求，如变色合格，该包裹可以使用；如变色不合格，退回 CSSD 重新清洗、灭菌，并分析变色不合格原因，该包裹不能使用

（5）记录：临床反馈包内卡变色不合格，应进行问题分析并记录。

5. 生物监测

（1）操作前评估：应每周监测 1 次。灭菌植入物应每批次进行生物监测，生物监测合格后，方可放行和使用。

（2）操作步骤

操作步骤
- 选择嗜热脂肪杆菌芽胞菌片制成标准生物测试包或生物 PCD，或使用一次性标准生物测试包对灭菌器的灭菌质量进行监测
- 生物标准测试包制作材料：标准测试包由 16 条 41cm×66cm 的全棉手术巾制成。至少将 1 支生物指示物置于标准测试包的中心部位
- 生物标准测试包制作方法：将每条手术巾的长边先折成 3 层，短边折成 2 层，然后叠放，制成 23cm×23cm×15cm 大小的测试包或选择一次性标准生物测试包；紧急情况灭菌植入物，可在上述生物标准测试包内加用第五类化学指示物。小型压力蒸汽灭菌器一般无标准生物测试包，应选择灭菌器常用的、有代表性的灭菌包制作生物测试包，置于灭菌器最难灭菌部位

续流程

操作步骤

- 标准生物测试包应放在灭菌锅内最难灭菌处，一般压力蒸汽灭菌器的最难灭菌处为排气口上方或灭菌器厂家建议的最难灭菌位置；常规监测灭菌器（包括小型灭菌器）应处于满载状态，生物标准测试包应平放；小型灭菌器的生物测试包一般应侧放，体积大时平放
- 必须选择同批号指示剂作为对照，且对照管为阳性。灭菌完毕，(56±1)℃培养7天（自含式生物指示物按产品说明书执行），快速3小时或1小时观察培养结果
- 阳性对照组培养阳性，测试组培养阳性，灭菌不合格。阳性对照组培养阳性，测试组培养阴性，判定为灭菌合格
- 对于紧急灭菌植入物，打开生物标准测试包先观察第五类化学指示物，第五类化学指示物合格可作为提前放行的标志，继续培养生物指示物，并将结果及时通知使用部门

（3）操作注意事项

操作注意事项

- 必须选择有卫生许可批件的生物指示剂和生物测试包（生物PCD），或选择合格的一次性测试包
- 生物指示剂和制成的标准生物测试包的抗力必须符合WST367-2012《医疗机构消毒技术规范》对生物指示剂的菌量和抗力的要求
- 自含式生物指示剂不需要进行阴性对照，应参照使用说明进行操作
- 如果一天内进行多次生物监测或一天内有多台灭菌器进行生物监测，且生物指示剂为同一批号，则只设一次阳性对照即可
- 排除人为因素和生物指示剂原因，任何生物指示剂呈阳性结果（有菌生长），均应认为是灭菌失败
- 化学PCD不能代替每周一次的常规生物监测和植入物合格放行

续流程

操作注意事项
- 采用快速压力蒸汽灭菌程序灭菌时，应直接将1支生物指示物置于空载的灭菌器内，经一个灭菌周期后取出，规定条件下培养，观察结果
- 除外每周一次的生物监测（如植入物），也可按照灭菌装载物品的种类，选择具有代表性的化学PCD进行灭菌效果的监测。化学PCD必须选择第五类和第六类化学指示物，生物PCD可以代替化学PCD，但化学PCD不能代替生物PCD。化学PCD的制作同标准生物试验包

（4）结果判定及处理

结果判定及处理
- 普通生物指示剂可通过肉眼进行判读，如培养基颜色不变，则生物指示剂监测为阴性；如培养基变为黄色，则生物指示剂监测为阳性
- 生物监测不合格时，应尽快召回上次生物监测合格以来所有尚未使用的灭菌物品，重新处理，并分析不合格的原因，改进后，生物监测连续3次合格后，B-D测试也连续3次合格后该灭菌器方可使用
- 若使用快速生物监测技术，需按照厂商的使用说明书和快速生物监测卫生部相关的批件要求进行操作和结果判读

（5）记录：如生物监测出现阳性结果，应记录在案并分析阳性结果的原因。应记录生物监测的阳性对照和试验组培养结果，并至少保留3年。

6. 超重、超大以及改变操作方法时的灭菌效验

（1）操作前评估

操作前评估
- 超重、超大的灭菌物品主要为外来器械或称为租借物
- 租借物是由医疗器械生产厂家、公司免费提供或租借给医院使用，且使用后归还厂商的医疗器械
- 由于是租借，这些器械主要用于骨科和神经外科手术，不属于医院所有，可在各医院之间轮流使用
- 租借物和植入物首选压力蒸汽灭菌，且灭菌和干燥时间由厂商提供

续流程

操作前评估	
	若没有对租借物进行拆分打包处理，灭菌参数可能与常规参数不同，需应联系厂商，以明确灭菌参数。在得到厂商提供的灭菌参数后，应在实际应用的灭菌器中进行验证，以证明厂商推荐的参数在实际应用的灭菌器中能够真正有效
	在美国国家标准中，包装材料发生更改、灭菌装载发生很大变化时也需要进行该类测试

（2）操作步骤

操作步骤	
	按照标准操作进行包装，在包裹靠边、靠角、器械密集等难灭菌的地方使用生物指示物和化学指示物在包内进行布点
	根据器械厂商推荐的灭菌时间和干燥时间进行验证
	完成后，进行生物监测和湿包情况的判断。如出现不合格结果，应咨询器械厂商，适当延长灭菌或干燥时间，并再进行参数有效性测试至合格
	当包装材料发生更改和灭菌装载出现较大变动情况时，按照上述方法进行灭菌程序和参数有效性的测试

（3）操作注意事项

操作注意事项	
	应尽可能按照国家标准中的要求，使包裹大小、重量在规定的范围之内
	干燥程序的时间参数不宜超过20分钟，如仍存在湿包现象，必须减少器械包的重量和体积

（4）结果判定及处理

结果判定及处理	
	包裹内的化学、生物指示剂均合格且没有湿包现象测试为合格
	若测试结果不合格，应在实际操作中寻找导致失败的原因，并予以纠正

（5）记录：应记录测试参数和结果并留档。

7. 安装、移位、大修监测

（1）操作前评估

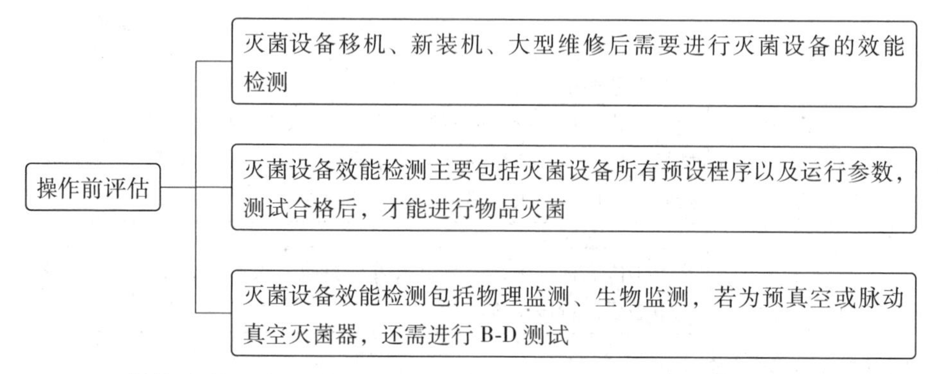

（2）操作步骤：在空锅状态下，至少连续进行 3 次 B-D 测试结果合格后，再至少连续进行 3 次生物 PCD 测试。

（3）操作注意事项

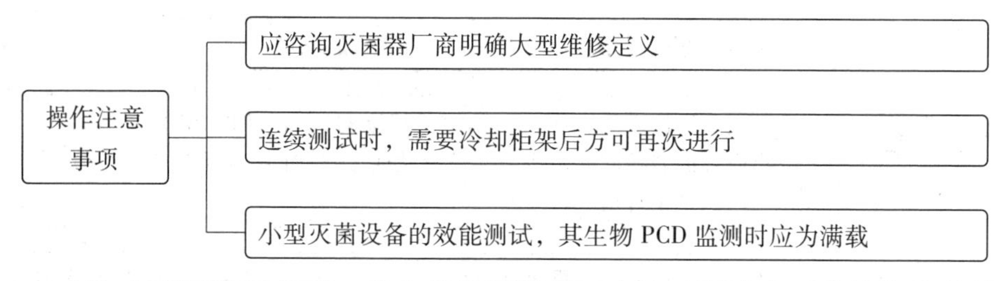

（4）结果判定及处理：若出现监测结果不合格，则该次灭菌设备效能检测不通过，找到原因并纠正后，重新进行测试。

（5）记录：记录测试结果并存档。

四、干热灭菌的监测操作

1. 物理监测

物理监测的干热灭菌的关键参数是温度和时间，物理监测是干热灭菌重要的监测手段。

（1）操作前评估：根据不同物品，确定灭菌的参数。

（2）操作步骤：每次连续监测并记录每个灭菌周期的温度和时间。

（3）操作注意事项

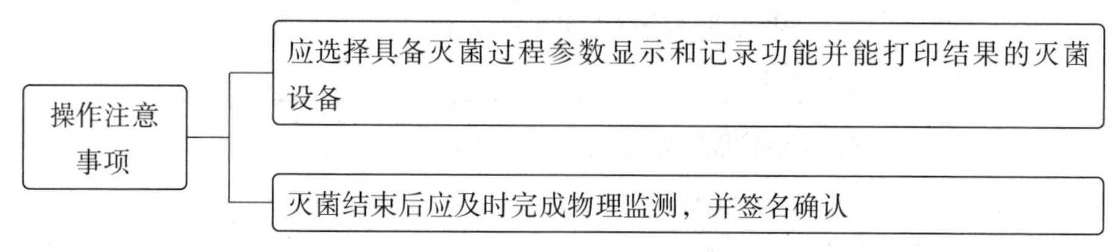

(4) 结果判定及处理

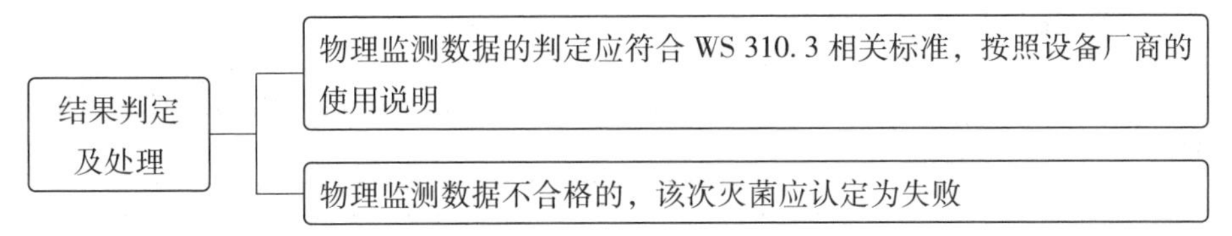

(5) 记录：物理监测结果应保存至少 3 年。

2. 生物监测

(1) 操作前评估：应选择合乎标准的生物指示剂，干热灭菌采用枯草杆菌黑色变种芽胞菌片，生物监测应每周 1 次。

(2) 操作步骤

操作步骤

- 将枯草杆菌黑色变种芽胞菌片制成标准生物测试包，置于灭菌器最难灭菌的部位，对灭菌器的灭菌质量进行生物监测，并设阳性对照和阴性对照
- 具体监测方法为：将枯草杆菌黑色变种芽胞菌片分别装入无菌试管内（1 片/管）。灭菌器与每层门把手对角线内、外角处放置 2 个含菌片的试管，试管帽置于试管旁，关好柜门，经一个灭菌周期后，待温度降至 80℃时，加盖试管帽后取出试管。在无菌条件下，加入普通营养肉汤培养基（每管 5ml），(36±1)℃培养 48 小时，观察结果，无菌生长管继续培养至第 7 日

(3) 操作注意事项

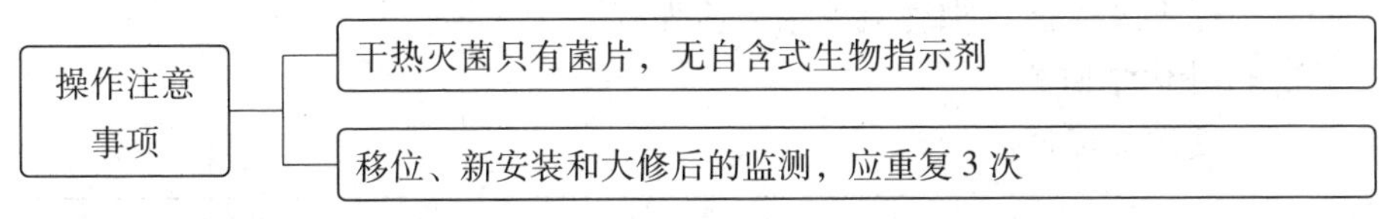

(4) 结果判定及处理：生物指示物结果判定应依照生产厂商的使用说明或卫生许可批件中的描述与要求进行。若出现不合格，该测试认定为失败，分析原因后予以纠正。

(5) 记录：结果应记录在案，并保留至少 3 年。

五、环氧乙烷低温灭菌器的监测操作

1. 物理监测

环氧乙烷灭菌的关键参数包括温度、时间、相对湿度和环氧乙烷气体浓度。

(1) 操作前评估：可依据操作规程，根据不同环氧乙烷灭菌器的要求，

制订灭菌周期的时间、温度、浓度、压力等。正确使用环氧乙烷灭菌器。

（2）操作步骤

操作步骤
- 按照灭菌器生产厂商的操作规程和使用说明书进行正确的灭菌循环选择
- 每次灭菌应连续监测并记录灭菌时的温度、压力和时间等灭菌参数并打印物理参数的结果
- 灭菌结束后，认真比对和查阅物理监测数据
- 经判读后，物理监测数据应签名确认，并保存记录

（3）操作注意事项

操作注意事项
- 没有物理监测功能的环氧乙烷灭菌器不应使用
- 各参数的波动范围应符合厂商和相关标准的要求

（4）结果判定及处理

结果判定及处理
- 物理监测数据的结果应按照设备厂商的使用说明、卫生许可批件等文件中涉及的内容进行判读
- 凡是物理监测数据不合格的，该次灭菌应认定为失败

（5）标识及表格：物理监测结果应保存至少3年。

2. 包外化学监测

（1）操作前评估

操作前评估
- 用于每个待灭菌包外（硬质容器）以证明该单位已经暴露于灭菌过程和用于分辨已处理和未处理灭菌单位的化学指示剂
- 常用产品包括纸塑包装袋上的化学变色块、化学指示胶带等

（2）操作步骤：一般环氧乙烷常用的包装材料为纸塑包装袋，其中含有环氧乙烷灭菌过程监测变色染料块。可直接将指示胶带贴于包裹上，也可用作包外化学监测。

（3）操作注意事项

操作注意事项

- 在纸塑包装袋的使用中不同产品化学指示色块颜色变化也有不同，判读时应注意区分
- 为避免影响灭菌介质穿透，在纸塑包装袋外，化学指示胶带应粘贴于塑料面
- 闭合式包装方法的包裹，包外指示胶带可以作为封包方法进行操作

（4）结果判定及处理：包外化学指示胶带颜色变化应符合厂商的使用说明或卫生许可批件中的相关描述与要求。如变色不合格，该灭菌包裹不得放行。

（5）记录：记录包外监测的结果，并留存至少3年。

3. 包内化学检测

（1）操作前评估：包内化学监测作为灭菌包裹是否灭菌合格的依据，高度危险性物品包内应放置包内化学指示物，置于最难灭菌的部位。

（2）操作步骤

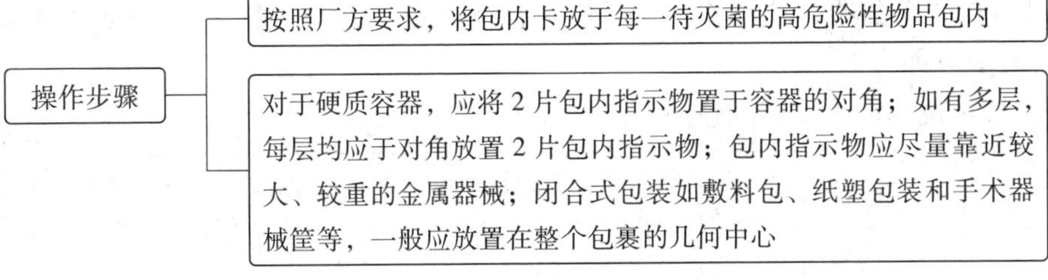

（3）操作注意事项

操作注意事项

- 应选择有卫生许可批件的产品，必须使用完整的包内卡，不得任意裁减
- 注意冷凝水对包内卡染料的影响，以避免出现假阳性
- 不管包裹大小，每个待灭菌的高危险性物品包内均应放置包内化学指示物
- 化学PCD必须选择第五类和第六类化学指示物
- 采用快速压力蒸汽灭菌程序灭菌时，应直接将1片包内化学指示物置于待灭菌物品旁边进行化学监测

（4）结果判定及处理

结果判定及处理

- 通过包内化学监测可发现不正确包装、装载过密和灭菌器故障等问题，用于考核每个包的灭菌情况
- 使用者打开包裹后，应首先观察包内化学指示物是否达到产品合格要求，如变色合格，则该包裹可以使用；如变色不合格，该包裹不能使用，并退回 CSSD 重新清洗、灭菌，并分析变色不合格原因

（5）记录：临床反馈包内卡变色不合格者应进行问题分析并记录。

4. 生物监测

（1）操作前评估：每批次环氧乙烷灭菌应进行生物监测。

（2）操作步骤：环氧乙烷测试包分挑战性生物测试包和常规生物测试包，前者主要用于对灭菌器的考核，后者作为平时的常规生物监测。

挑战性生物 PCD 应空载，体积<453L 的灭菌器，选择 1 个挑战性生物测试包，置于灭菌器前部近门；体积<1132L 的灭菌器，选择 2 个挑战性生物测试包；体积<2264L 的灭菌器，选择 3 个挑战性生物测试包；体积<2858L的灭菌器，选择 4 个挑战性生物测试包。常规生物 PCD 放置灭菌负荷的中央即可。

1）挑战性生物测试包的制作方法

挑战性生物测试包的制作方法

- 将一生物指示剂放于 1 个 20ml 注射器内，去掉针头和针头套，生物指示剂带孔的塑料帽应朝注射器针头处，再将注射器芯放在原位（注意不要碰及生物指示物）
- 另选 1 个成人型气管插管或 1 个塑料注射器（内含化学指示卡），1 个琥珀色乳胶管（25.4cm 长，0.76cm 内径，1.6mm 管壁厚）和 4 条全棉清洁手术巾（46cm×76cm），每条巾单先折叠成 3 层，再对折，即每条巾单形成 6 层
- 然后将叠好的巾单从下至上重叠在一起，再将上述物品放于巾单中间层
- 最后选两条清洁布或无纺布包裹，用化学指示胶带封扎成 1 个测试包

2）常规生物测试包的制作方法

常规生物测试包的制作方法
- 将1支生物指示物放入1支20ml的塑料注射器内，去掉针头和针头套，生物指示剂带孔的塑料帽应朝注射器针头处，再将注射器芯放在原位（注意不要碰及生物指示物），之后用1条全棉小毛巾两层包裹，置于纸塑包装袋中
- 封袋

（3）操作注意事项

操作注意事项
- 应按照实际情况需要，正确选择挑战测试包或常规测试包，并依据灭菌器容积大小，确定合适的布点
- 在制作生物PCD时，注射器不应推进紧压生物指示剂

（4）结果判定及处理：灭菌结束后生物指示物应从PCD中取出，按照生产厂商的要求进行培养判读，并设立阳性对照。凡是出现阳性生物监测结果，该灭菌批次认定为灭菌失败，并应根据实际情况调查原因，并纠正。

（5）记录：将生物监测的结果记录在案，并保存至少3年。

5. 新方法、新材料灭菌效果的监测

（1）操作前评估

操作前评估
- 采用新包装材料或灭菌新材料的新物品时，应进行灭菌效果评估
- 依据包外监测操作规程进行包外化学监测、包内化学监测、生物监测和物理监测，通过监测，判定灭菌循环参数有效性和灭菌质量

（2）操作步骤

操作步骤
- 待灭菌包外使用包外化学指示物，包内放置生物指示剂和化学指示剂（包内卡），满载进行灭菌处理，并同时进行常规生物PCD的监测
- 在常规灭菌循环后，取出测试包裹中生物指示剂和化学指示剂，按照厂商的使用说明或卫生许可批件中的描述与要求进行判读，湿包情况也应进行评价

（3）操作注意事项

操作注意事项
- 在测试包裹中应同时放置化学指示物和生物指示物进行评估
- 化学指示剂或生物指示剂不合格的，该测试认定为失败

（4）结果判定及处理

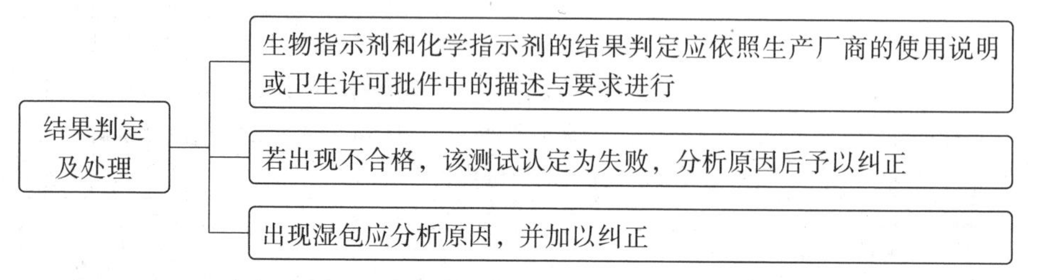

（5）记录：应保存验证结果并留档。

6. 灭菌设备安装、移位、大修监测

（1）操作前评估

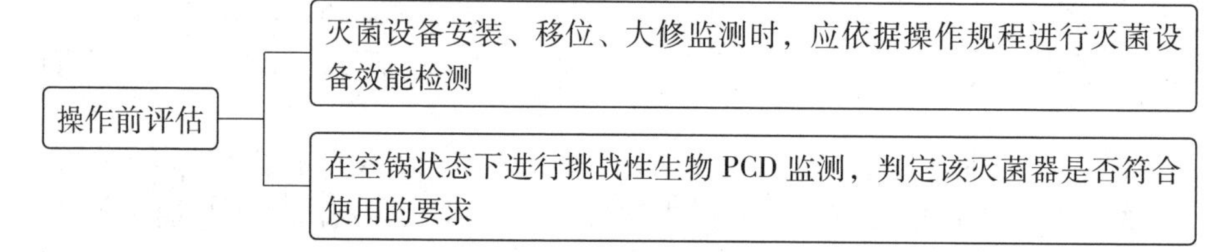

（2）操作步骤：环氧乙烷测试包分挑战性生物测试包和常规生物测试包，前者主要用于对灭菌器的考核，后者作为平时的常规生物监测。

挑战性生物 PCD 应空载，体积<453L 的灭菌器，选择 1 个挑战性生物测试包，置于灭菌器前部近门；体积<1132L 的灭菌器，选择 2 个挑战性生物测试包；体积<2264L 的灭菌器，选择 3 个挑战性生物测试包；体积<2858L 的灭菌器，选择 4 个挑战性生物测试包。常规生物 PCD 的放置为灭菌负荷的中央即可。

1）挑战性生物测试包的制作方法

挑战性生物测试包的制作方法：

- 将一生物指示剂放于 1 个 20ml 注射器内，去掉针头和针头套，生物指示剂带孔的塑料帽应朝注射器针头处，再将注射器芯放在原位（注意不要碰及生物指示物）
- 另选 1 个成人型气管插管或 1 个塑料注射器（内含化学指示卡），1 个琥珀色乳胶管（25.4cm 长，0.76cm 内径，1.6mm 管壁厚）和 4 条全棉清洁手术巾（46cm×76cm），每条巾单先折叠成 3 层，再对折，即每条巾单形成 6 层
- 然后将叠好的巾单从下至上重叠在一起，再将上述物品放于巾单中间层
- 最后选两条清洁布或无纺布包裹，用化学指示胶带封扎成一个测试包

2）常规生物测试包的制作方法

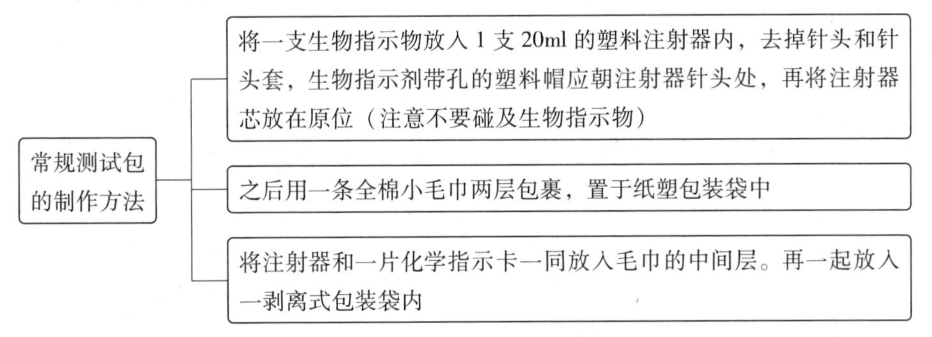

3）常规生物测试包：也可选择一次性的常规生物测试包。

在常规灭菌循环后，取出测试包裹中生物指示剂，按照厂商的使用说明或卫生许可批件中的描述与要求进行判读。应连续测试3次。

（3）操作注意事项

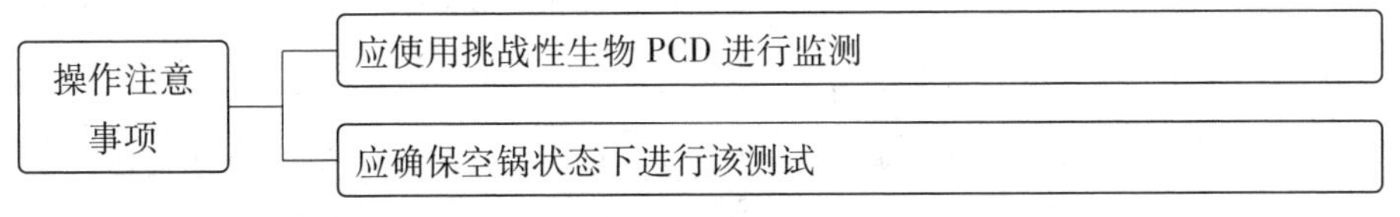

（4）结果判定及处理

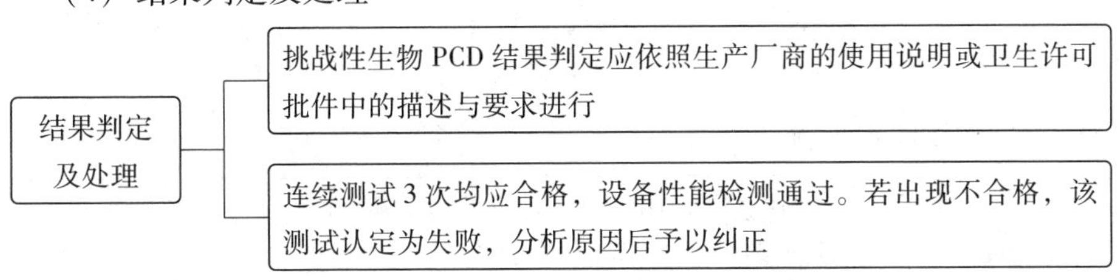

（5）记录：应记录结果并存档。

六、过氧化氢低温等离子体灭菌器的监测操作

1. 物理监测

过氧化氢低温等离子体灭菌每次运行都应进行物理监测。

（1）操作前评估：应评估所设定的灭菌程序参数。

（2）操作步骤：每次连续监测并记录每个灭菌周期的临界参数如舱内压、温度、过氧化氢浓度、电源输入和灭菌时间等。

（3）操作注意事项

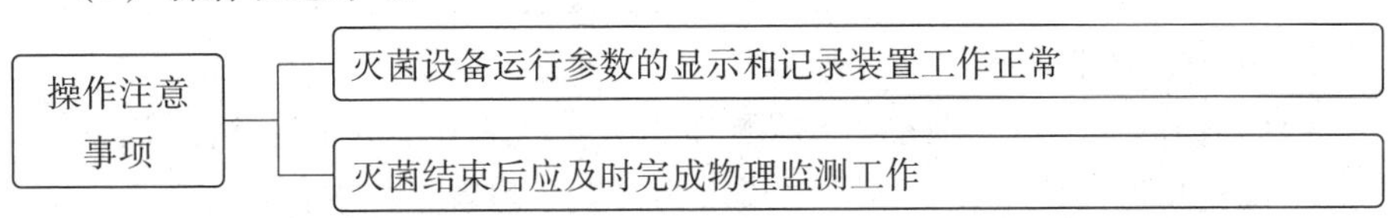

（4）结果判定及处理

结果判定及处理

- 物理监测数据的结果应按照设备厂商的使用说明、我国相关标准、卫生许可批件等文件中涉及的内容进行判读
- 凡是物理监测数据不合格的，该批次灭菌应认定为失败

（5）记录：记录结果并保存至少 3 年。

2. 包外化学监测

（1）操作前评估：有可依据的操作规程。每个待灭菌物品包外有化学指示剂。使用过氧化氢等离子体专用化学指示剂。

（2）操作步骤

操作步骤

- 过氧化氢低温等离子包装材料为专用包外胶带
- 包外胶带的内容应包括物品名称、包装者、灭菌器编号、灭菌批次、灭菌日期和失效日期，标识应具有可追溯性
- 包外胶带含有过氧化氢低温等离子灭菌过程监测变色染料块，直接将指示胶带贴于带灭菌包的塑面，用于包外化学监测。对于纸塑包装袋，标识须贴在材料透明的一面，禁止用笔标记，写在纸面上可能会损坏材料，墨水会渗入，污染包内物品

（3）操作注意事项

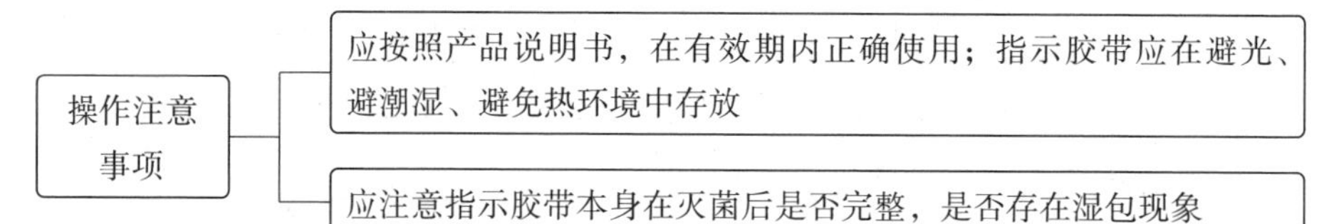

（4）结果判定及处理

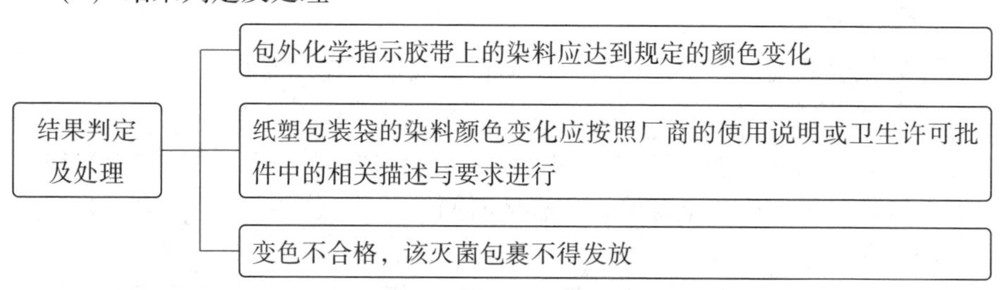

3. 包内化学监测

（1）操作前评估：包内化学监测作为灭菌包裹是否灭菌合格的依据，高度危险性物品包内应放置包内化学指示物，置于最难灭菌的部位。

（2）操作步骤

操作步骤
- 按照厂方要求，将包内卡放于每个待灭菌的高危险性物品包内
- 包内化学指示物应置于最难灭菌部位。闭合式包装如敷料包、纸塑包装和手术器械筐等，一般应放置在整个包裹的几何中心；硬质容器，应将两片包内指示物置于容器的对角；如有多层，每层均应于对角放置两片包内指示物；包内指示物应尽量靠近较大、较重的金属器械

（3）操作注意事项

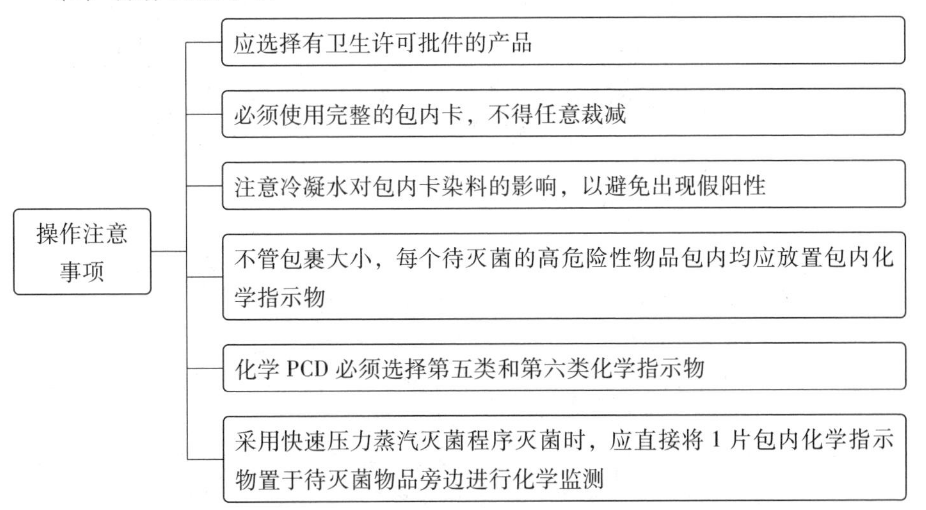

（4）结果判定及处理

结果判定及处理	使用者打开包裹后，首先观察包内化学指示物颜色是否达到厂方规定要求，如变色合格，则该包裹可以使用，如变色不合格，该包裹不能使用，并及时向 CSSD 反馈

（5）记录：记录监测结果并保存至少 3 年。

4. 生物监测

（1）操作前评估：应选择符合标准的生物指示剂，过氧化氢低温等离子体灭菌器生物监测应每天至少进行 1 次。

（2）操作步骤：将生物指示剂放置于特卫强纸塑包装内，使其与被灭菌物包装条件保持一致，包装材料 Tyvek 面朝上或咨询厂商选择适合该等离子灭菌器的标准生物 PCD。

（3）操作注意事项

操作注意事项
- 常规监测应满载，放在负荷中间；新安装、移位和大修后的监测，应确保空锅测试
- 目前国内使用嗜热脂肪杆菌芽胞，选择合理的培养温度和时间

（4）结果判定及处理

结果判定及处理
- 生物指示物结果判定应依照生产厂商的使用说明或卫生许可批件中的描述与要求进行
- 若出现不合格，该测试认定为失败，分析原因后予以纠正

（5）记录：记录监测结果并保存至少 3 年。

参 考 文 献

[1] 中华人民共和国卫生部. WS 310. 1-2009 医院消毒供应中心第 1 部分：管理规范.
[2] 中华人民共和国卫生部. WS 310. 2-2009 医院消毒供应中心第 2 部分：清洗消毒及灭菌技术操作规范.
[3] 中华人民共和国卫生部. WS 310. 3-2009 医院消毒供应中心第 3 部分：清洗消毒及灭菌效果监测标准.
[4] 中华人民共和国卫生部. 卫生行业标准 WS/T 367-2012 医疗机构消毒技术规范.
[5] 李兵晖，杨风，鲍慧玲. 医院消毒供应中心工作手册. 北京：人民军医出版社，2015.
[6] 吴明. 消毒供应中心实用手册. 成都：西南交通大学出版社，2015.
[7] 吴佳伟，张鹏，周染云. 现代医院消毒供应中心工作指南. 北京：军事医学科学出版社，2014.
[8] 黄浩，张青，李卡. 医院消毒供应中心操作常规. 北京：科学出版社，2014.
[9] 刘玉村，梁铭会. 医院消毒供应中心岗位培训教程. 北京：人民军医出版社，2013.
[10] 杨华明，易滨. 最新医院消毒中心管理规范与质量控制. 北京：人民卫生出版社，2010.
[11] 杨华明，易滨. 现代医院消毒学. 北京：人民军医出版社，2009.